Infirmier en Pratique Avancée

Mention Psychiatrie et santé mentale

Sous la coordination d'Anne Chassagnoux et de Pierre-Yves Gaye

Anne Chassagnoux, cadre supérieure de santé (FF), directions des soins, centre hospitalier Gérard Marchant de Toulouse, co-pilote de la mention psychiatrie et santé mentale du DE-IPA de grade Master, Université de Toulouse III Paul Sabatier

Oriane Corbelli, ingénieure qualité, service qualité, centre hospitalier Gérard Marchant de Toulouse

Sébastien Couarraze, maître de conférences en sciences infirmières, Université Toulouse III Paul Sabatier, responsable pédagogique du Master IPA, chercheur au CERPOP, UMR 1295

Julien Da Costa, psychiatre, chef du service Antigone, pôle de psychiatrie légale et conduites addictives en milieu pénitentiaire, centre hospitalier Gérard Marchant de Toulouse

Sophie Foucault, cadre de santé, coordonnatrice de la gestion des risques associés aux soins, service qualité, centre hospitalier Gérard Marchant de Toulouse

Pierre-Yves Gaye, cadre de santé formateur, pôle régional d'Enseignement et de Formation des Métiers de la Santé (PREFMS), CHU de Toulouse

Nolwenn Gérard, infirmière spécialiste clinique en diabétologie et télémédecine

Rémi Izoulet, MSc SI, infirmier en pratique avancée, CHU de Toulouse, Équipe Mobile de Psychiatrie de l'Enfant et l'Adolescent, Hôpital des Enfants

Marion Lasserre, MSc SI, infirmier en pratique avancée, DSPP 31

Xavier Laqueille, psychiatre des hôpitaux, chef du pôle d'addictologie Moreau de Tours, site sainte Anne GHU Paris Psychiatrie et Neurosciences, responsable d'Enseignement d'addictologie, site Cochin Université de Paris

Chantal Laurens, docteure en Sciences de l'information et de la communication, enseignante vacataire et co-responsable UE recherche, mémoire Master IPA Faculté de santé, UPS3, cadre supérieure de santé Honoraire

André Le Texier, docteur en pharmacie, diplômé en hygiène hospitalière, infections nosocomiales, intervenant en pharmacologie dans les formations : IFSI semestres 1, 3 et 5, Master I Infirmiers anesthésistes, Licence Imagerie médicale et radiothérapeutique

Chloé Lucet, psychiatre addictologue, chef du service de liaison en Addictologie, pôle d'addictologie Moreau de Tours, GHU Paris Psychiatrie et Neurosciences, chargée de cours Université de Paris

Julie Malaterre, docteure en droit de la santé, responsable des affaires médicales au centre hospitalier de Lavaur

Christophe Malinowski, infirmier, centre hospitalier Gérard Marchant, Toulouse

Isabelle Malrieu, cadre de santé chargée de formation, pôle régional d'Enseignement et de Formation des Métiers de la Santé (PREFMS), CHU de Toulouse

SUP FOUCHER

Caroline Martineau, cadre de santé, coordinatrice de l'Unité Transversale d'Éducation Thérapeutique du Patient, CHU de Toulouse

Marie-Astrid Meyer, infirmière en pratique avancée mention psychiatrie et santé mentale, cheffe de mission pour la pratique avancée et les protocoles de coopération au sein de la DGOS (direction générale de l'offre de soins) du ministère du Travail, de la Santé et des Solidarités

Jean-Philippe Raynaud, professeur des Universités, praticien hospitalier, Faculté de médecine, Université Toulouse III Paul Sabatier, CHU de Toulouse, service universitaire de psychiatrie de l'enfant et de l'adolescent

Alexis Revet, professeur des Universités, praticien hospitalier, Faculté de médecine, Université Toulouse III Paul Sabatier, CHU de Toulouse, service universitaire de psychiatrie de l'enfant et de l'adolescent

Pierre Roda, Infirmier formateur, pôle régional d'Enseignement et de Formation des Métiers de la Santé (PREFMS), CHU de Toulouse, membre du comité d'éthique hospitalier

Agnès Sommet, M.D, Ph.D., chef du service de Pharmacologie médicale et Clinique, responsable de l'unité MéD@tAS-CIC, Faculté de Médecine, Université Toulouse III, CHU de Toulouse

Virginie Tardivel, infirmière spécialiste clinique et infirmière en pratique avancée mention Psychiatrie et Santé mentale, ELSA au centre hospitalier d'Antibes - Juan-Les-Pins

Dominique Willard, psychologue, psychothérapeute, pôle PEPIT, GHU Paris Psychiatrie et Neurosciences

Antoine Yrondi, professeur des Universités, praticien hospitalier, Faculté de médecine, Université Toulouse III Paul Sabatier, CHU de Toulouse, service de psychiatrie et psychologie médicale

Avec une préface de **Nadia Péoc'h**, directrice des soins, PREFMS, CHU de Toulouse

Avertissement :
Du fait, notamment, de l'avancement rapide des sciences médicales, l'éditeur et les auteurs déclinent toute responsabilité du mauvais usage qui pourrait être fait du contenu de cet ouvrage.
Malgré toute l'attention portée à sa rédaction, la survenue d'une erreur reste possible.
L'éditeur et les auteurs ne sauraient être tenus pour responsables des éventuelles conséquences qui pourraient en résulter.
L'éditeur et les auteurs remercient par avance le lecteur de bien vouloir leur signaler toute erreur qu'il pourrait rencontrer à la lecture de cet ouvrage.

Conception graphique : **Sylvie Vaillant**
Composition : **CompoWeb**
MV-MP-JB/JV

ISBN 978-2-216-17286-3

Sommaire

Préface 7

L'IPA en santé mentale et psychiatrie 11

1. Exercer en tant qu'IPA 12
2. Compétences IPA : de quoi parlons-nous ? 13
3. Responsabilité de l'IPA en psychiatrie et santé mentale 18
4. Responsabilité de l'IPA au regard du protocole d'organisation 22
5. Implantation de la pratique avancée 26

L'évaluation de l'état de santé de patients en relais de consultations médicales en psychiatrie et santé mentale 29

6. Examen clinique et logique diagnostique en psychiatrie de l'enfant 30
7. Examen clinique et logique diagnostique en psychiatrie adulte 38
8. Aspect clinique et positionnement thérapeutique en addictologie 43
9. Élaboration de synthèse clinique avec anamnèse 46
10. Raisonnement clinique et IPA 50
11. Évaluer le risque suicidaire 56
12. Participer au repérage des troubles en interdisciplinarité 63

Pharmacologie : prescription et renouvellement 67

13. Prescription médicale 68
14. Caractéristiques et types d'ordonnances 70
15. Modalités particulières de prescription 73
16. Règles pour les spécialités avec substances vénéneuses 75
17. Utilisation des substances vénéneuses en unités de soins 78
18. Notion de posologie et préparation des médicaments 81
19. Administration des médicaments dans les unités de soins 83
20. Iatrogénèse médicamenteuse 87
21. Pharmacovigilance 89
22. Toxicologie et intoxications médicamenteuses 93
23. Pharmacodépendance 96
24. Les risques en pédiatrie et précautions 100
25. Les risques en gériatrie et précautions 101
26. Hypnotiques 102
27. Anxiolytiques 106

28. Antipsychotiques 109
29. Thymoanaleptiques 112
30. Nooanaleptiques 115
31. Normothymiques 118
32. Anti-épileptiques 121
33. Antiparkinsoniens 125
34. Médicaments de substitution aux opiacés 128
35. Médicaments en pédopsychiatrie 134

Définition et mise en œuvre du projet de soins du patient à partir de l'évaluation globale de son état de santé 141

36. Alliance thérapeutique, cadre thérapeutique et observance 142
37. Psychothérapies chez l'enfant et l'adolescent 146
38. L'entretien motivationnel 151
39. La remédiation cognitive 155
40. La réhabilitation psychosociale 158
41. Principes thérapeutiques en addictologie 164

Conception et mise en œuvre des actions de prévention et d'éducation thérapeutique en psychiatrie et santé mentale 171

42. Définition de la santé et de la santé mentale 172
43. La prévention 174
44. Promotion de la santé 177
45. Concept d'éducation 179
46. Rôle de l'IPA dans l'ETP 183
47. Élaborer et réaliser des programmes de psychoéducation pour les aidants 193

Organisation des parcours de soins et de santé des patients en collaboration avec l'ensemble des acteurs concernés 203

48. L'organisation des soins en psychiatrie 204
49. Les différents modes d'hospitalisation en soins psychiatriques 206
50. Les cas spécifiques 208
51. Les droits des patients 210
52. Les mesures d'isolement et de contention 216
53. Les mesures de protection juridique pour les patients en psychiatrie 220
54. Les autorités compétentes à saisir pour garantir le respect des droits du patient 223
55. La pair-aidance en psychiatrie et santé mentale 227
56. Organisation des soins psychiatriques pour les personnes détenues 229
57. Les soins pénalement ordonnés (SPO) 232
58. Le secret professionnel en psychiatrie 235
59. Les parcours de soins en psychiatrie et santé mentale 238
60. Le Plan territorial de santé mentale 240

61. Dispositif de soins en addictologie 243
62. Les dispositifs de soins partagés avec la médecine générale et le rôle de l'IPA 248

Mise en place et conduite des actions d'évaluation et d'amélioration des pratiques professionnelles en exerçant le leadership clinique 251

63. L'équipe en psychiatrie 252
64. La conduite de projet 260
65. Le leadership 266
66. La prise de décision éthique 273
67. La gestion des risques 277

Recherches, analyses et production des données professionnelles et scientifiques 281

68. Les notions de valorisation médico-économique et de recherche en psychiatrie adulte 282
69. Le cheminement de la pensée scientifique 288
70. Communication et recherches en psychiatrie et santé mentale 295

Index 301

foucherconnect.fr

Cet ouvrage est enrichi par des ressources numériques

Lorsque je rencontre un pictogramme ressource au fil des pages :

#PDF
Référentiel de compétences/ activités
foucherconnect.fr/ 24ipa01

1. Je vais sur **www.foucherconnect.fr**
J'enregistre cette page dans mes favoris pour les prochaines fois.
2. Je saisis **le code de la ressource** indiqué dans le pictogramme.
3. **Je visualise** ma ressource.

Des FLASHCODES permettent aussi d'accéder aux ressources depuis un smartphone

Préface

La pratique avancée en psychiatrie et santé mentale : relier la question des savoirs, des pratiques et des finalités

Préfacer un ouvrage où les contributions différentes et entremêlées signifient la richesse d'une réflexion collective, dans le domaine de la clinique en psychiatrie et santé mentale, de la coordination des parcours de soins, de santé et de vie des personnes soignées est enthousiasmant. Un tel projet éditorial ne peut que trouver écho chez la directrice des soins et la chercheure formée « aux humanités » que je suis.

J'essaie de comprendre pourquoi cet honneur m'est fait et proposé par Anne Chassagnoux et Pierre-Yves Gaye, coordonnateurs de cet ouvrage didactique de référence.

Sans doute parce que l'histoire qui nous lie se traduit par le soin porté à l'autre en son existence, dans cet accompagnement qui trouve son essence dans la relation d'aide à la relation qui aide, dans *ce continuum* qui va du pôle aider au pôle accompagner, en passant par le centre de la dialectique de la relation, en termes d'objectivité (universalité de la relation), d'intersubjectivité (particularité de la relation) et de subjectivité (singularité de la relation).

Sans doute parce que « Soigner », c'est avoir le souci de l'autre, c'est accepter notre inquiétude du vivre, accepter d'ancrer nos pratiques dans le questionnement éthique et la responsabilité. Parce que comme le rappelle Paul Valéry : « Soigner. Donner des soins, c'est aussi une politique. Cela peut être fait avec une rigueur dont la douceur est l'enveloppe essentielle. Une attention exquise à la vie que l'on veille et surveille. Une précision constante. Une sorte d'élégance dans les actes, une présence et une légèreté, une prévision et une sorte de perception très éveillée qui observe les moindres signes. »[1] Sans doute parce que cet ouvrage, fruit d'un engagement de plusieurs auteurs nourrit une réflexion cohérente et humaniste, dans l'« entre-deux » d'un dialogue intérieur entre une approche théorique et méthodologique tout autant que praxéologique. La visée pédagogique de l'ouvrage est clairement assumée. La mise en mouvement de la pensée s'inscrit dans cette démarche éducationnelle. La variété des contributions relève d'un travail minutieux de définitions, de clarifications, de mise en tensions des différentes thématiques et acceptions convoquées.

Cet ouvrage est abouti. Il participe de la rencontre entre ses auteurs et l'analyse de la contemporanéité d'un contexte qui voit notre système de

1. Paul Valéry, « Mélange », *Œuvres*, 1957.

santé face à trois défis majeurs : l'accroissement du nombre de personnes âgées, handicapées ou atteintes de maladies chroniques, une patientèle co-partenaire de son projet de soins, de santé et de vie, la mobilisation de l'innovation au service de la qualité et de l'efficience des soins. Sept chapitres qui s'attachent à définir les contours de l'exercice en pratique avancée en santé mentale et psychiatrie, l'évaluation de l'état de santé de patients en relais de consultations médicales, la définition et la mise en œuvre du projet de soins du patient à partir de l'évaluation holistique de son état de santé, la conception et mise en œuvre des actions de prévention et d'éducation thérapeutique, l'organisation les parcours de soins et de santé de patients en collaboration avec l'ensemble des acteurs concernés, la mise en place et conduite des actions d'évaluation et d'amélioration des pratiques professionnelles en exerçant le leadership clinique, *in fine* la recherche et l'analyse et production des données professionnelles et scientifiques. Cette diversité permet la proposition d'un ouvrage didactique, sociologique, politique et culturel pour donner à comprendre les enjeux et les perspectives de la reconnaissance de la pratique avancée dans le champ de la psychiatrie et de la santé mentale.

L'exercice en pratique avancée a une réalité juridique pour les professions d'auxiliaires médicaux depuis son inscription dans la loi de modernisation de notre système de santé du 26 janvier 2016 (LMSS, art. 119). Le déploiement de la pratique avancée est annoncé à travers différents plans et stratégies en 2017-2018 comme une réelle priorité gouvernementale (Plan de renforcement de l'accès territorial aux soins, Stratégie nationale de santé, Ma santé 2022). Pour amorcer ce nouveau mode d'exercice, le choix est de commencer par la profession infirmière. La création de ce diplôme d'état en pratique avancée dont l'exercice (référentiel d'activités, référentiel de compétences) est défini et réglementé par le décret n° 2018-633 du 18 juillet 2018 relatif au diplôme d'État d'infirmier en pratique avancée interroge les contours et les nouveaux modes d'exercices (réseau, maillage et interprofessionnalité) de ces professionnels de santé et les modes de prise en charge en termes de prévention, de prise en soins dans ses dimensions sanitaire, médico-sociale et sociale. L'objectif est double : améliorer l'accès aux soins ainsi que la qualité des parcours des patients en réduisant la charge de travail des médecins sur des pathologies ciblées.

En 2018, la « feuille de route » santé mentale et psychiatrie s'inscrit en cohérence avec les objectifs de la stratégie nationale de santé. Elle fixe le cap d'une transformation structurelle et systémique du champ de la santé mentale et de la psychiatrie. Il s'agit d'offrir des réponses de qualité coordonnées et diversifiées pour répondre et s'adapter aux besoins de chaque usager. 3 axes sont définis :

- Promouvoir le bien-être mental, prévenir et repérer précocement la souffrance psychique, et prévenir le suicide.

- Garantir des parcours de soins coordonnés et soutenus par une offre en psychiatrie accessible, diversifiée et de qualité.
- Améliorer les conditions de vie et d'inclusion sociale et la citoyenneté des personnes en situation de handicap psychique.

En 2019, le décret n° 2019-835 du 12 août 2019 étend le champ d'exercice infirmier en pratique avancée au domaine d'intervention « psychiatrie et santé mentale ». Ce décret porte sur l'amélioration des conditions de vie, d'accompagnement et d'accès aux soins des personnes souffrant de troubles psychiques et va dans le sens de la loi de modernisation de notre système de santé. La territorialisation de l'offre de soins interroge les métiers de coordination de parcours de soins et de santé cohérents, accessibles, sécurisés et efficients pour lesquels l'exercice en pratiques avancées trouve sa légitimité et son périmètre d'action. Dans cette approche transversale de la politique de santé mentale, territorialisée dans le cadre des projets territoriaux de santé mentale, dans une dynamique d'« aller vers » et d'*empowerment,* l'infirmier en pratique avancée en psychiatrie et santé mentale, dans l'*upgrade* de ses compétences, inscrit son action dans une perspective soignante, d'être au monde dans la vigilance.

La formation universitaire pour un exercice clinique et un leadership clinique infirmier en pratique avancée est l'une des réponses à la complexification des soins et des besoins de santé des populations. Que les coordonnateurs et les auteurs de cet ouvrage collectif soient ici remerciés pour ce travail remarquable et si important qui permet au lecteur d'envisager le champ des possibles, dans un « pouvoir commencer », qui donne à voir le chemin parcouru et celui qui reste à venir. Pour reprendre le texte majeur de Paul Ricœur (2004), le parcours de la reconnaissance des aptitudes, de l'utilité sociale, de la spécificité de l'exercice infirmier en pratique avancée se situe à l'interface du rapport du sujet aux connaissances, aux savoirs pour agir, au contexte sociétal. Car c'est un beau projet pour ces auteurs que de relier la question des savoirs, des pratiques et des finalités dans ce qui fait le quotidien de la pratique des soins.

N'est-ce pas ce qu'évoque René Char en sa parole poétique, lorsqu'il écrit : « Il est des rencontres fertiles qui valent bien des aurores. »[2] Nous souhaitons que la lecture de cet ouvrage soit, pour vous, une rencontre fertile, une présence en vérité pour un art soignant du singulier, riche d'enseignements, de questionnements et de commencements.

Nadia PÉOC'H
Directrice des soins, PREFMS, CHU de Toulouse

2. René Char, *Correspondance, 1946 à 1959, René char et Albert Camus.*

1

L'IPA en santé mentale et psychiatrie

1. Exercer en tant qu'IPA 12
2. Compétences IPA : de quoi parlons-nous ? 13
3. Responsabilité de l'IPA en psychiatrie et santé mentale 18
4. Responsabilité de l'IPA au regard du protocole d'organisation 22
5. Implantation de la pratique avancée 26

Exercer en tant qu'IPA

Anne Chassagnoux

L'IPA diplômé en mention psychiatrie et santé mentale est autorisé à exercer s'il remplit les conditions détaillées dans l'article 4301-8 du Code de la santé publique (CSP) qui sont :

- Être diplômé d'État en pratique avancée dans la mention correspondant au domaine d'intervention : psychiatrie et santé mentale.
- Justifier de trois années minimums d'exercice en équivalent temps plein de la profession d'infirmier.
- Être enregistré auprès du service ou de l'organisme désigné à cette fin par un arrêté du ministre chargé de la Santé.
- Être inscrit auprès du conseil départemental ou interdépartemental de l'Ordre des infirmiers de sa résidence professionnelle, au moyen d'un portail de téléservice sécurisé mis à disposition par le conseil national de l'Ordre des infirmiers (Arrêté du 12 août 2019).

Les **lieux d'exercice** de la pratique avancée sont précisés dans l'article R. 4301-1 du CSP :

> « 1° Au sein d'une équipe de soins primaires coordonnée par le médecin traitant ou d'une équipe de soins d'un centre médical du service de santé des armées coordonnée par un médecin des armées ;
>
> 2° Au sein d'une équipe de soins en établissements de santé, en établissements médico-sociaux ou en hôpitaux des armées coordonnée par un médecin ;
>
> 3° En assistance d'un médecin spécialiste, hors soins primaires, en pratique ambulatoire ».

L'article R. 4301-2 du CSP en vigueur depuis le 27 octobre 2021 précise les **domaines d'intervention** ouverts à l'exercice IPA :

> « 1° Pathologies chroniques stabilisées ; prévention et polypathologies courantes en soins primaires. La liste des pathologies chroniques stabilisées est établie par arrêté du ministre chargé de la Santé ;
>
> 2° Oncologie et hémato-oncologie ;
>
> 3° Maladie rénale chronique, dialyse, transplantation rénale ;
>
> 4° Psychiatrie et santé mentale ;
>
> 5° Urgences, à la condition que cette activité soit exercée par un établissement de santé disposant d'une autorisation d'activité de soins de médecine d'urgence donnée en application de l'article R. 6123-1. »

Compétences IPA : de quoi parlons-nous ? 2

Anne Chassagnoux

L'exercice de l'IPA en psychiatrie et santé mentale est encadré par le **décret n° 2019-836** du 12 août 2019 relatif au diplôme d'État d'infirmier en pratique avancée mention psychiatrie et santé mentale qui modifie l'article R. 4301-2 du CSP en étendant l'exercice en pratique avancée au domaine de la psychiatrie et de la santé mentale.

La formation des IPA mention psychiatrie et santé mentale vise à développer, chez les apprenants, une expertise dans cette spécialité.

Tout comme la formation initiale d'IDE, cette formation reprend une approche par **compétences**. Le Conseil international des infirmières, Réseau de pratiques avancées (2002) décrit les attentes d'un IPA comme un(e) infirmier(e) diplômé(e) qui « a acquis des connaissances théoriques et le savoir-faire dans le cas de prises de décisions complexes, de même que les compétences cliniques indispensables à la pratique avancée de sa profession. Les caractéristiques de cette pratique avancée sont déterminées par le contexte dans lequel l'[infirmier] sera autorisé à exercer[1]. »

Ann Hamric conceptualise sept compétences principales mobilisables par l'IPA. Chacune peut être investie de manière variée et flexible.

1 La pratique clinique

C'est la principale compétence de l'IPA. Elle se caractérise par une forte autonomie professionnelle et par des compétences de gestion des situations complexes et de gestion des risques.

Exemple Activités d'orientation, d'éducation, de prévention ou de dépistage ; actes d'évaluation et de conclusion clinique, des actes techniques et des actes de surveillance clinique et paraclinique ; prescriptions de produits de santé d'examens complémentaires et des renouvellements ou adaptations de prescriptions médicales...

Elle vise à obtenir une relation de confiance avec le patient.

Elle permet la prescription et cadre les actes réalisables par les IPA exerçant en psychiatrie et santé mentale (Arrêté du 12 août 2019) :

- Utilisation des techniques de médiation à visée thérapeutique.
- Dosages des médicaments (lithium, acide valproïque, carbamazépine, clozapine), recherche de produits toxiques.
- Renouvellement et adaptation des traitements pour les pathologies dont il assure le suivi dans le cadre d'une procédure écrite établie

1. « Avis du Conseil national de l'Ordre des infirmiers sur l'extension des compétences vaccinales des infirmiers », *Ordre infirmiers*, 2022.

par le médecin : « thymorégulateurs, psychostimulants, antipsychotiques atypiques, neuroleptiques conventionnels, antiépileptiques approuvés dans le traitement de troubles psychiatriques et traitement de substitution aux opiacés (catégorie Produits de santé) ».

2 La consultation

Consultation de première ligne

Les patients et familles sont les bénéficiaires directs de ces consultations qui peuvent être organisées au sein d'un établissement de santé ou en soins ambulatoires.

Consultation de seconde ligne

Ce type de consultation positionne l'IPA en personne ressource auprès d'équipes de soins, sur un domaine d'expertise (cicatrisation, douleur, soins palliatifs...). Elle peut être à visée de dépistage, de prévention, d'éducation ou d'orientation. Elle peut également conduire à des évaluations, des diagnostics infirmiers (exemple de la douleur).

3 L'expertise et le conseil

L'IPA réalise le suivi individuel des patients, la planification et la mise en œuvre d'actions ainsi que leur évaluation. Personne experte en psychiatrie et santé mentale, il aide à la décision et conseille les équipes notamment lors de situations complexes.

« Grâce à son expertise clinique, [il] connaît les risques associés aux pathologies et aux traitements et informe le patient sur les effets secondaires, leur détection, leur prévention et leur gestion. »[2]

Il peut les orienter vers des programmes d'éducation thérapeutique ou de psychoéducation. L'entretien motivationnel est un outil pour l'aider à orienter le patient au sein de son parcours, dans une dynamique de partenariat.

4 L'éthique

Auprès du patient

L'IPA propose une relation d'aide fondée sur son expertise soignante et organisationnelle, dans le respect des désirs de la personne soignée. Il favorise l'expression des peurs et des questionnements et aide le patient à s'orienter dans le système de santé.

---

2. Florence Ambrosino, Cécile Barrière, Jane-Laure Danan, Brigitte Lecointre, « Compétences attendues de l'infirmière de pratique avancée en France : recommandations d'experts à partir d'une étude Delphi modifiée », *Revue francophone internationale de recherche infirmière*, 2018.

« [Il] sait, le cas échéant, lui consentir des fenêtres thérapeutiques, en accord avec le médecin, pour lui permettre de réajuster son cadre de vie aux contraintes des traitements. »[3]

- **Auprès des acteurs de santé**

Pour dépasser les dilemmes rencontrés lors des situations de soins, l'IPA doit promouvoir l'analyse critique et la réflexion éthique en s'appuyant sur des concepts et principes en éthique et en mobilisant l'ensemble des acteurs de santé.

5 La **recherche**

Une des missions de l'IPA est de produire de nouveaux savoirs infirmiers dans un objectif d'amélioration de la qualité des soins. Ainsi, l'IPA identifie les problèmes cliniques, contribue, et/ou coordonne des projets de recherche en sciences infirmières. Par des publications scientifiques, l'IPA communique les résultats de ses recherches fondées sur des données probantes (*evidence-based nursing* (EBN)).

6 **Le leadership**

Grâce à son positionnement entre le patient, son entourage, l'équipe soignante et les instances, l'IPA est un acteur du changement et il doit promouvoir l'innovation dans les lieux où il exerce. Référent en clinique, il repère les axes d'amélioration, impulse et accompagne le changement des pratiques professionnelles en collaboration avec l'équipe pluriprofessionnelle. Il promeut les valeurs de soins. En concertation avec l'encadrement, il participe à la conduite de projets, introduit des innovations ou nouveaux protocoles. Il favorise le lien ville/hôpital en s'appuyant sur les recommandations de bonnes pratiques et la recherche de l'efficience. Dans le champ de la formation, il intervient auprès des infirmiers et de la formation continue.

7 **La collaboration**

L'IPA travaille en transversalité, en appui d'équipes soignantes et en réseau tout au long du parcours de santé du patient. Ses avis thérapeutiques doivent être adaptés aux besoins et capacités du patient, à son contexte de vie et à son projet personnel. Il peut aussi être sollicité institutionnellement par les gestionnaires qualité et intervenir dans des équipes projets. Des qualités relationnelles et des compétences en communication lui seront donc indispensables.

3. *Ibid.*

En s'inspirant de ce cadre conceptuel, un groupe d'experts français[4] missionné par le ministère de la Santé a élaboré, en 2018, les compétences attendues d'un IPA en France. Une méthodologie adaptée de la méthode Delphi a été retenue pour ce travail afin d'arriver à un consensus grâce à la convergence d'opinion.

Le tableau suivant présente les 10 compétences identifiées par le groupe expert et réparties dans le cadre défini par Hamric *et al.* en fonction d'un code couleur.

Compétences attendues de l'IPA en France validées par les experts au terme de deux tours Delphi réparties dans le cadre défini par Hamric *et al.*

C1	Évaluer une situation clinique et établir un diagnostic
C2	Concevoir et conduire un projet de soins personnalisé
C3	Développer des réflexions éthiques dans les situations de soins des personnes soignées
C4	Mettre en œuvre des actions à visée diagnostique et thérapeutique
C5	Initier et mettre en œuvre des soins éducatifs, préventifs et de dépistage
C6	Établir des partenariats de soins en vue d'une collaboration centrée sur la personne soignée
C7	Analyser la qualité et améliorer sa pratique professionnelle et celle de ses pairs
C8	Rechercher, analyser et produire des données professionnelles et scientifiques
C9	Organiser une activité de consultation IPA
C10	Informer, former les patients et les familles

La pratique clinique, la consultation, l'expertise et le conseil, l'éthique, la recherche, le leadership, la collaboration.

> Désormais, les infirmiers (DE) pourront être amenés à appliquer les prescriptions et renouvellements établis par un IPA.
>
> Ainsi, l'article R. 4311-7 du CSP listant les actes réalisables par l'infirmier sur prescription médicale a été modifié pour tenir compte de l'exercice infirmier en pratique avancée.
>
> L'infirmier en cours de formation préparant au diplôme d'État d'infirmier en pratique avancée peut participer aux activités et actes mentionnés à l'article R. 4301-3 dans le cadre précisé à l'article R. 4301-1, en présence d'un infirmier titulaire du diplôme d'État d'infirmier en pratique avancée ou, sinon, d'un médecin (Décret n° 2019-835 du 12 août 2019, art. 1).

4. *Ibid.*

Bibliographie

- Décret n° 2019-835 du 12 août 2019 relatif à l'exercice infirmier en pratique avancée et à sa prise en charge par l'assurance maladie.
- Décret n° 2019-836 du 12 août 2019 relatif au diplôme d'État d'infirmier en pratique avancée mention psychiatrie et santé mentale.
- Arrêté du 12 août 2019 modifiant les annexes de l'arrêté du 18 juillet 2018 fixant les listes permettant l'exercice infirmier en pratique avancée en application de l'article R. 4301-3 du Code de la santé publique.
- A.B. Hamric, C.M. Hanson, M.F. Tracy, E.T. O'Grady, "Advanced Practice Nursing: An Integrative Approach", *Elsevier Health Sciences*, 2013.
- D. Bryant-Lukosius, A. DiCenso, G. Browne, J. Pinelli, "A framework for the introduction and evaluation of advanced practice nursing roles", *Journal of Advanced Nursing*, 2004.
- Conseil international des infirmières, *Guide pratique de la recherche en soins infirmiers*, WL Holzemer. Genève CII, 1998.
- Conseil international des infirmières, *Code déontologique du CII Pour la profession infirmière*, 2012.
- M. Phaneuf, « PTI, leadership, imputabilité et supervision : jusqu'où aller ? », Infiressources, 2010.

#PDF

Référentiel de compétences/activités

foucherconnect.fr/ 24ipa01

3 Responsabilité de l'IPA en psychiatrie et santé mentale

Julie Malaterre

Plusieurs régimes juridiques de **responsabilité** doivent être envisagés. Il convient cependant de préciser qu'il n'existe pas de régime de responsabilité spécifique à l'IPA. Simplement en vertu des articles L. 4311-15 et L. 4312-1 du CSP, l'IPA doit obligatoirement être inscrit à l'Ordre professionnel infirmier quel que soit le mode d'exercice : privé, public ou libéral. Son exercice se limite exclusivement au champ de la psychiatrie et de la santé mentale.

1 La responsabilité de droit commun (responsabilité civile)

Elle vise à réparer le **dommage** causé à autrui de son propre fait ou de celui des personnes dont on est responsable.

À savoir La mise en jeu de la responsabilité indemnitaire implique la réunion de trois éléments :
- un dommage (exemple : décès d'un patient) ;
- une faute (exemple : absence de surveillance) ;
- un lien de causalité direct et certain entre la faute et le dommage (exemple : absence de surveillance qui a réduit les chances de survie du patient).

Pour l'IPA, le régime de la responsabilité pour faute s'applique. Il est nécessaire de distinguer la faute de service de la faute personnelle.

Selon les cas, seule la responsabilité de l'hôpital sera engagée dans la mesure où les manquements sont constatés dans l'exercice des fonctions du personnel.

La **faute de service** n'est pas détachable de la fonction. Elle peut résulter soit d'une action soit d'une omission. L'agent public est à l'origine de la faute mais il sera **personnellement irresponsable**. Une telle faute engage la **responsabilité de l'administration** qui doit couvrir ses fonctionnaires, par exemple l'accomplissement défectueux d'un acte technique de soin, un défaut de surveillance ou encore l'inattention.

À savoir En présence d'une faute de service, seul le juge administratif est compétent. La victime portera son action devant le tribunal administratif après avoir adressé à l'hôpital un recours amiable chiffré.

Dès lors qu'un patient, en tant qu'usager du service public hospitalier, s'estime victime d'une atteinte à l'un de ses droits fondamentaux, il a la possibilité d'engager auprès du juge administratif une action en responsabilité à l'encontre de l'établissement qui le prend en charge. Il peut alors demander des dommages-intérêts s'il estime avoir subi une violation grave d'un droit ou s'il estime avoir été pris en charge dans des conditions ayant causé un dommage.

En application des règles de droit commun de la responsabilité hospitalière, dans l'hypothèse où le médecin (ou l'équipe soignante) a pris une décision susceptible de porter atteinte aux droits du patient hospitalisé et, s'ils exercent dans une structure hospitalière publique, ces derniers ne sont pas personnellement responsables des dommages causés au patient par leur faute si elle constitue un fait de service. En effet, dans la mesure où le professionnel de santé n'a pas commis de faute personnelle détachable du service, seule la responsabilité de l'établissement public peut être engagée. La responsabilité administrative des établissements de santé publics peut être engagée sur le fondement de l'article L. 1142-1 du Code de la santé publique.

Dans ce cadre, la **responsabilité administrative** de l'établissement de santé est retenue si le patient demandeur apporte la preuve d'une faute, d'un dommage et d'un lien de causalité entre les deux. La faute à l'origine du dommage doit entrer dans le fonctionnement normal du service public hospitalier et peut résulter soit de la prise en charge, soit de l'organisation du service, ou encore de l'imbrication de plusieurs fautes.

Rappel Depuis l'arrêt *Hawezack* du 5 janvier 1966, le Conseil d'État retient la faute simple pour engager la responsabilité de l'établissement de santé prenant en charge des personnes souffrant de troubles mentaux.

Le juge administratif se fonde sur trois critères d'appréciation pour retenir une faute :

- le **caractère prévisible ou imprévisible du comportement du malade** ;
- la **nature de la surveillance mise en œuvre** telle qu'elle est décrite dans le dossier médical ;
- son **adéquation aux missions** que le service assume.

En tout état de cause, si la responsabilité de l'établissement public est reconnue par le juge administratif, la condamnation de celui-ci donne lieu au versement de dommages-intérêts au profit du patient, sachant que le principe est celui de la réparation intégrale des préjudices subis.

Lorsque le **préjudice** résulte d'une faute de service et d'une faute personnelle non dépourvue de tout lien avec le service, la victime dispose d'un droit d'option. Soit elle choisit de saisir le **juge administratif**, soit le **juge judiciaire** pour obtenir réparation du préjudice subi.

> Le choix du tribunal compétent, civil ou administratif ne dépend que des conditions d'exercice. Par exemple, une action engagée contre une clinique (personne morale de droit privé) ou un IPA en libéral relève de la juridiction civile judiciaire. Dans l'hypothèse d'un hôpital public, le tribunal administratif sera compétent.

Concernant plus spécifiquement l'IPA, il convient au préalable de présenter le protocole d'organisation avant de se pencher sur les conséquences juridiques de ce document en termes de responsabilité.

2 Le protocole d'organisation

C'est un document signé par les différentes parties autrement dit entre le ou les médecins et le ou les IPA. Il s'agit d'un contrat de partenariat qui définit les modalités d'exercice et fixe le cadre et les responsabilités de chacun. Ainsi, ce protocole d'organisation sécurise juridiquement l'exercice de l'IPA qui intervient en aval du médecin.

Article R. 4301-4 du CSP

Cet article précise les règles de collaboration dans un protocole d'organisation :

« Dans le cadre du travail en équipe entre le ou les médecins et le ou les infirmiers exerçant en pratique avancée conformément à l'article R. 4301-1, un **protocole d'organisation est établi**.

Dans le domaine d'intervention « psychiatrie et santé mentale », le **protocole d'organisation est établi entre un ou plusieurs psychiatres et un ou plusieurs infirmiers exerçant en pratique avancée**.

Ce protocole précise :

1° Le ou les domaines d'intervention concernés ;

2° Les modalités de prise en charge par l'infirmier exerçant en pratique avancée des patients qui lui sont confiés ;

3° Les modalités et la régularité des échanges d'information entre le médecin et l'infirmier exerçant en pratique avancée ;

4° Les modalités et la régularité des réunions de concertation pluriprofessionnelle destinées à échanger sur la prise en charge des patients concernés ;

5° Les conditions de retour du patient vers le médecin, notamment dans les situations prévues aux articles R. 4301-5 et R. 4301-6. »

Article R. 4301-5 du CSP

Cet article cadre la prise en soin du patient « confié » à l'IPA par le médecin selon plusieurs conditions :

- Une **concertation médecin et IPA** : le médecin détermine les patients qui peuvent bénéficier d'un suivi par un IPA après examen du dossier médical du patient et en fonction des compétences de l'IPA attestées par le diplôme d'État.
- Un **partage d'informations** : le médecin et l'IPA partagent les informations nécessaires au suivi du patient en application de l'article L. 1110-4. Le dossier médical est mis à la disposition de l'IPA par le médecin. L'IPA renseigne le dossier médical des résultats et interventions qu'il met en œuvre et en informe le médecin. « La transmission de ces informations se fait par des moyens de communication sécurisés ».
- Un **ré-adressage sans délai du patient au médecin** lorsque la situation dépasse le champ de compétences de l'IPA. Il doit contacter et informer expressément le médecin « afin de permettre une prise en charge médicale dans un délai compatible avec l'état du patient ».

Le protocole d'organisation est signé par le ou les médecins et le ou les infirmiers exerçant en pratique avancée.

Protocole

« Le modèle du document prévu à l'article R. 4301-6, élaboré par le ou les médecins et par le ou les infirmiers exerçant en pratique avancée, figure en annexe du protocole. Le protocole est porté, le cas échéant, à la connaissance de l'ensemble de l'équipe de soins. »

Il précise également le type de patient suivi par l'IPA. Le médecin peut s'opposer au renouvellement et à l'adaptation de certains traitements par l'IPA, alors même que la loi autorise la prescription. C'est dans ce cadre que l'IPA acceptera ou non la collaboration proposée. Il est également possible de demander au médecin de revoir son positionnement, voire de ne pas signer le protocole en cas de désaccord.

Le médecin adresse le patient vers l'IPA lors d'une visite d'adressage. Une annexe du protocole d'organisation est destinée à informer le patient et doit lui être remise car il dispose du droit de refuser ce suivi. Ce document présente les modalités prévues, la composition de l'équipe, la fréquence de la consultation du médecin, les conditions de retour vers le médecin.

4 Responsabilité de l'IPA au regard du protocole d'organisation

Julie Malaterre

Conformément à l'article 119 de la loi de modernisation du système de santé en date du 26 janvier 2016, l'IPA est responsable des actes effectués et réalisés dans ce cadre. Il est donc essentiel de délimiter le périmètre dans lequel une prise de décision relève du médecin ou de l'IPA à des fins de protection de chacune des parties.

En effet, le **protocole d'organisation** est un document opposable car il permet de définir les différentes **responsabilités** en cas de problème ou de recours par un patient ou un de ses proches.

Exemples

- Lorsqu'un médecin adresse un patient vers un IPA et que celui-ci commet une faute dans le renouvellement du traitement ou une erreur de jugement clinique, la responsabilité médicale ne peut pas être engagée. Dans ce cadre, seul l'IPA engagera sa responsabilité. La responsabilité de l'IPA ne sera retenue que si trois conditions sont remplies :
  - une **faute commise par l'IPA** ;
  - un **préjudice subi par le patient** ;
  - et enfin un **lien de causalité**.
- Le médecin doit mettre à disposition de l'IPA le dossier médical du patient. À défaut de transmission, et si un dommage survient, il sera possible de retenir la responsabilité du médecin.

Dans l'hypothèse d'une saisine du juge, celui-ci appréciera si l'IPA est bien resté dans le cadre de ses missions et si les termes du protocole d'organisation ont bien été respectés.

1 La responsabilité pénale

À titre indicatif, il n'existe pas de procédure spécifique de droit pénal propre à l'activité de l'IPA.

Le droit pénal vise à sanctionner les fautes qui ont porté atteinte à la société. La personne poursuivie doit donc répondre de ses actes devant la société conformément à l'article 121-1 du Code pénal. Ainsi, l'IPA est personnellement responsable des actes professionnels qu'il est habilité à accomplir. Le Code pénal reconnaît trois catégories d'infraction : les crimes, les délits et les contraventions. On distingue les **infractions intentionnelles** (abus d'autorité, manquements au devoir de probité) et les **infractions non intentionnelles** (atteintes involontaires à la vie, homicide involontaire, mise en danger d'autrui).

Caractérisation des infractions non intentionnelles

- **Imprudence** : action de soin de l'IPA qui excède son champ de compétence.
- **Négligence** : ignorance ou mépris des devoirs professionnels.
- **Manquement à une obligation de sécurité** prévue par la loi ou le règlement.

La mise en jeu de la responsabilité pénale implique la réunion de trois éléments.

Les trois éléments de la responsabilité pénale

- **Élément légal** : renvoie au principe de la légalité des délits et des peines. Pour qu'il y ait faute pénale, celle-ci doit être codifiée dans le Code pénal.
- **Élément matériel** : renvoie à la participation personnelle de l'IPA dans la réalisation de l'infraction. La participation peut être directe ou indirecte, constituée par une action ou une omission.
- **Élément moral ou intentionnel** : renvoie à la conscience par l'auteur de l'infraction de la faute commise. Attention, l'intention peut consister en une imprudence, une négligence (exemple : le décès inattendu du patient est un élément légal, l'élément matériel peut être l'injection réalisée par l'IPA et l'élément moral est le manquement à l'obligation de sécurité).

2 Les régimes de responsabilité disciplinaire

A. Responsabilité disciplinaire hiérarchique

À ce jour, il n'existe pas de procédure disciplinaire spécifique pour l'IPA.

Concernant la responsabilité disciplinaire, il n'y a pas de détermination, ni d'énumération légale des fautes disciplinaires.

Le statut général se borne à rappeler que : « Toute faute commise par un agent dans l'exercice ou à l'occasion de l'exercice de ses fonctions l'expose à une sanction disciplinaire, sans préjudice, le cas échéant, des peines prévues par la loi pénale » (art. R. 414-22 du Code des communes).

Tout manquement étant susceptible de constituer une faute disciplinaire selon le décret n° 93-221 du 16 février 1993 relatif aux règles professionnelles des infirmiers et infirmières et qui énumère les devoirs généraux et les devoirs envers les patients leur incombant.

Exemple de fautes disciplinaires

- Non-accomplissement des tâches.
- Défaut de surveillance.
- Maltraitance.
- Erreur thérapeutique.
- Manquement au règlement intérieur ou encore manquement professionnel.

Ce sera donc au directeur de l'établissement de santé, en sa qualité d'employeur, d'apprécier la faute sous le contrôle du juge administratif.

Les sanctions disciplinaires ne sont pas cumulatives. L'administration ne peut pas infliger deux sanctions disciplinaires pour les mêmes faits. En revanche, il peut y avoir un cumul entre une faute pénale et une faute disciplinaire.

B. Typologie des sanctions disciplinaires

Sanctions du 1er groupe

- L'**avertissement** n'est pas consigné au dossier individuel du fonctionnaire.
- Le **blâme** est classé au dossier individuel. Il est effacé du dossier au bout de trois ans si aucune autre sanction disciplinaire n'est intervenue durant cette période.

Sanctions du 2e groupe

- La **radiation du tableau d'avancement**.
- L'**abaissement d'échelon**.
- L'**exclusion temporaire de fonctions 15 jours maximum**. Cette sanction peut être assortie d'un sursis partiel ou total. Ce sursis est révocable si, dans un délai de cinq ans après le prononcé de l'exclusion, une autre sanction du 2e ou 3e groupe est infligée.

Sanctions du 3e groupe

- La **rétrogradation**.
- L'**exclusion temporaire de fonctions pour une durée de trois mois à deux ans**. Cette sanction peut être assortie d'un sursis partiel, mais qui ne peut réduire l'exclusion effective à moins d'un mois. La révocation du sursis intervient comme décrit au paragraphe ci-dessus.

Les sanctions du 2e et 3e groupes peuvent être effacées du dossier individuel après dix ans de services effectifs à compter de la date d'effet de la sanction sur demande écrite adressée à l'autorité disciplinaire qui, après avis du conseil de discipline, et si l'intéressé a donné toute satisfaction, fait droit à sa requête.

Sanctions du 4e groupe

- La **mise à la retraite** d'office est prononcée quel que soit l'âge de l'agent qui doit justifier de quinze ans de services effectifs valables pour l'ouverture du droit à pension. Si la date de jouissance immédiate de la retraite n'est pas atteinte, celle-ci est différée.
- La **révocation** est la perte de la qualité de fonctionnaire.

C. Responsabilité disciplinaire ordinale

Dans ce cadre, est sanctionné un comportement ayant porté atteinte aux intérêts et aux règles de la profession, conformément aux articles R. 4312-1 et suivants du CSP et au Code de déontologie en date du 25 novembre 2016.

Seuls les manquements déontologiques au regard des devoirs envers les confrères et les patients sont susceptibles d'intéresser l'Ordre professionnel infirmier.

Exemple Les conflits peuvent porter sur les tentatives de détournement de patientèle, la publicité, le dénigrement, la régularité du lieu d'installation, l'exercice multiple illicite, la violation du secret professionnel, le défaut d'assistance ou encore le défaut de qualité des soins.

La procédure est la suivante : il faut déposer une **plainte** devant le Conseil départemental de l'Ordre. La plainte formée par toute personne ayant un intérêt à agir. Il s'agit le plus souvent d'un patient ou d'un confrère.

La conciliation entre les parties est un préalable obligatoire avant tout contentieux. Le Conseil départemental intervient dans un rôle d'arbitre pour tenter de concilier les parties. Les parties sont convoquées lors d'une séance de conciliation, elles peuvent être assistées et sont entendues par les représentants de l'Ordre départemental.

Trois issues sont possibles :
- la **conciliation totale** ;
- la **conciliation partielle** ;
- la **non-conciliation**.

En cas de non-conciliation, la plainte sera adressée à la Chambre disciplinaire de première instance compétente. Cette procédure est écrite et contradictoire. La représentation par un avocat n'est pas obligatoire. Un rapporteur est désigné pour la procédure, il a pour mission d'étudier objectivement les faits et de rédiger un rapport à destination des membres de la juridiction. La décision rendue pourra faire l'objet d'un appel devant la Chambre nationale de l'Ordre, puis d'un recours devant le Conseil d'État.

Bibliographie

- I. Eyland, « La notion de responsabilité », *Revue de la pratique avancée*, 2020.
- Article L 4301-1 du Code de la santé publique.

5 Implantation de la pratique avancée

Anne Chassagnoux

1 Les freins et leviers de la pratique avancée

La littérature internationale a mis en évidence l'existence de difficultés lors de l'implantation des IPA en milieux cliniques pouvant entraîner des conflits dans les équipes voire une réticence de certains patients.

Les raisons pouvant expliquer ses tensions sont :

- une **incompréhension du rôle de l'IPA**, de ses missions qui ne sont pas suffisamment explicitées ;
- le **manque d'un plan coordonné** pour mettre en œuvre l'implantation des IPA[1], les postes n'étant pas pensés dans les organisations de santé.

L'implantation des IPA dans une organisation ne peut se faire sans méthodologie et anticipation. La première étape passe donc par l'analyse stratégique des leviers et les freins possibles au déploiement de la pratique avancée en psychiatrie et en santé mentale.

Le tableau suivant présente une synthèse des opportunités et risques de la pratique avancée en psychiatrie et santé mentale.

Opportunités	Risques
• Valorisation de la profession IDE en psychiatrie et santé mentale. • Satisfaction professionnelle. • Satisfaction des usagers (diminution des délais de RDV, temps de consultation dédié, stratégies de prévention, amélioration de la relation soignant-soigné). • Amélioration de l'accessibilité au soin du système de santé en psychiatrie grâce au rôle de coordonnateur ville/hôpital. • Réponse à la pénurie des psychiatres et disparité de l'offre de soins sur le territoire (sectorisation). • Accentuation des actions de prévention et promotion de la santé. • Compétences et connaissances spécifiques en psychiatrie et santé mentale. • Coordination de parcours complexes de soins, liens hôpital-ville. • Leadership clinique. • Approche systémique du soin. • Amélioration de la qualité des soins. • Missions de formations et éducation auprès des patients et des professionnels. • Développement de la recherche paramédicale.	• Risques liés à l'organisation des soins si les missions ne sont pas clairement identifiées (clivage et isolement de l'IPA, concurrence sur le leadership entre l'IPA encadrant et l'IDE en mission transversale, positionnement dans l'équipe pluriprofessionnelle (attente médicale)). • Risques liés à la sous-utilisation de fonction infirmière des IPA. • Activité uniquement de « sous médecin », confusion autour de l'identité de la profession, • Risques liés à la sécurisation des soins : interrogation sur le niveau de formation, glissement de tâches, nécessité d'un protocole d'organisation et d'un compagnonnage pour sécuriser les soins. • Risques liés à l'absence de modèle économique : valorisation salariale, orientation de l'activité sur une logique de rentabilité.

1. J. Schwingrouber, A. Loschi, S. Gentile, S. Colson, « Étude exploratoire de la perception des parties prenantes hospitalières vis-à-vis de l'implantation des infirmiers en pratique avancée », *Association de Recherche en Soins Infirmiers « Recherche en soins infirmiers »*, 2021.

2 Le modèle PEPPA

Le cadre théorique conseillé dans les recommandations issues de données probantes est le *Participatory, Evidence-based, Patient-focused process for advanced Practice nursing role development (PEPPA)*, a été décrit par Di Censo et Bryant-Lukosius en 2004.

Ce guide propose de suivre des recommandations pour faciliter l'implantation des IPA dans le milieu de soins : « Il reprend le processus de la roue de Deming : identification du problème, définition des objectifs, mise en œuvre d'une solution, et évaluation des actions, focusé sur l'intervention de l'IPA. »[2]

Ce modèle se compose de 9 étapes qui sont représentées dans la figure suivante.

Déclinaison francophone du schéma PEPPA

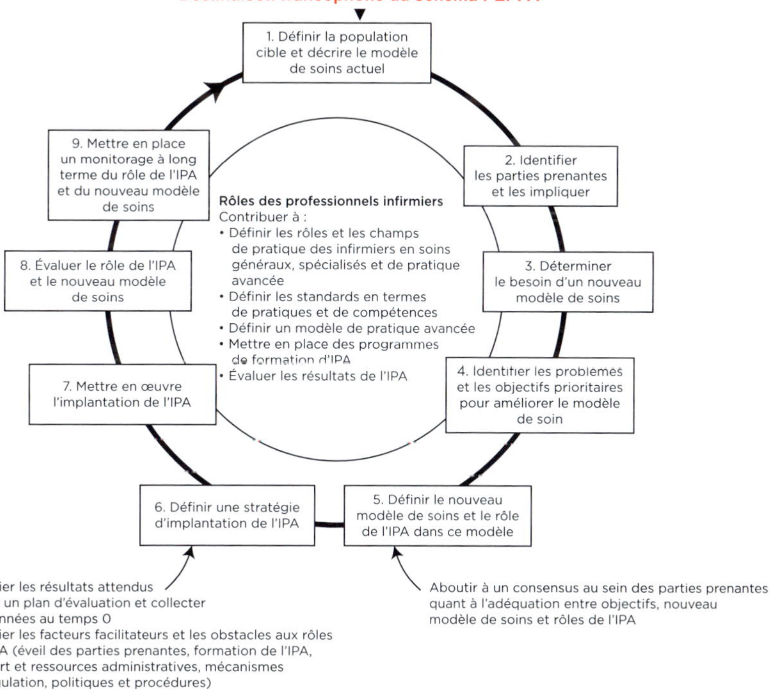

D. Bryant-Lukosius, A. DiCenso, « A framework for the introduction and evaluation of advanced practice nursing roles », *J Adv Nurs*, 2004

L'IPA en psychiatrie et santé mentale est un acteur important dans le domaine de la santé publique. Le développement de sa pratique avancée est un processus long et complexe, qui nécessite une approche systémique. Le

2. F. Ambrosino, *Le guide de l'infirmier(ère) en pratique avancée*, Vuibert, 2019.

modèle PEPPA, processus centré sur le patient et sur des données probantes, propose ainsi une réponse au plus près des besoins de santé non pourvus et de manière active dans le temps[3] et il guide l'implantation des IPA sur le terrain.

3 Les recommandations de l'implantation IPA en milieu hospitalier

L'ARS PACA a travaillé en 2019 sur la modélisation de la fonction d'IPA à partir d'un travail de recherche et d'analyse de la littérature[4]. Grâce à cette analyse, un **guide d'implantation de l'exercice IPA** a été élaboré en milieu hospitalier. Il a mis en évidence **7 grandes recommandations** afin d'encadrer l'implantation de la pratique avancée au regard des risques identifiés. Ce travail présente une proposition de **solutions** et de **conseils** pour les établissements de santé qui souhaitent développer cette nouvelle profession.

Les 7 recommandations IPA

1. L'IPA doit être ancré au cœur de la profession infirmière.
2. L'IPA exerce au sein d'une équipe pluridisciplinaire et intervient à différents moments du parcours de soins.
3. L'exercice de l'IPA est centré sur la clinique et laisse place à des activités afférentes.
4. La réussite du projet d'implantation de la pratique avancée repose sur la prise en compte des besoins et sur l'investissement de l'institution.
5. L'implantation d'un IPA nécessite une prise en compte de l'aspect des ressources humaines et matérielles.
6. La construction de l'activité de l'IPA doit intégrer la notion de sécurisation des soins.
7. L'implantation de l'IPA doit faire l'objet d'une véritable campagne de communication au sein de l'établissement et des partenaires.

3. D. Bryant-Lukosius, A. DiCenso, "A framework for the introduction and evaluation of advanced practice nursing roles", *J Adv Nurs*, 2004.
4. ARS PACA, « Modélisation de la fonction d'infirmier en pratique avancée (IPA) », *Guide d'implantation de l'exercice infirmier en pratique avancée en milieu hospitalier, Recommandations et illustrations*, 2019.

2

L'évaluation de l'état de santé de patients en relais de consultations médicales en psychiatrie et santé mentale

6.	Examen clinique et logique diagnostique en psychiatrie de l'enfant	30
7.	Examen clinique et logique diagnostique en psychiatrie adulte	38
8.	Aspect clinique et positionnement thérapeutique en addictologie	43
9.	Élaboration de synthèse clinique avec anamnèse	46
10.	Raisonnement clinique et IPA	50
11.	Évaluer le risque suicidaire	56
12.	Participer au repérage des troubles en interdisciplinarité	63

6 Examen clinique et logique diagnostique en psychiatrie de l'enfant

Jean-Philippe Raynaud et Alexis Revet

1 Quelques grands principes de l'examen clinique en psychiatrie de l'enfant et de l'adolescent (PEA)

Un enfant n'est pas un adulte en miniature.

Même si, plus il avance en âge, plus son expression clinique se rapproche de celle des jeunes adultes, on ne peut pas lui appliquer strictement les mêmes principes qu'aux adultes concernant l'entretien clinique, le recueil et l'analyse de la sémiologie, les repères psychopathologiques, les regroupements diagnostiques et l'évaluation fonctionnelle (voir image suivante).

> Le recueil sémiologique constitue la base de l'examen mais il ne suffit pas à lui seul. Il doit être mis en perspective et complété par l'**anamnèse**, le contexte familial, environnemental et culturel, l'exploration de la chronologie de mise en place des différents symptômes, les évènements de vie, le tout dans une approche développementale. C'est ce qui fait la complexité de cette clinique, mais aussi sa richesse et son intérêt pour le praticien.

Toutes ces explorations, menées simultanément au cours de l'examen clinique, vont soutenir des hypothèses étiopathogéniques et des pistes d'interventions thérapeutiques.

Les entretiens standardisés, les questionnaires, les échelles, peuvent aider, venir compléter l'examen clinique, mais ne peuvent en aucun cas s'y substituer. Les diagnostics en PEA sont avant tout des diagnostics cliniques.

Principales dimensions de l'examen clinique en PEA dimensions

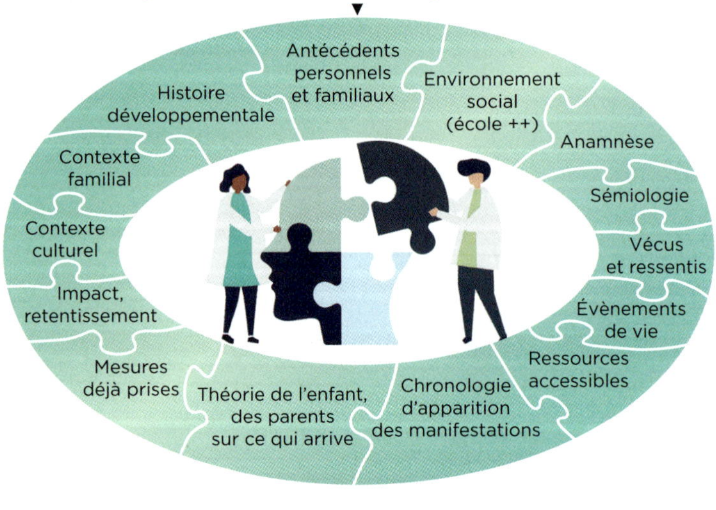
Antécédents personnels et familiaux
Environnement social (école ++)
Anamnèse
Sémiologie
Vécus et ressentis
Évènements de vie
Ressources accessibles
Chronologie d'apparition des manifestations
Théorie de l'enfant, des parents sur ce qui arrive
Mesures déjà prises
Impact, retentissement
Contexte culturel
Contexte familial
Histoire développementale

L'enfant n'est pas seul. L'examen concerne l'enfant ou l'adolescent, mais aussi ses parents ; et des liens sont souvent nécessaires avec des partenaires : professionnels du soin intervenant déjà ou étant intervenus auprès de l'enfant, mais aussi selon les situations, le milieu scolaire, les services sociaux et médico-sociaux, la justice, les associations…

Exception faite de certaines situations d'urgence ou de contraintes matérielles, l'examen clinique en pédopsychiatrie gagne à être effectué en plusieurs consultations : on peut prendre le temps de faire des consultations suffisamment longues (mais pas trop), d'échanger avec des partenaires extérieurs, voire de mettre en place une réunion de concertation pluridisciplinaire (RCP) quand plusieurs professionnels contribuent à l'évaluation clinique de l'enfant/l'adolescent.

Remarque L'examen clinique devrait toujours aborder la « théorie » qu'a l'enfant (et chacun de ses parents) de ce qui lui arrive : quelle est son explication, ses croyances, son vécu… ?

2 Le cadre de l'examen clinique en PEA

Le cadre dépend bien sûr du contexte d'exercice. Le clinicien proposera un espace approprié pour accueillir un enfant/un adolescent et ses parents, au calme, avec du matériel adapté (quelques jouets, de quoi dessiner…). Il ne doit pas être dérangé. Le clinicien se présentera clairement à l'enfant et à ses parents, en expliquant sa fonction et l'objectif de cette rencontre, dans des termes appropriés à l'âge développemental du patient. Il informe le patient de la notion de secret professionnel et de ses limites. À la fin de la partie de l'entretien qu'il passe seul avec l'enfant/l'adolescent, il validera avec ce dernier les éléments (contenu et forme) qu'il souhaite partager avec les parents. Un examen clinique ne devrait jamais se terminer sans que l'enfant et ses parents ne se voient proposer une suite (en rester là, se revoir, transmettre son avis à l'adresseur, compléter l'examen, orienter l'enfant vers un autre professionnel…).

On gardera également à l'esprit que l'examen clinique en pédopsychiatrie est aussi une opportunité d'amorcer une **alliance thérapeutique** avec l'enfant/l'adolescent et ses parents. L'expérience d'être écouté, entendu, compris, respecté sera ici fondamentale pour la suite des démarches.

Contraintes de la consultation

Les contraintes de la consultation sont également à prendre en compte : de combien de temps dispose le clinicien ? Est-on dans une situation d'urgence ou d'une consultation programmée ? Le professionnel a-t-il la possibilité d'examiner l'enfant à plusieurs reprises ? Travaille-t-il seul ou en équipe ? Avec des partenaires extérieurs ? Est-il possible de mettre en commun les informations, les points de vue, les compétences…

Déroulé de l'examen clinique

Chaque praticien va adapter son « setting » et le déroulé de son examen. Les bases restent : un temps avec l'enfant et ses parents, un temps avec l'enfant seul, un temps de mise en commun et d'information commune par le clinicien, les propositions de conduite à tenir... Selon le contexte, tout cela devra tenir en une seule intervention, pourra se dérouler sur plusieurs consultations (ce qui permettra d'observer l'évolution, la possibilité de mobilisation...) ou parfois même autorisera, entre deux rencontres, des prises de contact avec les partenaires (médecin traitant, rééducateurs, thérapeute, professionnels ressources du milieu scolaire...) voire une réunion de concertation pluridisciplinaire (RCP).

Dans la tradition de la psychiatrie de l'enfant et de l'adolescent, le premier entretien clinique est assez long (une heure, voire plus) et assez peu directif, tout en étant exhaustif. Il est intéressant cliniquement d'accueillir la demande, la plainte, de l'enfant, de ses parents et de laisser se dérouler l'entretien au gré de leurs priorités, de leurs associations, de celles du clinicien. Cela n'empêche absolument pas d'avoir en tête un certain nombre de dimensions que l'on veut explorer : les antécédents familiaux et personnels, le déroulement de la grossesse, de la toute petite enfance, les grandes étapes du développement, les évènements de vie.

3 Quelques spécificités de l'examen clinique en psychiatrie de l'enfant et de l'adolescent

Une des bases principales d'un examen clinique en psychiatrie de l'enfant et de l'adolescent est une bonne connaissance du développement de l'enfant, la grande question étant souvent : « qu'est ce qui est normal et qu'est-ce qui est pathologique ? ». Le tableau suivant sélectionne quelques grands repères du développement qui peuvent être utiles lors d'un examen pédopsychiatrique.

Connaître quelques grands repères du développement

Âge	Compétences psychomotrices	Langage
3 mois	Tient bien sa tête	
6 mois	Peut rouler sur lui-même	Imite les sons
9 mois	S'assied sans soutien	Associe des syllabes dans des sons qui ressemblent à des mots
12 mois	Tient debout seul	Une vingtaine de mots simples
15 mois	Marche seul, joue avec une balle	
18 mois	Peut porter des objets en marchant	Phrases de 2 mots
2 ans	Court, donne un coup de pied dans une balle	Utilise son nom Demande « Pourquoi ? » Nomme au moins 6 parties du corps

Âge	Compétences psychomotrices	Langage
3 ans	Saute, tient en équilibre sur un pied	Phrases de 4 à 5 mots Singulier et pluriel
4 ans	Fait un bond	Utilise le passé
5 ans		Raconte des expériences
6 ans	Fait un pas de danse	Parle couramment

La clinique en psychiatrie de l'enfant et de l'adolescent est particulièrement **polymorphe**. Beaucoup de pathologies donnent une présentation sémiologique similaire : **« tout se ressemble »**. C'est un véritable travail d'exploration et d'analyse cliniques qu'il faut mener pour déterminer par exemple si une agitation psychomotrice est liée à une anxiété, une dépression, un TDAH (trouble de déficit de l'attention avec ou sans hyperactivité), un stress post-traumatique... ou à une combinaison de plusieurs de ces troubles.

Plus on intervient tôt, plus on a de chances d'infléchir la trajectoire : le dépistage précoce, le suivi des enfants à risque, la formation des intervenants de première ligne et l'information des parents sont donc des atouts majeurs.

Il existe des moments-clés dans le développement de l'enfant :
- la période périnatale ;
- les premières séparations et rencontres avec la vie en collectivité (reprise du travail du/des parents, entrée en crèche, en halte-garderie, différentes étapes de l'école...) ;
- la puberté...

Transition vers l'âge adulte

La transition de l'adolescence à l'âge adulte est une **période cruciale**, avec ses risques de rupture, de discontinuité, d'échappement aux soins.

La chronologie d'apparition des troubles est importante pour le diagnostic et pour les décisions concernant le traitement : un trouble neurodéveloppemental apparaît précocement ; ses complications se mettent en place plus tard. Le début de certains troubles peut être « daté » :
- état dépressif caractérisé (EDC) ;
- trouble stress post-traumatique ;
- trouble lié à un stresseur.

Un EDC peut venir compliquer un TDAH, un TOC (trouble obsessionnel compulsif), une maladie chronique, un deuil... Un TOP (trouble oppositionnel avec provocation) ou un trouble d'abus de substances surviennent souvent dans l'évolution d'un TDAH. Un trouble des apprentissages non pris en compte peut se compliquer de dépression, de troubles du comportement, de troubles anxieux...

4 La sémiologie en psychiatrie de l'enfant et de l'adolescent

Outils du praticien

Il existe une sémiologie riche *et fine* en PEA et le praticien dispose d'un certain nombre d'« outils » pour l'explorer :
- Regarder, observer.
- Écouter : le discours spontané, les réponses à ses questions, les liens associatifs, les oublis...
- Explorer les interactions : avec ses parents, avec les autres enfants et adultes, avec le clinicien.
- Croiser les regards : les parents arrivent souvent avec des comptes rendus antérieurs ; on peut prendre contact avec des partenaires...
- S'appuyer sur quelques examens complémentaires, qui peuvent venir enrichir l'examen clinique (examen psychologique, orthophonique, psychomoteur...).

Les 5 domaines clés de l'examen pédopsychiatrique[1] : moyen mnémotechnique SIRSE

- Les **Symptômes** : manifestations pour lesquelles l'enfant/l'adolescent est conduit à la consultation ou qui se révèlent lors de celle-ci. De quoi se plaint l'enfant ? De quoi souffre-t-il ? Ce n'est pas toujours la même chose que ce dont se plaignent les parents ou l'école.
- L'**Impact** : quel est le retentissement des troubles sur la vie quotidienne de l'enfant/l'adolescent ? Retrait social, décrochage scolaire, conflits, perte de confiance en soi, transgressions...
- Les facteurs de **Risques** (moyen mnémotechnique : PPP) : on pourra explorer les facteurs qui **prédisposent** et qui rendent l'enfant plus vulnérable, plus susceptible de développer un trouble (génétique, poids de naissance, genre...) ; les facteurs qui **précipitent** et qui sont associés à l'émergence ou l'aggravation des symptômes (par exemple, survenue de la puberté dans l'anorexie mentale) ; les facteurs qui **pérennisent** et qui entretiennent les symptômes (modalités de parentalité inadéquates, manque de professionnels formés, non-accès aux services de santé...).
- Les forces (**Strengths**) : lors d'un examen clinique il est fréquent que les plaintes occupent le devant du tableau, insistant sur les symptômes bruyants, perturbateurs, les déficiences, l'impact sur la qualité de vie familiale. Explorer les atouts du patient, ses qualités, les domaines qui sont préservés, la manière dont il a pu dépasser des difficultés antérieures, les ressources internes et celles qu'il peut mobiliser autour de lui...
- Les **Explications** : comment l'enfant/l'adolescent et ses parents expliquent-ils ce qui arrive ? Quelle est leur théorie du trouble ? Repérer les croyances erronées, les schémas de pensée, les représentations de la maladie et du soin qui peuvent représenter des freins à la prise en soin.

1. D'après Lempp et al., 2012.

Les dimensions à explorer

- **Le premier regard**, la présentation physique, la posture, les vêtements (adaptés à l'âge, au contexte... ?), le soin et la propreté, l'âge réel et apparent. Existe-t-il des traits dysmorphiques, des contusions, des cicatrices ?
- **L'ambiance** au moment du premier contact et tout au long de l'entretien : tensions ? inquiétude ? compréhension de la démarche clinique ? impatience ? curiosité ?
- **La façon d'être** en relation avec vous (l'examinateur) : facilité à se séparer, contact visuel, capacité à coopérer et à entrer en relation, expression de la demande, comportement envers les parents et les frères et sœurs, possibilité de s'accorder avec eux lors des échanges, premiers indices d'alliance thérapeutique...
- **Les aspects culturels, sociaux**.
- **L'humeur et l'affectivité** : dépressivité, exaltation, irritabilité, niveau/intensité des affects, caractère approprié ou non des affects, capacité à réguler les émotions, modalités préférentielles de régulation, empathie.
- **Les manifestations d'anxiété** : peurs, phobies, obsessions, compulsions ou rituels, difficultés de séparation, inhibition(s), modalités d'apaisement.
- **La psychomotricité** : niveau d'activité (excitation, inhibition), comportements moteurs non habituels, tics, maniérisme, coordination, équilibre, tonus.
- **Les formes et contenus de pensée** : hallucinations, délire, trouble du cours de la pensée, automatisme mental, cas particulier du compagnon imaginaire (hostile ou non ?)...
- **La parole et le langage** : fluidité, volume, niveau (« stock lexical »), compétences, compréhension, accès à la symbolisation.

  Rechercher certains signes qui, avant 3 ans, ont une valeur d'alerte très importante pour le dépistage des troubles du spectre de l'autisme[2] [3] et demander rapidement l'avis de spécialistes devant ces signes :
  - absence de babillage, pointage ou autres gestes sociaux à 12 mois ;
  - absence de mots à 18 mois ;
  - absence d'association de mots (hors imitation immédiate) à 24 mois ;
  - perte de langage ou de compétences sociales quel que soit l'âge.
- **Le fonctionnement cognitif global** : vocabulaire approprié par rapport au niveau de développement, niveau de connaissances, dessins adaptés... On peut s'appuyer sur les écrits spontanés ou à la demande, sur les cahiers (les parents apportent souvent, spontanément, les appréciations scolaires). Attention aux appréciations du type : « il est très intelligent » ou à une apparente déficience, liée à l'inhibition et au retrait social.

2. Adapté de Baird et al., 2003.

- **La théorie de l'esprit.**
- **Les fonctions exécutives** : flexibilité, inhibition, mémoire de travail…
- **L'attention et la concentration, l'impulsivité, l'agitation** : quelles sont les caractéristiques des perturbations relevées ?
- **L'inhibition.**
- **La mémoire** : à long et court termes.
- **L'orientation** : dans le temps, dans l'espace, sur lui (elle)-même.
- **Le jugement et l'*insight*** : capacité à identifier des problèmes, à les résoudre, à appréhender des situations de façon hypothétique.
- **L'attitude** par rapport à l'aide proposée, la compliance au traitement.
- **Les risques** : idées et comportements suicidaires, comportements auto-agressifs, pensées et comportements hétéro-agressifs, auto-sabotage des potentialités, comportements à risque…
- **Les mécanismes de défense** ou les stratégies d'adaptation qui prédominent chez l'enfant/l'adolescent.

5 L'évaluation fonctionnelle

L'examen n'a pas pour seul but d'objectiver une série de signes cliniques, mais aussi d'en évaluer le retentissement fonctionnel, l'impact sur la vie quotidienne de l'enfant/l'adolescent, la dynamique (effets de spirale auto-aggravante). Il pourra en découler des objectifs thérapeutiques et une priorisation de certaines interventions. Le point de vue des parents et du jeune est parfois différent.

6 La nosographie, les classifications

Le ou les entretiens permettent au clinicien de regrouper les manifestations relevées dans des syndromes, communément désignés par le terme « trouble ».

Aujourd'hui, dans les hôpitaux publics français, c'est la CIM (Classification internationale des maladies) élaborée par l'Organisation mondiale de la santé (OMS) qui est en vigueur pour toutes les spécialités, y compris la psychiatrie. Depuis janvier 2022, la **CIM-11** est en vigueur, pour la psychiatrie, essentiellement la section 06 : troubles mentaux, comportementaux ou neurodéveloppementaux.

Le DSM-5 (Manuel diagnostique et statistique des troubles mentaux), conçu par l'association américaine de psychiatrie, est également utilisé, surtout pour la recherche et les publications. La CIM-11 s'en rapproche beaucoup.

Il existe également une classification française des troubles mentaux de l'enfant et de l'adolescent qui a été mise à jour en 2020 (CFTMEA-R2020). Elle est surtout utilisée en France et dans les pays francophones. Cette classification revendique une forte influence psychopathologique tout en restant un outil de classification. Elle est la seule classification qui propose des catégories diagnostiques « variations de la normale ».

7 Conclusion

L'examen clinique en psychiatrie de l'enfant et de l'adolescent est riche et complexe. Il demande du temps et une bonne connaissance du développement de l'enfant, de la psychopathologie, des effets de l'environnement et de la nosographie. Il ne peut être systématisé de façon excessive mais doit trouver un bon équilibre entre une expression suffisamment libre et spontanée de l'enfant/l'adolescent et ses parents et le souci du clinicien d'explorer de façon exhaustive et utile la situation de souffrance pour laquelle il est interpellé.

> Les données recueillies devraient viser à la fois une compréhension des troubles et de leur dynamique et l'ouverture de perspectives thérapeutiques. Dans le même temps, l'examen clinique permet d'affiner et de conforter la demande d'aide et d'amorcer une double alliance thérapeutique avec le jeune et ses parents.

Bibliographie

- D. Marcelli et D. Cohen, *Enfance et psychopathologie*, Masson, 2021.
- D. Marcelli, A. Braconnier et L. Tandonnet, *Adolescence et psychopathologie*, Masson, 2018.
- P. Delion, *La consultation avec l'enfant : approche psychopathologique du bébé à l'adolescent*, Masson, 2010.
- T. Lempp, D. de Lange, D. Radeloff et C. Bachmann, L'examen clinique des enfants, des adolescents et de leurs familles, *In Rey JM (ed)*, IACAPAP e-Textbook of Child and Adolescent Mental Health (édition en français ; Cohen D, ed.) Geneva : International Association for Child and Adolescent Psychiatry and Allied Professions, 2017.

Examen clinique et logique diagnostique en psychiatrie adulte

Pierre-Yves Gaye et Antoine Yrondi

Pour aborder cet aspect important de la pratique de l'IPA, nous nous sommes appuyés sur l'ouvrage de James Morisson, *L'entretien clinique : outils et techniques de diagnostic en santé mentale*, ainsi que sur les pratiques de soins de nos consœurs Helvètes et Québécoise (*Examen mental*).

L'**examen clinique** comprend plusieurs étapes. Il correspond à une démarche structurée que nous allons développer. À chaque étape nous ferons correspondre les postures et attitudes aidantes pour mener au mieux cet entretien et accompagner le patient dans cette rencontre singulière.

1 Préalables à l'entretien

- Se présenter : expliquer sa fonction et son rôle auprès du patient.
- Préciser la durée et les objectifs de l'entretien.

> C'est la **phase de mise en confiance**.

2 Demande du patient

- Demander le motif de la consultation.

> C'est la **recherche directive mais ouverte**.

3 Discours du patient

- Accorder plusieurs minutes au patient pour expliquer les raisons de sa venue.
- Focus sur la clinique (symptomatologie) :
  - plaintes cognitives ;
  - usage de substance ;
  - éléments de la lignée psychotique (hallucinations, délire, désorganisation, etc.) ;
  - éléments de la lignée thymique (tristesse, irritabilité, anhédonie, tachypsychie, etc.) ;
  - anxiété ;
  - plaintes physiques ;
  - problèmes sociaux ;
  - éléments de personnalité.
- Résumer les problèmes présentés.

C'est la **partie de l'entretien non directive**.

Elle consiste à :
- encourager la parole par des encouragements silencieux ;
- garder le contact visuel ;
- répéter les mots utilisés par le patient ;
- rassurer le patient si nécessaire ;
- rester factuel.

4 Antécédents psychiatriques et anamnèse

- Antécédents.
- Description des symptômes.
- Mode de début.
- Fréquence de la symptomatologie.
- Qualité du sommeil.
- Appétit et poids.
- Précédents épisodes :
  - quand ?
  - quels symptômes ?
  - rétablissement complet ?
- Précédent traitement :
  - type ;
  - respect du traitement ;
  - effets désirés ;
  - effets indésirables.
- Conséquences de la maladie :
  - conjugales et sexuelles ;
  - sociales ;
  - judiciaires ;
  - professionnelles.
- Émotions liées aux symptômes, comportement... :
  - négatives et positives ;
  - comment le patient gère-t-il ses émotions ?
- Mécanismes de défense : passage à l'acte, déni, dévalorisation, dissociation, déplacement, fantasme, intellectualisation, projection, formation réactionnelle, refoulement, somatisation, clivage...
- Explorez les domaines cliniques : plaintes cognitives, usage de substance, éléments de la lignée psychotique, thymiques, anxiété, plaintes physiques, problèmes sociaux, éléments de personnalité.
- Tentatives de suicides :
  - méthodes ;
  - conséquences ;
  - usage de toxiques, alcool.

- Évaluer le risque suicidaire :
  - facteurs de risques ;
  - urgences ;
  - dangerosité ;
  - ressources, facteurs protecteurs ;
  - facteurs précipitants.

- Reformuler ce que dit le patient pour être sûr de comprendre ; employer des termes compréhensibles.
- Pour favoriser l'expression des émotions, ne pas interrompre le discours et faire des demandes directes : « Parlez-moi de votre dépression... » ; exprimer sa compassion : « je serai en colère moi aussi... »
- Parler doucement.
- Réorienter les commentaires qui changent de sujet.
- Réexpliquer quelles sont les informations dont vous avez besoin.
- Demander si le patient comprend votre demande.
- Évaluation du risque suicidaire : la méthode **RUD** (ressources HAS) permet une estimation de la potentialité suicidaire qui comprend l'évaluation de trois composantes :
  - le **Risque** suicidaire
  - l'**Urgence** de la menace
  - la **Dangerosité** du scénario.
- On qualifie ensuite l'urgence en fonction de la présence ou pas de scénario (faible, moyenne, élevée)

5 Enfance et adolescence

Lieu de naissance.

Nombre de frères et sœur et rang dans la fratrie.

Le patient a-t-il été adopté ? les circonstances de l'adoption ?

État de santé dans l'enfance ?

Scolarité, dernier diplôme obtenu, problématique scolaire, problèmes de comportement, suspension, expulsions ?

Développement sexuel.

Hobbies, centres d'intérêt.

6 Vie adulte

- Conditions de vie :
  - logement ;
  - emploi, finances ;
  - réseau de soutien ;
  - aides des services sociaux.
- Liens familiaux.
- Situation familiale :
  - statut conjugal ;
  - problématiques conjugales ;
  - nombre d'enfants, âge et sexe.

- Situation professionnelle.
  - emploi actuel ;
  - nombre d'emplois au cours de la vie ;
  - raisons des changements d'emploi ;
  - antécédents de licenciements.
- Problématiques avec la justice :
  - antécédents de comportements violents ;
  - arrestations.
- Pratique religieuse, degré de pratique.
- Activités de loisirs, centres d'intérêt.
- Fonctionnement sexuel :
  - découverte de la sexualité ;
  - préférences sexuelles ;
  - problématiques, traumatismes.
- Abus de substance :
  - types de substances ;
  - depuis quand ?
  - quantité ;
  - conséquences :
  - problèmes médicaux ;
  - perte de contrôle.
- Personnelles et interpersonnelles ;
  - judiciaires ;
  - financières ;
  - mésusage de thérapeutiques et de prescriptions médicamenteuses.

Faire face à la résistance du patient

- Faire évoluer l'entretien des faits aux émotions.
- Recourir à des encouragements verbaux et non verbaux.
- Exprimer de l'empathie.
- Rassurer le patient.
- Si le patient est silencieux, nommer l'émotion que vous devinez chez le patient.
- Si confrontation, affirmer sa posture sans jugement et non menaçante.
- Aborder les questions liées à la sexualité et aux abus éventuels avec précautions.

- Antécédents familiaux : investiguer les antécédents de pathologies psychiatriques de l'entourage.
- Antécédents médicaux et chirurgicaux :
  - traitements ;
  - allergies ;
  - facteurs de risques ;
  - fonctions instinctuelles :
    - sommeil : troubles du sommeil, insomnies, hypersomnies,
    - appétit : trouble des conduites alimentaires, anorexie, boulimie,
    - sexualité (abordé précédemment dans l'entretien).

7 L'examen clinique

Les infirmiers/ères observent, collectent des données, ils les analysent, formulent des objectifs, planifient des moyens d'action et les évaluent.

L'examen clinique est une démarche structurée d'observation, d'examen et de description de l'état mental d'une personne, selon différents domaines : physiologique, cognitif, perceptif, pensées, émotions et relations.

Ces informations essentielles constituent la première étape du processus infirmier auprès d'une personne dont l'état requiert des services de santé mentale.

L'examen clinique est indiqué en consultation ou en suivi pour une pathologie psychiatrique. Cet examen est couramment pratiqué par nos pairs québécois et suisses.

Il évalue :

- Apparence générale et comportement : caractéristiques physiques, vigilance, tenue vestimentaire et hygiène, activité motrice, expressions du visage, voix, attitude.
- Humeur :
  - type : anxiété, colère, peur, culpabilité, tristesse, honte, joie... ;
  - labilité ;
  - pertinence : approprié, inapproprié ;
  - intensité : légère, modérée, grave.
- Cours de la pensée : barrages, écholalie, verbigération, néologisme, persévération, incohérence...
- Débit et rythme du discours : tachyphémie, latence de réponse, discours circonstanciel...
- Contenu de la pensée : délire, hallucination, anxiété, phobies, obsessions et compulsions, suicide et violence.
- Repères : personnels, lieu, temps...
- Langage : compréhension, aisance à s'exprimer, lecture, écriture...
- Mémoire : immédiate, court et long terme.
- Attention et concentration.
- Information culturelle.
- Pensée abstraite.
- Discernement.
- Jugement.

Bibliographie

- J. Morisson, *L'entretien clinique : outils et techniques de diagnostic en santé mentale*, Mardaga Supérieur, Bruxelles, 2018.
- « Évaluation de la condition physique et mentale », Association Québécoise des infirmiers et infirmières en santé mentale (AQIISM).
- « Évaluation de la condition de santé mentale », Centre intégré universitaire de santé et de services sociaux de la Capitale-Nationale.
- « Évaluation de l'état mental dans la pratique infirmière », Université de Lausanne. Institut et haute écale de la santé de Lausanne.

Xavier Laqueille, Chloé Lucet et Anne Chassagnoux

1 Définition

L'**addictologie** est une discipline à la croisée des différentes spécialités médicales. Le concept d'**addiction** décrit la relation de **dépendance** plus ou moins aliénante que l'individu établit avec un produit (drogue, tabac, alcool ou médicaments) ou des pratiques (jeux, sport, achat, sexe, travail...). Il se traduit par une relation pathologique avec perte de contrôle ou perte de liberté de s'abstenir, en dépit de la connaissance des conséquences négatives. Ce comportement vise à produire du plaisir ou à écarter une sensation de malaise interne[1]. L'addiction n'est donc pas définie par le produit en lui-même mais par l'utilisation qu'en fait le sujet.

2 Classifications

Trois grands types de comportements de consommation sont distingués : l'usage, l'usage nocif et la dépendance.

- **Usage** : consommation de substances psychoactives n'entraînant ni de complications pour la santé ni de troubles du comportement ayant des conséquences nocives pour les autres. Il n'existe pas de caractère pathologique et reste circonstanciel ou occasionnel.
- **Usage nocif** : consommation répétée induisant des dommages dans les domaines somatiques, psycho-affectifs ou sociaux, pour le sujet lui-même, mais aussi pour son environnement, sans atteindre la dépendance.
- **Dépendance** : perte de la liberté de s'abstenir ou perte de contrôle[2].

La dépendance est considérée :

- en **rémission précoce**, si le sujet ne présente pas de critère de dépendance depuis au moins trois mois, mais depuis moins de douze mois ;
- en **rémission prolongée**, si le sujet ne présente pas de critère de dépendance depuis au moins douze mois, mais le critère de *craving* peut persister.

La 5e édition du *Manuel diagnostique et statistique des troubles mentaux*, parue en 2013 permet une approche dimensionnelle des troubles liés à l'utilisation de substances psychoactives.

1. D. Richard, J.-L. Senon, M. Valleur, *Dictionnaire des drogues et des dépendances*, Larousse-Seger, 2004.
2. « Mission interministérielle de lutte contre les drogues et les conduites addictives. Comprendre les addictions ». Disponible sur https://www.drogues.gouv.fr/comprendre.

Critères diagnostiques de troubles liés à la consommation d'une substance (DSM-5)

Le trouble est défini par **onze critères**.

L'addiction à une substance est un mode d'utilisation problématique d'une substance psychoactive conduisant à une altération du fonctionnement ou à une souffrance, cliniquement significative, caractérisé par la présence de deux (ou plus) des manifestations suivantes, observées au cours d'une période continue de douze mois :

1) La substance est souvent prise en plus grande quantité ou pendant une période plus prolongée que prévu.

2) Il y a un désir persistant, ou des efforts infructueux pour diminuer ou contrôler l'usage de la substance.

3) Beaucoup de temps est passé à des activités nécessaires pour obtenir, utiliser la substance ou à récupérer de ses effets.

4) Envie impérieuse (*craving*) ou fort désir ou besoin pressant d'utiliser la substance.

5) Usage répété de la substance conduisant à l'incapacité de remplir des obligations majeures, au travail, à l'école, ou au domicile.

6) Usage continu de la substance malgré des problèmes interpersonnels ou sociaux, causés ou exacerbés par les effets de son utilisation.

7) Des activités sociales, professionnelles ou de loisirs, importantes sont abandonnées ou réduites à cause de l'utilisation de la substance.

8) Usage répété de la substance dans des situations où cela peut-être physiquement dangereux.

9) L'usage de la substance est poursuivi bien que la personne sache avoir un problème psychologique ou physique persistant ou récurrent susceptible d'avoir été causé ou exacerbé par la substance.

10) Tolérance, définie par l'un des symptômes suivants :
- Besoin de quantités notablement plus fortes de la substance pour obtenir une intoxication ou l'effet désiré.
- Effet notablement diminué en cas d'usage continu de la même quantité de substance.

11) Sevrage caractérisé par l'une ou l'autre des manifestations suivantes :
- Syndrome de sevrage caractéristique de la substance.
- La substance (ou une substance très proche) est prise pour soulager ou éviter les symptômes de sevrage.

Trouble d'intensité légère	Présence de 2 à 3 symptômes
Trouble d'intensité modérée	Présence de 4 à 5 symptômes
Trouble d'intensité sévère	Présence de 6 symptômes ou plus

3 Aspect clinique

Un trouble addictif est une psychopathologie au long cours débutant habituellement à l'adolescence ou à l'âge de jeune adulte. Il envahit progressivement l'ensemble de la vie psychique avec un désintérêt progressif affectif et social au profit de la consommation et du milieu des consommateurs.

Les addictions comportementales ou « addictions sans substance » se caractérisent par l'impossibilité de contrôler la pratique d'une activité ou un comportement. C'est le cas des addictions aux jeux d'argent, aux jeux vidéo ou le « chemsex », par exemple. Les premières demandes de soins sont tardives, elles apparaissent lors des complications. Ainsi, moins de 10 % des sujets présentant un trouble de l'usage de l'alcool consultent[3]. L'évolution est émaillée de rechutes.

Ce trouble est centré sur un attrait pour les substances ou le comportement, une ambivalence face à l'abstinence voire une absence de motivation aux soins. Cet attrait ou ***craving*** s'accompagne d'impulsions à consommer, auxquelles le sujet ne peut résister.

Ce trouble est associé à une idéation addictive avec un discours de minimisation, de banalisation, voire de justification de la consommation et de prosélytisme avec une sous-estimation du niveau de consommation et de ses conséquences.

> Cette clinique est sous-tendue d'une neurobiologie centrée sur le système de récompense, découvert lors des premières expériences d'autostimulation chez le rat par Olds et Milner[4]. Les substances addictives stimulent la transmission dopaminergique du noyau accumbens et bloquent le rétrocontrôle préfrontal[5].

L'addiction révèle des facteurs de **vulnérabilité**[6]. Ces facteurs sont biologiques, génétiques avec des modulations épigénétiques. Ils sont psycho-pathologiques avec de fréquents troubles de la personnalité : dépendance affective, troubles du caractère, oppositionnisme. Les facteurs sociaux renvoient à l'image des produits et à leur accessibilité, voire sur le plan sociétal, au vécu des instances d'autorité et de réalité.

Bibliographie

- X. Laqueille, C. Lucet, « Aspects cliniques et positionnement thérapeutique en addictologie », *Soins Psychiatrie*, n° 326, Elsevier Masson, 2020.
- X. Laqueille, A. Chassagnoux (coordonné par), Pratiques cliniques en addictologie, Les Cahiers de Sainte-Anne, *Les Précis Lavoisier médecine et sciences*, 2017.

---

3. American Psychiatrie Association, *DSM-5. Manuel diagnostique et statistique des troubles mentaux*, 2013. Traduction française par MA Crocq et JD Guelfi, Elsevier-Masson, 2015.
4. J. Olds, P. Milner, *Positive reinforcement produced by electrical stimulation of septal area and other regions of rat brain*. J of Comparative and Physiological Psychology, 1954.
5. A. Dervaux, « Neurobiologie des addictions. Pratiques cliniques en addictologie », *Les Cahiers de Sainte-Anne*, Lavoisier Médecine, 2017.
6. M. Auriacombe, M. Fatséas, « Principes de la thérapeutique et des prises en charge en addictologie », *Addictologie*, Masson, 2008.

9 Élaboration de synthèse clinique avec anamnèse

Rémi Izoulet et Marion Lasserre

La qualité d'une synthèse clinique avec anamnèse est directement liée à la qualité du **raisonnement clinique** de l'infirmier en pratique avancée qui la rédige.

1 Raisonnement clinique

Les IPA doivent posséder un haut niveau de raisonnement clinique. L'exercice du raisonnement clinique en psychiatrie implique la mobilisation de nombreux champs théoriques. En plus de la théorie médicale, la discipline psychiatrique amène les professionnels infirmiers à mobiliser des savoirs issus de la **sociologie**, de l'**anthropologie**, de la **psychologie**, de la **psychanalyse** et des **sciences infirmières**.

Par la mobilisation et l'alliance de ces différentes disciplines, le raisonnement clinique de l'IPA va permettre :
- d'appréhender la spécificité de chaque situation de soin ;
- d'évaluer l'évolution et la dynamique d'une situation de soin ;
- d'identifier et de nommer avec précision les problèmes de santé ;
- de contribuer au raisonnement clinique médical au moyen de données spécifiques ;
- d'orienter au plus juste les prises de décisions en s'appuyant sur des données probantes.

Arlette Marchal et Thérèse Psiuk (2002) définissent le raisonnement clinique comme une démarche systématique qui permet l'élaboration d'hypothèses de soins à partir du recueil de signes cliniques et de symptômes. Les auteures soulignent que le raisonnement clinique n'est pas un processus cognitif standardisé. C'est une approche **complexe** et **multidimensionnelle** d'une situation.

Claire Chapados, Marie-Claude Audétat et Suzanne Laurin (2014) soutiennent que c'est la qualité de l'organisation des connaissances qui va permettre l'efficacité et la performance du raisonnement clinique. Les professionnels infirmiers structurent leur pensée en y associant leurs observations cliniques avec leurs connaissances épidémiologique, psychopathologique, pharmacologique. Pour être efficient en situation clinique, un raisonnement clinique de qualité doit être associé à des compétences de communication et de gestion des situations d'urgence.

2 Constitution d'une anamnèse

Une anamnèse doit être conçue comme un récit. Elle doit être logique dans sa lecture. Sa structure doit favoriser les liens essentiels spécifiques à la situation du patient.

Le lecteur ne doit pas avoir à questionner la qualité objective ou subjective des informations transcrites. L'inscription des informations dans le temps est essentielle.

A. Motif de rencontre

Ce premier item doit être explicite. Il est le point de départ du récit de la situation du patient. Les formes de ce premier item varient en fonction des modalités d'intervention de l'IPA. Il peut s'agir par exemple d'un motif d'hospitalisation, d'un motif de première consultation ou encore d'un motif d'étude en instance de synthèse clinique.

B. Antécédents personnels

Cet item doit recenser tous les antécédents médicaux du patient. Il est pertinent de segmenter cet item en deux sous items :

- **Antécédents psychiatriques** (troubles psychiatriques, hospitalisations, tentatives de suicide, addictions).
- **Antécédents médicaux** (généraux, chirurgicaux, allergies). Cet item est essentiel dans la mesure où la présence d'antécédents personnels peut être des facteurs de risque dans certaines pathologies psychiatriques.

C. Antécédents familiaux

Cet item doit recenser tous les antécédents médicaux des membres de la famille du patient. Il est pertinent de segmenter cet item en deux sous items :

- **Antécédents psychiatriques**.
- **Antécédents médicaux**. C'est un item essentiel dans la mesure où la présence d'antécédents familiaux peuvent être des facteurs de risque dans certaines pathologies psychiatriques.

D. Environnement

Cet item doit permettre au lecteur d'inscrire le patient et sa pathologie dans un contexte socio-familial. Les items à renseigner sont :

- Lieu de résidence.
- Statut marital (ou situation personnelle).
- Composition de la famille.
- **Nombre, disponibilité et qualité des personnes-ressources**.
- Contexte professionnel.
- Qualité du statut financier (mesure de protection ?).
- Entourage amical.
- Loisirs/sport/centres d'intérêt.

Une anamnèse pédopsychiatrique recensera des éléments spécifiques à l'enfance tels que le statut des parents et les informations relatives à la scolarité.

La réalisation d'un génogramme peut compléter le recueil anamnestique.

E. Évènements de vie marquants

Cet item regroupe les évènements de vie marquants potentiellement pathogènes, traumatiques ou inducteurs de souffrance. Les évènements recensés dans cet item peuvent être de nature médicale et avoir déjà été cités dans les antécédents. Dans cet item, les évènements de vie marquants doivent être présentés par un **prisme phénoménologique**. Ils doivent rendre compte de l'expérience subjective.

Une anamnèse pédopsychiatrique recensera des éléments spécifiques à la périnatalité. L'IPA portera une attention à la complexion du projet de grossesse et à la qualité du déroulement de la grossesse et de l'accouchement. La qualité des interactions précoces sera également un des points d'attention de l'IPA.

F. Histoire de la maladie

Cet item doit rendre compte du parcours du patient depuis son diagnostic. Les éléments pré-morbides prodromiques du diagnostic doivent être évoqués.

Les spécificités du parcours de soins doivent être explicitées. Tous les évènements cruciaux d'un parcours de soins comme les ruptures de suivi, les changements de référents ou les périodes asymptomatiques intercritiques.

La qualité narrative de ce récit de la maladie est fondamentale. Il doit être clair, organisé et structuré. Une attention particulière doit être portée aux jalons temporels.

G. Observations cliniques

Cet item doit décrire les signes cliniques et les symptômes recueillis par l'IPA lors de sa consultation. Si l'anamnèse est rédigée au titre d'un rapport de synthèse, les observations cliniques doivent rendre compte d'observations cliniques récentes.

La transcription des signes cliniques et des symptômes doit tenir compte des classifications nosographiques.

Cet item peut également être un temps pour repérer les ressources (stratégies de *coping*) et les fragilités (facteurs de stress) de la personne au contact de la maladie mais aussi de là où en est la personne dans son vécu (non-acceptation de la maladie, des traitements). Il semble également nécessaire de pouvoir identifier les besoins de la personne afin d'établir avec elle des objectifs de soins.

H. Conduite à tenir

Cet item doit rendre compte des dernières propositions faites par l'IPA au patient par rapport aux problématiques actuelles identifiées. Les actions à réaliser par le patient ou par l'IPA doivent être retranscrites. Les perspectives plus générales relatives au suivi de la maladie doivent également être tracées.

3 Synthèse clinique

C'est lors de la synthèse clinique que l'IPA va pouvoir exprimer ce qui fait la spécificité de son ontologie et son épistémologie. La discipline infirmière est structurée autour de quatre concepts centraux (la personne, la santé, l'environnement, les soins infirmiers). Cette pensée spécifique exige une réflexion syncrétique incluant différents savoirs issus de différentes disciplines.

Ses hypothèses cliniques et ses propositions devront être marquées par plusieurs disciplines dont la discipline médicale, psychologique et sociologique.

La discipline médicale

Les professionnels médicaux sont les collaborateurs privilégiés des IPA. La synthèse clinique réalisée par l'IPA doit inclure des éléments caractéristiques de la discipline médicale comme des éléments diagnostiques, nosographiques, biologiques et pharmacologiques. La discipline médicale est caractérisée par une pensée de la rupture, de la crise ainsi que par une concentration sur la dimension pathologique.

La discipline psychologique

L'IPA exerçant en psychiatrie est amené à construire des relations de soins à valeur psychothérapeutique. Le recours à la discipline psychologique permet de complexifier la qualification de la relation au patient. La théorie psychologique permet également de décrire avec plus de précision la dynamique familiale du patient ainsi que la qualité de ses relations interpersonnelles. La discipline psychologique propose une représentation. La discipline psychologique est caractérisée par une attention portée sur le développement et le fonctionnement psychologique normal.

La discipline sociologique

L'IPA exerçant en psychiatrie doit nécessairement penser l'inclusion du patient dans la société. L'inscription du patient dans la cité est un facteur de protection de décompensation de certaines pathologies psychiatriques. Les enjeux de prévention à échelle nationale, le fardeau ressenti des aidants naturels ainsi que les causes et les conséquences de la précarité sociale sont des éléments mobilisables dans la synthèse clinique de l'IPA.

Bibliographie

- C. Chapados, M.-C. Audetat et S. Laurin, « Le raisonnement clinique de l'infirmière », *Perspectives infirmières*, 2014.
- A. Marchal et T. Psiuk, *Le paradigme de la discipline infirmière en France*, S. Arslan, 2002.

10 Raisonnement clinique et IPA

Isabelle Malrieu

Le 1er champ d'activités du référentiel IPA correspond à l'observation, le recueil et l'interprétation des données dans le cadre du suivi d'un patient dans le domaine d'intervention de l'IPA. Ce premier champ renvoie à la mobilisation du raisonnement clinique IPA.

1 Raisonnement clinique IPA

Le **raisonnement clinique** constitue la base de la réflexion du soignant, qu'il soit IDE, IPA ou médecin. Il guide toutes ses décisions et ses interventions[1] [1]. Il permet d'agir et de réfléchir en interdisciplinarité également.

C'est un concept qui désigne le **processus d'analyse de l'évaluation de l'état de santé d'un patient**. **Harris** (1993) le définit comme « les processus de pensée et de prise de décision qui permettent au clinicien de prendre les mesures les plus appropriées dans un contexte précis de résolution de problèmes ».

> **T. Psiuck** (2002) précise que le raisonnement clinique est défini comme « une démarche systématique qui intègre et met en lien, à partir d'un examen physique et d'une écoute active, les signes et les symptômes recueillis, permet l'élaboration d'hypothèses de problèmes de santé réels ou potentiels et d'hypothèses de réactions humaines physiques et comportementales réelles ou potentielles, cette démarche se terminant par la validation de l'hypothèse la plus probable ».

La définition du raisonnement clinique peut donc se résumer à l'utilisation de la cognition et de stratégies cognitives pour analyser et interpréter des données dans une démarche systématique pour générer des hypothèses et des alternatives de solutions afin de résoudre un problème clinique.

Il renvoie à la compétence 1 du référentiel de compétences IPA, « Évaluer l'état de santé de patients en relais de consultations médicales pour des pathologies identifiées ».

1. Da Silva Bastos Cerullo, De Almeida Lopes Monteiro da Cruz, 2010 ; Charlin, Bordage, et Van Der Vleuten, 2003 ; Psiuk, 2010.

2 Le raisonnement clinique et ses attributs

Les 4 attributs du raisonnement clinique selon T. Psiuk

- La **pertinence** des connaissances en sciences médicales, en sciences humaines, en sciences cognitives et en sciences de l'éducation.
- L'**utilisation** d'une méthode hypothético-déductive identifiable lors de l'explicitation sur le processus peut être utile pour poser un jugement clinique.
- La **maîtrise** des niveaux de jugement clinique dans le modèle clinique trifocal.
- La **qualité** d'une relation d'aide de type *counseling.*

C'est la mobilisation de ces 4 attributs lors de la rencontre avec le patient qui permet d'évoquer la présence d'un raisonnement clinique de qualité/performant.

A. Les connaissances en sciences médicales et sciences humaines

Indispensables pour repérer tous les indices, les signes et symptômes interpellants lors de la situation d'un patient, ces connaissances permettent également de faire des liens entre ces signes et les pathologies, et ainsi d'émettre des hypothèses variées, exhaustives. Elles donnent du sens à la situation.

Les connaissances peuvent être d'ordre **théorique** (fondées sur des sources scientifiques), **expérientiel** (dépendant de l'expérience clinique du soignant dans le domaine) ou encore **individuel** (en fonction de l'individu et de la compréhension de la situation selon ses propres valeurs).

Plus la mobilisation des connaissances est précise, plus le raisonnement clinique peut être performant. L'IPA, avec des connaissances spécialisées (scientifiques et expérientielles) dans le domaine psychiatrique, acquiert donc une expertise dans la prise de décision. Cependant, des connaissances seules ne suffisent pas. C'est la **réorganisation de ces connaissances en situation** qui permet un raisonnement clinique efficace et performant[2].

B. La maîtrise des niveaux de jugements cliniques dans le modèle trifocal

Bien maîtriser son champ d'action professionnel est indispensable pour mobiliser son raisonnement clinique dans le cadre de sa responsabilité professionnelle.

L'IPA agit en interdépendance avec d'autres professionnels, médicaux et paramédicaux. C'est dans ce cadre que l'IPA pourra émettre des hypothèses interprétatives et déterminer les différents **jugements cliniques** (appelés également conclusions cliniques) qu'il pourra poser.

2. Norman, 2006 ; Charlin, 2001 ; Elstein et Schwartz, 2000.

Au regard de l'arrêté du 18 juillet 2018 relatif au régime des études en vue du diplôme d'État d'infirmier en pratique avancée, nous retrouvons le champ de compétences IPA dans le cadre du modèle trifocal.

Le modèle trifocal permet de définir 3 domaines cliniques dans lesquels le professionnel peut intervenir. Il lui permet d'envisager la situation du patient sous différents domaines de l'ordre de la **pathologie**, des possibles **complications** et des **réactions humaines** (voir tableau suivant). Cela lui permet une vision holistique du patient.

Les éléments de compétence IPA relatifs à chaque domaine sont précisés ci-après.

- **Domaine 1 : relatif aux signes et symptômes de la pathologie**
  - Identifier et analyser les signes et symptômes liés à la pathologie, à l'état de santé du patient et à leur évolution.
- **Domaine 2 : relatif aux risques de complications et complications liées à la pathologie et/ou aux effets secondaires des traitements**
  - Identifier et analyser les signes et symptômes liés (...) à l'évolution de la pathologie, aux effets secondaires du traitement.
  - Évaluer les risques liés aux traitements non médicamenteux, aux traitements médicamenteux et à leurs interactions.
- **Domaine 3 : relatif aux risques et aux réactions humaines d'ordre psychologique ou physique liés à l'état de santé du patient et de son entourage**
  - Analyser les vulnérabilités et les risques liés à la situation du patient en prenant en compte les spécificités liées à l'âge.
  - Évaluer l'adhésion et les capacités d'adaptation du patient.

C'est donc dans le cadre de ces 3 domaines que l'IPA peut intervenir, mobiliser son raisonnement clinique et poser ces conclusions cliniques, dans le respect de son champ de compétence.

Modèle trifocal

Domaine 1	Domaine 2	Domaine 3
Pathologie : Signes et symptômes	Complications et risques de complications liées à la pathologie ou aux effets indésirables des traitements	Réactions humaines et risques de réactions humaines physiques ou psychologiques
Contribution au diagnostic médical	Contribution au diagnostic médical	Vécu du patient et de l'entourage dans sa situation de santé

C. La qualité d'une relation d'aide de type *counseling*

Pour repérer des indices, effectuer un recueil de données de qualité, que celui-ci se déroule lors de la première consultation ou lors de suivis ultérieurs, l'IPA a besoin de mettre en place une **relation de confiance** qui générera une **alliance thérapeutique**. L'accompagnement relationnel, favorisant la confrontation avec les problèmes rencontrés dans la vie courante (problèmes relationnels, de santé, économiques, émotionnels, physiques...) et la recherche de ressources internes et externes pour faire face à ces problèmes, sont mis en œuvre.

Dans le contexte de patients porteurs de pathologies psychiatriques suivis par les IPA, cet attribut est fondamental et en lien avec ses compétences.

- Conduire un entretien avec le patient confié, effectuer une anamnèse de sa situation (...).
- Pertinence de la relation de collaboration avec le patient...

D. L'utilisation d'une méthode hypothético-déductive identifiable

Le raisonnement clinique repose sur une méthode scientifique de recherches de causes. Il peut se faire par anticipation et lors de la rencontre avec le patient.

C'est un processus d'analyse qui va reposer sur la génération de différentes hypothèses à confirmer ou infirmer.

Cette méthode repose donc sur la recherche/le repérage d'indices, de signes, de symptômes qui sera la base d'hypothèses interprétatives variées. Chaque hypothèse est elle-même évaluée pour être soit retenue, soit écartée, soit vérifiée par une recherche orientée de données complémentaires (de l'ordre des connaissances, d'autres examens ou d'autres signes complémentaires). L'hypothèse retenue constituera le jugement clinique (ou conclusion clinique) de l'IPA.

Cette méthode induit un jugement clinique fiable, source d'un haut raisonnement clinique, d'autant plus nécessaire que les situations sont complexes. Le professionnel expert se distingue par la **génération d'hypothèses de bonne qualité** (pertinentes), par la **capacité à recueillir les données cruciales** et par une **interprétation des données cohérente** pour tester ses hypothèses.

Il est à noter que, avec de l'expertise, les hypothèses peuvent aussi être à l'origine d'un processus intuitif. Le professionnel reconnaît alors une combinaison caractéristique de signes ou une situation déjà vue qui lui permet d'avancer d'emblée une hypothèse. La vérification de cette hypothèse s'impose malgré tout. Les deux processus (intuitif et hypothético-déductif) peuvent donc se combiner.

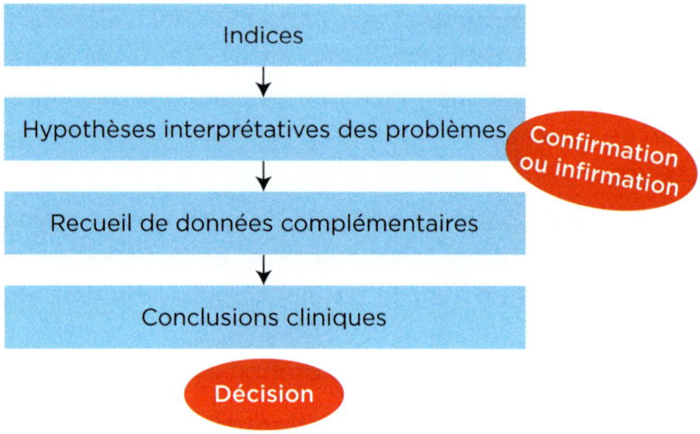

3 Mobilisation du raisonnement clinique et traçabilité

Le raisonnement clinique est avant tout un processus intellectuel reposant sur différentes étapes mentales qui conduisent à une prise de décision, un jugement. Celui-ci est le plus souvent implicite.

Il est nécessaire de le tracer. Tracer en vue de la continuité et de la collaboration avec le médecin, ainsi que la sécurité des soins. Tracer pour faire apparaître le raisonnement clinique du professionnel et ainsi asseoir son jugement clinique. Rendre ainsi explicite son processus de décision.

Les outils utilisés par l'IPA pour la traçabilité de son raisonnement clinique sont identiques à ceux de l'IDE dans le dossier patient. Ce sont les transmissions ciblées. Il pourra donc effectuer une synthèse clinique pour chaque patient suivi.

Contenu de la synthèse clinique

- Une **macro-cible** : des données recueillies, triées qui « permettent de faire rapidement des liens entre la maladie, les antécédents, le contexte familial, social et professionnel »[3]. Le soignant peut alors anticiper les hypothèses de problèmes prévalents (...). La macro-cible sera à renouveler en fonction de l'évolution du patient.
- Une **cible** pour chaque problème de santé déterminé, une cible argumentée par les données recueillies et proposer un plan d'actions avec des résultats attendus.

L'IPA a une approche centrée sur la clinique avec une approche collaborative interprofessionnelle. La communication interpersonnelle est une compétence à part entière pour l'IPA qui intervient en collaboration, et en coordination dans le parcours de soins du patient.

3. Psiuck, 2012.

L'élément de compétence 9, « Formaliser les données recueillies et établir le bilan de l'état de santé et de la situation du patient destiné au médecin traitant et/ou au médecin spécialiste hors médecine générale », rappelle l'importance de celle-ci.

Bibliographie

- I. Harris, « New expectations for professional competence », in *L. Curry et J.F. Wergin, Educating Professionals Responding to New Expectations for Competence and Accountability*, Jossey-Bath, 1993.
- T. Psiuk, *L'apprentissage du raisonnement clinique : Concepts fondamentaux - Contexte et processus d'apprentissage*, De Boeck Supérieur, 2012.
- T. Psiuk, « Raisonnement clinique et personnalisation des soins », *Savoirs et soins infirmiers*, Elsevier Masson, 2009.
- M.-C. Audetat, A. Rieder, J. Sommer, « Comment enseigner le raisonnement clinique : un fascinant travail de détective... », *Revue Médicale Suisse*, 2017.

11 Évaluer le risque suicidaire

Rémi Izoulet et Marion Lasserre

1 Définition

La Haute autorité de santé (HAS) définit la crise suicidaire comme une **crise psychique** dont le risque majeur est le suicide. La HAS considère la crise suicidaire comme une rupture dans l'équilibre relationnel de la personne. Cette crise implique un **débordement des stratégies d'adaptation**. C'est une situation qui naît et induit une souffrance importante. La crise suicidaire est un état réversible et temporaire. Les modalités d'expression de la crise suicidaire sont très variables d'un individu à un autre. Elle peut être associée à de nombreuses pathologies somatiques et psychiatriques. La crise suicidaire peut être difficile à identifier et doit être considérée comme une entité nosographique complexe[1].

Pour **Mark Williams** (2014), la crise suicidaire survient dans une situation stressante dont la personne souhaite s'échapper mais ne peut le faire. Cette situation est généralement caractérisée par un vécu de **défaites** et d'**humiliations**. La personne se sent débordée dans ses stratégies d'adaptation. Elle va éprouver un sentiment de désespoir qu'elle va transposer dans le futur.

Selon **Thomas Joiner** (2007), l'origine d'une crise suicidaire est caractérisée par un **sentiment de non-appartenance** et par le sentiment d'être un **fardeau**. Le sentiment de non-appartenance mène la personne à éprouver un sentiment de solitude. Ce sentiment va empêcher la personne de faire l'expérience de réciprocité positive dans ses relations sociales. Le sentiment d'être un fardeau amène chez la personne une haine de soi, liée au sentiment d'être une charge, un fardeau ou un coût pour autrui. La personne va donc être exposée quotidiennement à des souffrances. Ces expositions répétées vont entraîner une élévation du niveau de tolérance à la souffrance et une réduction de la peur de mourir. La personne acquiert alors progressivement la capacité de se tuer. Cette acquisition permet alors le passage à l'acte suicidaire.

2 État de la littérature

Une méta-analyse publiée en 2017[2] a analysé les publications relatives aux essais contrôlés randomisés traitant des stratégies de prévention de mort par suicide. Bien que les essais sur le lithium et la TCC pour la prévention du suicide aient montré moins de décès par suicide parmi les groupes d'intervention que les témoins, les résultats ne sont pas statistiquement significatifs. Les auteurs décrivent que les interventions psychothérapeutiques et pharmacologiques n'ont pas fait la preuve d'une réduction significative du suicide.

1. HAS, 2000
2. Riblet *et al.*, 2017.

L'intervention **Brief Intervention and Contact** (BIC) de l'OMS est associée à des risques significativement plus faibles de décès par suicide et consiste en une brève intervention psychoéducative à propos du comportement suicidaire et un suivi avec des contacts réguliers. Ces contacts ont lieu à 1, 2, 4, 6, 8, 12, 16 et 20 semaines de l'évaluation initiale .

Ian H. Steele *et al.* (2018) définissent l'évaluation du risque de suicide comme très complexe. Cette évaluation exige que les professionnels infirmiers connaissent les **facteurs de risque de passage à l'acte suicidaire**, maîtrisent les **modalités d'évaluation** et proposent des **stratégies adaptées** à chaque population. L'évaluation du risque suicidaire inclura également des données cliniques et environnementales ainsi qu'une qualification approfondie des pensées suicidaires de la personne.

Une méta-analyse publiée en 2019[3] a analysé les corrélations entre la présence de troubles mentaux et les comportements suicidaires chez les jeunes. Les auteurs décrivent que les troubles mentaux augmentent significativement le risque de tentatives de suicide chez les 12-26 ans. Les troubles de l'humeur représentent le plus fort facteur prédictif parmi les troubles mentaux. La présence de troubles mentaux et de comorbidités psychiatriques doit être considérée comme un puissant facteur prédictif du comportement suicidaire chez les jeunes. La détection et le traitement des troubles de l'humeur pourraient être une stratégie de prévention du suicide chez les jeunes.

Une méta-analyse publiée en 2020[4] a examiné l'association entre la communication médiatique autour des suicides et le taux de suicide. La médiatisation des décès de célébrités par suicide semble avoir un impact significatif sur le nombre total de suicides dans la population générale. L'effet était plus important pour les tentatives de suicide utilisant la même méthode que celle utilisée par la célébrité. La communication médiatique générale autour du suicide ne semblait pas être associée au suicide.

Selon une revue de littérature conduite par l'Institut national de prévention et d'éducation pour la santé, il existe plusieurs interventions efficaces dans la réduction des conduites suicidaires.

- La **restriction des moyens létaux** : elle intervient à plusieurs niveaux.
  - au **niveau national** avec par exemple les lois et réglementations sur la restriction des armes à feu ;
  - au **niveau local** avec la sécurisation des lieux à risques ;
  - au **niveau individuel** : limiter l'accès à des moyens létaux.
- Le **maintien du contact** avec les patients sortis de l'hôpital à la suite d'une tentative de suicide, entre dans le **dispositif Vigilan's**. Ce dispositif consiste

3. Gili *et al.*, 2019
4. Niederkrotenthaler *et al.*, 2020

en un système de re-contact et d'alerte en organisant, autour de la personne ayant fait une tentative de suicide, un réseau de professionnels de santé qui garderont le contact avec elle[5].

- Les **lignes d'appel**. Il existe en France un nouveau numéro national de prévention du suicide : le **3114**. C'est un numéro de téléphone gratuit, accessible 24 heures sur 24 et 7 jours sur 7. Il permet aux personnes en détresse psychologique d'échanger et de trouver une réponse adaptée auprès de professionnels de la psychiatrie et de la santé mentale.
- La **formation des médecins généralistes** : Les formations devraient être continues, répétées, dispensées à une large proportion de médecins d'un même territoire et se centraient sur le repérage et la prise en charge des troubles dépressifs.
- Les **programmes en milieu scolaire** : ces programmes visent la sensibilisation et l'information de l'ensemble des élèves ainsi que la formation de professionnels dans les établissements scolaires.
- L'**organisation de la prise en charge** : elle est efficace lorsqu'elle assure la continuité effective des soins après la sortie de l'hôpital ou qu'elle engage une prise en charge thérapeutique au sein même du service hospitalier.
- L'**information du public** : au niveau local, une information sur les facteurs de risque (tels que la dépression) associée à une communication sur des propositions de prise en charges et d'offres de soins[6].

Remarque En France, il existe un plan d'action de prévention contre le suicide qui se décline autour de la prévention de la contagion médiatique du suicide via le programme **Papageno**, du déploiement de dispositifs de re-contact à destination des individus à haut risque de suicide : **Vigilan's** et de la mise en œuvre d'un nouveau schéma de formation ajustée en 3 modules (intervention de crise, évaluation, sentinelle)[7].

3 Évaluer la crise suicidaire

A. Évaluer les facteurs de risque

Il est crucial de **penser les facteurs de risques comme des éléments corollaires** des idées suicidaires et/ou des tentatives de suicide. Les facteurs de risque ne sont pas des éléments de causalité. Ils sont des éléments de corrélation définis statistiquement.

L'identification des facteurs de risque ne vise pas à produire un score. La présence dans une situation de trois facteurs de risque ne signe pas un plus faible risque de passage à l'acte suicidaire que dans une situation présentant cinq facteurs de risque.

La HAS recommande d'appréhender l'évaluation des facteurs de risque comme un modèle intégratif considérant la qualité plurifactorielle de la crise suicidaire.

5. Céline. M & DGS, 2021.
6. Observatoire national du suicide, 2014.
7. SPF, 2019.

Les facteurs de risque sont en interaction les uns avec les autres. La HAS classe ces facteurs de risque en 3 facteurs[8] :

- Les **facteurs primaires** ont une valeur d'alerte importante au niveau individuel. Ils sont potentiellement modifiables par la prise en soin, notamment par un traitement médicamenteux.
- Les **facteurs secondaires** sont observables dans l'ensemble de la population. Ils sont faiblement modifiables par la prise en soin. Ils n'ont qu'une faible valeur prédictive.
- Les **facteurs tertiaires** ne peuvent être modifiés. Ils n'ont de valeur prédictive qu'en présence de facteurs primaires et secondaires.

Facteurs de risque de comportements suicidaires

Facteurs primaires	• Présence de troubles psychiatriques • Antécédents personnels de suicide • Antécédents familiaux de suicide • Communication d'une intention suicidaire • Impulsivité
Facteurs secondaires	• Perte parentale précoce • Isolement social • Absence d'emploi • Difficultés financières et professionnelles • Évènements de vie négatifs
Facteurs tertiaires	• Sexe masculin • Grand âge et jeune âge

Steele *et al.* classent ces facteurs de risques comme facteurs statiques et dynamiques[9].

Facteurs de risque de comportements suicidaires chez les 5-19 ans

Facteurs de risque statiques	Facteurs de risque dynamiques
Être un garçon	Être auteur et/ou victime de harcèlement
Orientation sexuelle LGBTQ	Consommation régulière de substances
Antécédent(s) : • Tentative de suicide • Comportements autolytiques • Agression physique • Abus sexuels	Symptômes psychiatriques : • Insomnie • Impulsivité • Vécu de fardeau • Idéation suicidaire active
Avoir été témoin de : • Tentatives de suicide • Comportements violents	Conflits interpersonnels avec : • Parents • Petit(e) ami(e)
Antécédent(s) familiaux : • Suicide • Pathologie psychiatrique	Accès à des moyens létaux : • Armes à feu • Moyens de suffocation
	Isolement social
	Parcours de délinquance

8. HAS, 2000.
9. Steele *et al.*, 2018.

Facteurs de risque de comportements suicidaires chez les 20-64 ans

Facteurs de risque statiques	Facteurs de risque dynamiques
Être un homme	Accès à des moyens létaux
Origine caucasienne	Consommation régulière de substances
	Hospitalisation psychiatrique en cours : • Sortie récente • Tentative de suicide durant l'hospitalisation • Sortie précoce et imprévue de l'hospitalisation • Tentative de fugue durant l'hospitalisation
Antécédent(s) : • Tentative de suicide • Comportements autolytiques • Agression physique • Avoir une carrière militaire • Être atteint d'une pathologie psychiatrique • Avoir été arrêté et/ou incarcéré	Symptômes psychiatriques : • Insomnie • Impulsivité • Perte d'espoir • Agitation
Antécédent(s) familiaux de suicide	Statut marital : • Divorcé • Célibataire • Endeuillé
Faible niveau éducatif	Arrestation ou incarcération récente
Antécédent(s) familiaux de suicide	Perte d'emploi/de revenu récente
	Conflits actuels avec son/sa conjoint(e)

Facteurs de risque de comportements suicidaires chez les plus de 65 ans

Facteurs de risque statiques	Facteurs de risque dynamiques
Être un homme	Isolement social
Origine caucasienne	Pathologie aiguë
Le risque suicidaire croit avec l'âge	Hospitalisation psychiatrique en cours : • Vécu de fardeau • Vécu de culpabilité • Vécu de désespoir • Impulsivité • Faible perception de son état de santé
Antécédent(s) : • Tentative de suicide • Agression physique • Abus sexuels	Pathologie psychiatrique (principalement dépression)
Antécédent(s) familiaux de suicide	Consommation régulière de substances
Maladie chronique	Accès à des moyens létaux
	Stress financier

B. Évaluer la dangerosité et l'urgence

Évaluation de la dangerosité et du degré d'urgence d'intervention

La HAS recommande de qualifier **six éléments** afin d'évaluer la dangerosité d'une intention suicidaire et le degré d'urgence d'intervention.

1. Niveau de souffrance

- Sentiment de désarroi ou de désespoir.
- Repli sur soi/isolement relationnel.
- Sentiment de dévalorisation/d'impuissance/de culpabilité.

2. Degré d'intentionnalité

- Présence d'idées suicidaires envahissantes/ruminations.
- Absence de recherche d'aide.
- Présence et aboutissement d'un scénario.

3. Présence d'éléments d'impulsivité

- Tension psychique/instabilité comportementale.
- Agitation motrice/état de panique.
- Antécédents de passage à l'acte.

4. Présence d'un élément précipitant

- Conflits familiaux.
- Rupture amoureuse.
- Situation d'échec/d'humiliation.

5. Disponibilité des moyens létaux

- Présence d'armes au domicile
- Accès à des traitements médicamenteux

6. Qualité du soutien de l'entourage proche

Illustration du degré d'urgence

La HAS propose trois types de scénario pour illustrer le degré d'urgence des situations de crise suicidaire[10].

Illustration des différents degrés d'urgence

Urgence faible	• Désir de parler de sa souffrance • Recherche de communication • Recherche de solutions à ses problèmes • Idées suicidaires non scénarisées • Présence de stratégies d'adaptation alternatives au suicide

10. HAS, 2000.

Urgence moyenne	• Équilibre émotionnel fragile • Intentionnalité suicidaire claire • Report récent d'un scénario structuré • Absence de stratégies d'adaptation alternatives au suicide • Nécessité d'un soutien pour l'expression émotionnelle
Urgence élevée	• Isolement social • Scénario structuré et date du suicide définie • Accès direct et immédiat à un moyen de se suicider • Sentiment d'avoir épuisé toutes les possibilités d'amélioration • Abrasion des affects/rationalisme ou labilité émotionnelle/agitation • Ralentissement psychomoteur ou agitation/instabilité psychomotrice • Expression totalement absente ou expression de la souffrance omniprésente

Bibliographie

- Céline. M & DGS, *Le dispositif de recontact Vigilan's*. Ministère des Solidarités et de la Santé, 2021. Disponible sur https://solidarites-sante.gouv.fr/prevention-en-sante/sante-mentale/la-prevention-du-suicide/article/le-dispositif-de-recontact-vigilans.
- M. Gili, P. Castellví, M. Vives, A. de la Torre-Luque, J. Almenara, M.-J. Blasco, A.-I. Cebrià, A. Gabilondo, M.-A. A., A., M.-M. Pérez-Ara, C. Lagares, O. Parés-Badell, J.-A. Piqueras, T. Rodríguez-Jiménez, J. Rodríguez-Marín, V. Soto-Sanz, J. Alonso & M. Roca, M., "Mental disorders as risk factors for suicidal behavior in young people: A meta-analysis and systematic review of longitudinal studies", *Journal of Affective Disorders*, 2019.
- Haute Autorité de Santé, Conférence de consensus – La crise suicidaire : Reconnaître et prendre en charge, 2000.
- T. Joiner, "Why people die by suicide", *Harvard Univ. Press*, 2007.
- « Le 3114 : Un nouveau numéro national de prévention du suicide ». Disponible sur https://www.service-public.fr/particuliers/actualites/A15206.
- T. Niederkrotenthaler, M. Braun, J. Pirkis, B. Till, S. Stack, M. Sinyor, U.-S. Tran, M. Voracek, Q. Cheng, F. Arendt, S. Scherr, P.-S.-F. Yip & M.-J. Spittal, "Association between suicide reporting in the media and suicide: Systematic review and meta-analysis", *BMJ*, 2020.
- Observatoire national du suicide (ONS), Suicide : État des lieux des connaissances et perspective de recherche, 2014.
- N.-B.-V Riblet, B. Shiner, Y. Young-Xu & B.-V. Watts, "Strategies to prevent death by suicide: Meta-analysis of randomised controlled trials", *British Journal of Psychiatry*, 2017.

Participer au repérage des troubles en interdisciplinarité

Rémi Izoulet et Marion Lasserre

L'infirmier en pratique avancée peut participer au repérage et à l'évaluation des troubles psychiatriques. Son inscription dans le maillage professionnel interdisciplinaire du réseau de soins est un enjeu majeur de son exercice.

1 Interdisciplinarité

> L'IPA a pour fonction **d'assurer et de coordonner la continuité des soins** des patients qui lui sont confiés par un médecin psychiatre. Il est amené à être en interaction avec des partenaires des réseaux sanitaires, associatifs et du médico-social.

Du fait de ses évaluations cliniques, l'IPA peut être à l'initiative d'une demande d'évaluation plus approfondie de troubles ne relevant pas de son champ d'expertise. Une collaboration avec des professionnels médicaux est alors nécessaire.

Dans le contexte d'une collaboration avec des médecins d'une autre spécialité, l'IPA doit pouvoir communiquer au moyen d'un langage **médical et scientifique**. Il doit pouvoir argumenter clairement ses préoccupations cliniques et soutenir son argumentation au moyen de données probantes.

L'IPA peut être amené à travailler en collaboration avec des partenaires du médico-social. Le repérage de difficultés financières, d'habitudes hygiéno-diététiques délétères ou d'enjeux de protection de l'enfance ou du patient peut nécessiter la sollicitation d'un professionnel du champ médico-social.

L'IPA doit pouvoir **adapter sa communication à son interlocuteur**. Il doit développer des stratégies pour favoriser son implantation dans un réseau interdisciplinaire. Sa posture professionnelle et ses modalités de communication doivent faire la promotion de l'importance du repérage précoce. L'IPA doit également promouvoir la plus-value de son évaluation et de son raisonnement clinique. Ses objectifs doivent être priorisés en fonction.

L'interdisciplinarité doit être considérée comme une ressource par l'IPA. La qualité des liens que l'IPA entretien avec les différents acteurs qui gravitent autour du patient doit lui permettre de soutenir son observation et son raisonnement clinique.

La sollicitation de cette dimension interdisciplinaire doit pouvoir proposer au patient une évaluation systématisée de ses difficultés. L'exercice d'une interdisciplinarité doit permettre d'unifier la compréhension de la situation clinique par les professionnels qui y interviennent.

L'IPA doit être en mesure d'identifier les professionnels clés dans le maillage interdisciplinaire. Les types de professionnels clés sont variables en fonction du trouble présenté par le patient. Un des critères fondamentaux d'un professionnel-clé est la pérennité et la fréquence de son intervention. Cette caractéristique de suivi permet d'assurer une permanence dans le suivi de l'évolution du trouble du patient et de l'évolution des difficultés satellites induites par la pathologie.

L'IPA doit être en mesure de rendre compte **des résultats de son activité de repérage des troubles**. Ces résultats doivent être objectifs et compréhensibles. Ils doivent rendre compte de la plus-value de l'exercice IPA dans un contexte spécifique.

Ces résultats favorisent le positionnement de l'IPA comme un professionnel clé dans le maillage interdisciplinaire. Ce positionnement favorise chez l'IPA un sentiment d'auto-efficacité en ce qui concerne ses compétences cliniques. Cela favorise d'autant plus son inscription interdisciplinaire et la qualité de ses relations avec des équipes pluridisciplinaires.

L'ajustement permanent des modalités d'interventions de l'IPA en fonction des spécificités de la situation favorise un meilleur accompagnement. Une communication pérenne et permanente entre les acteurs de l'interdisciplinarité est pour cela requise.

2 Repérage des troubles

L'IPA mention psychiatrie et santé mentale est expert du suivi clinique des patients atteints de pathologies psychiatriques. C'est un professionnel particulièrement central dans les organisations de soins construites autour des patients atteints de pathologies psychiatriques chroniques.

L'IPA peut participer au repérage des troubles psychiatriques par sa collecte de données anamnestiques et cliniques, l'exercice d'un raisonnement clinique infirmier de haut niveau et par la formulation d'hypothèses cliniques.

L'IPA participe au repérage des troubles directement liés à une pathologie psychiatrique au travers de la surveillance clinique et pharmacologique. Il participe également au repérage des comorbidités éventuelles induites par la pathologie, le traitement ou le mode de vie du patient.

L'IPA évalue les besoins du patient et des aidants proches. Il suit les modalités de réponse qui peuvent être apportées aux besoins. Il participe au soutien et à l'information de la famille. L'IPA peut réaliser des interventions de psychoéducation sur des thématiques relatives à la pathologie du patient.

L'IPA peut s'appuyer sur des outils d'évaluation standardisés afin d'objectiver son évaluation. Il peut s'agir de grille d'évaluation de troubles spécifiques. Des grilles relatives à des items plus sociologiques comme la qualité de vie, le niveau de fardeau ressenti ou la qualité de vie peuvent être également utilisées.

3 Importance des rapports de synthèse

L'IPA doit être rigoureux dans les rapports de synthèse qu'il peut être amené à rédiger. La rédaction de rapports de synthèse conjointement avec d'autres professionnels composant l'équipe pluridisciplinaire permet de proposer une compréhension exhaustive et objective de la situation du patient. Ces rapports doivent comporter une dimension médicale ainsi qu'une dimension biopsychosociale.

L'accès à ces rapports par les différents acteurs qui composent le maillage interdisciplinaire permet de favoriser la production d'hypothèses cliniques visant à mieux détecter des troubles ou des difficultés potentielles.

L'équipe pluridisciplinaire pourra compléter ces rapports de synthèse. Ce partage permettra de valoriser cette démarche de raisonnement clinique. L'équipe pluridisciplinaire pourra également formuler des recommandations adaptées aux particularités de la situation d'un patient. Cette sollicitation de l'interdisciplinarité d'une équipe doit permettre le soutien efficace d'une personne, notamment au moyen de modifications à réaliser dans son environnement.

Remarque Par la qualité de son suivi et sa place dans le maillage de soins, l'IPA est amené à recueillir, organiser et analyser différentes données. Cette démarche de raisonnement clinique permet d'identifier des enjeux de prévention.

4 Les aidants naturels

Les aidants de proximité du patient doivent être considérés comme des ressources pour faciliter la démarche de repérage des troubles. Les aidants sont généralement satisfaits d'être consultés par les professionnels. La reconnaissance de leur savoir empirique et expérientiel permet d'affiner les stratégies de repérage des troubles.

L'équipe pluridisciplinaire peut proposer des modalités de soutien aux aidants afin de prévenir des difficultés telles que l'épuisement, l'isolement social ou la désinsertion familiale. Les aidants naturels doivent être considérés comme des aidants de première ligne. Ils interviennent dans le quotidien ce qui leur permet de repérer les signaux faibles qui peuvent annoncer une décompensation des troubles.

5 Interventions auprès des partenaires

Les démarches pour participer à l'organisation d'une constellation pluridisciplinaire dans un objectif de repérage des troubles spécifiques sont généralement accueillies favorablement par les professionnels. Ces démarches doivent cependant faire preuve de leur inscription dans le temps ainsi que d'une rigueur méthodologique. Les compétences et la qualité professionnelle des acteurs de ces démarches doivent être reconnues par les acteurs de l'interdisciplinarité.

L'activité de supervision clinique d'une équipe pluridisciplinaire par l'IPA peut favoriser le repérage de troubles spécifiques. Une analyse approfondie des besoins de l'équipe peut favoriser la réussite de ces démarches de supervision. Le recours à des données probantes et à des recommandations de bonnes pratiques est nécessaire dans ces contextes

La formation des professionnels et/ou des aidants à des aspects spécifiques du trouble permet une efficacité accrue du repérage du trouble et/ou de comorbidités induites. Cela permet aux acteurs-clés de repérer précocement des prodromes de troubles spécifiques. Une communication rapide à un interlocuteur spécialiste, identifié en amont de tout changement perceptible, renforce l'efficacité du repérage.

3

Pharmacologie : prescription et renouvellement

13. Prescription médicale 68
14. Caractéristiques et types d'ordonnances 70
15. Modalités particulières de prescription 73
16. Règles pour les spécialités avec substances vénéneuses 75
17. Utilisation des substances vénéneuses en unités de soins 78
18. Notion de posologie et préparation des médicaments 81
19. Administration des médicaments dans les unités de soins 83
20. Iatrogénèse médicamenteuse 87
21. Pharmacovigilance 89
22. Toxicologie et intoxications médicamenteuses 93
23. Pharmacodépendance 96
24. Les risques en pédiatrie et précautions 100
25. Les risques en gériatrie et précautions 101
26. Hypnotiques 102
27. Anxiolytiques 106
28. Antipsychotiques 109
29. Thymoanaleptiques 112
30. Nooanaleptiques 115
31. Normothymiques 118
32. Anti-épileptiques 121
33. Antiparkinsoniens 125
34. Médicaments de substitution aux opiacés 128
35. Médicaments en pédopsychiatrie 134

13 Prescription médicale

André Le Texier

La **prescription médicale** est un acte médical qui consiste à prescrire, sans délégation possible, un traitement sur un document ou **ordonnance**. La prescription médicale contient les informations indispensables pour l'administration de médicaments à un patient ou à la réalisation de traitements. Elle peut être écrite, verbale, transmise par téléphone ou par courriel.

1 Personnes habilitées à la prescription médicale

La prescription médicale peut être établie par les médecins, les internes en médecine des hôpitaux par dérogation, les chirurgiens-dentistes pour l'usage de l'art dentaire, les sages-femmes et les pédicures podologues (dans les limites prévues) et les IPA.

2 Informations figurant dans l'ordonnance

L'**ordonnance** consigne la prescription médicale de médicaments ou d'examens complémentaires (radiologiques, biologiques), des actes de kinésithérapie, des cures thermales ou des règles d'hygiène et de diététique.

3 Obligations du prescripteur

Le médecin doit formuler ses prescriptions avec toute la clarté indispensable, veiller à leur compréhension par le patient et son entourage et s'efforcer d'en obtenir la bonne exécution (article R. 4127-34 du CSP).

L'implication du prescripteur dans la rédaction de cette ordonnance engage sa responsabilité morale, professionnelle et juridique.

4 Prescription médicale destinée à la pratique infirmière à l'hôpital

Les infirmier(e)s ont une profession réglementée. Ils doivent se soumettre aux règles sous peine de commettre une faute.

A. Prescription médicale obligatoire

La prescription médicale écrite est un acte obligatoire dans la pratique infirmière (sauf urgence) pour administrer les médicaments ou pour pratiquer certaines injections ou perfusions (article R. 4311-7 du CSP).

L'urgence constitue une exception au principe posé par cet article. L'article R. 4311-14 du CSP précise qu'en l'absence d'un médecin, l'IDE est habilitée, dans une situation d'urgence ou de détresse psychologique, à mettre en œuvre des protocoles de soins d'urgence, préalablement écrits, datés et signés par le médecin responsable. Il accomplit les actes conservatoires nécessaires jusqu'à l'intervention d'un médecin. Ces actes font l'objet de sa part d'un compte rendu écrit, daté, signé, remis au médecin et annexé au dossier du patient.

B. Vérification critique de la prescription

L'article R. 4312-42 du CSP précise que l'IDE :

- applique et respecte la prescription médicale écrite, datée et signée ;
- demande au prescripteur un complément d'information chaque fois qu'il le juge utile, notamment s'il estime être insuffisamment éclairé ;
- vérifie auprès de son auteur ou, en cas d'impossibilité, auprès d'un autre membre de la profession concernée lorsqu'il a un doute sur la prescription.

L'article R. 4312-43 du CSP précise que l'IDE demande au médecin prescripteur, chaque fois qu'il l'estime indispensable, d'établir un protocole thérapeutique et de soins d'urgence écrit, daté et signé.

C. Cas de la transmission orale de la prescription

> Les prescriptions formulées oralement par un médecin (vive voix ou téléphone) ne sont pas rares, mais non réglementaires. L'article R. 4311-7 du CSP exige, en dehors du cas de l'urgence, une prescription écrite. Aussi, lorsque la prescription est transmise oralement, le personnel infirmier doit écrire la prescription sur le cahier infirmier et tout ce qui a été pratiqué au patient.

L'IDE ne peut cependant pas établir une ordonnance à la suite d'une transmission téléphonique d'une prescription médicale. Il s'exposerait à l'exercice illégal de la profession de médecin engageant sa responsabilité pénale.

Lorsque l'IDE se heurte à une simple prescription orale, il ne peut pas s'abstenir de prodiguer les soins malgré la réglementation. S'il est confronté à un refus de la mise en application de la prescription écrite, il se doit, hors urgence, d'essayer d'obtenir la prescription écrite (joindre le médecin par téléphone en présence d'éventuels témoins, faire appeler le médecin par le standard de l'établissement, joindre le chef de service...).

À savoir En cas de refus persistant, l'IDE consigne avec précision tous les actes ordonnés oralement dans le dossier de soins infirmiers pour se protéger contre des actes qu'il n'a pas exécutés de sa propre initiative.

#PDF
Achat, prescription et dispensation du médicament à l'hôpital
foucherconnect.fr/ 24ipa02

14 Caractéristiques et types d'ordonnances

André Le Texier

La **prescription** médicale doit être datée et signée par le prescripteur autorisé. L'**ordonnance** doit faire apparaître l'identité du prescripteur, son identifiant et, le cas échéant, de l'identifiant de la structure d'activité au titre de laquelle l'ordonnance est établie.

1 Durée du traitement prescrit

Selon l'article R. 5132-21, la prescription de médicaments à prescription obligatoire ne peut être faite pour une **durée de traitement** supérieure à douze mois.

Toutefois, pour des motifs de santé publique, pour certains médicaments, substances psychotropes ou susceptibles d'être utilisées pour leur effet psychoactif, cette durée peut être réduite par arrêté ministériel.

2 Ordonnance classique

La prescription habituelle de médicaments est écrite sur une feuille ou ordonnance. Elle doit mentionner les informations suivantes :

- nom, prénom, âge du patient (poids et surface corporelle pour les enfants et nourrissons) ;
- nom des médicaments prescrits (DCI ou dénomination de fantaisie).

Pour chaque médicament prescrit, les mentions suivantes doivent être précisées :

- posologie : nombre d'unités (comprimé, gélule, gouttes, sachet...) et quantité (dosage) par prise et par 24 heures ;
- nombre d'unités de conditionnement prescrites ;
- mode d'administration (voie) ;
- fréquence d'administration ;
- pour les injectables : modalités de dilution, vitesse et la durée de perfusion, en clair ou par référence à un protocole préétabli ;
- durée totale du traitement (éventuellement le nombre de renouvellement).

3 Ordonnance électronique

Une ordonnance comportant des prescriptions de médicaments peut être formulée par courriel. L'**ordonnance électronique** doit être établie dans les conditions suivantes :

- L'auteur peut être dûment identifié.
- L'ordonnance a été établie, transmise et conservée dans des conditions propres à garantir son intégrité et sa confidentialité.
- Un examen clinique du patient doit avoir été réalisé préalablement, sauf à titre exceptionnel en cas d'urgence (art. 34 de la loi n° 2004-810 du 13 août 2004 relative à l'assurance maladie).

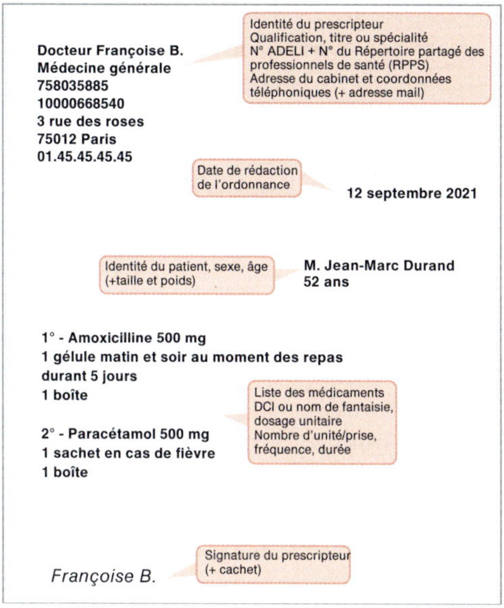
Docteur Françoise B.
Médecine générale
758035885
10000668540
3 rue des roses
75012 Paris
01.45.45.45.45

12 septembre 2021

M. Jean-Marc Durand
52 ans

1° - Amoxicilline 500 mg
1 gélule matin et soir au moment des repas
durant 5 jours
1 boîte

2° - Paracétamol 500 mg
1 sachet en cas de fièvre
1 boîte

Françoise B.

Le patient donne au pharmacien la « preuve de prescription électronique ».

Le pharmacien scanne le code-barres et télécharge la prescription électronique qui sera archivée par le pharmacien afin que celle-ci ne puisse pas être exécutée une seconde fois.

4 Ordonnance sécurisée

Des règles très strictes encadrent la prescription de stupéfiants, ainsi que certaines benzodiazépines psychotropes comme le CLONAZEPAM® (antiépileptique) depuis septembre 2011 ou, plus anciennement, le CLORAZEPATE® (anxiolytique).

Les **ordonnances sécurisées** répondent à des spécifications techniques précises fixées par l'arrêté du 31 mars 1999 du CSP :
- réalisation sur du papier filigrané blanc naturel sans azurant optique, à un format dont le choix est laissé au praticien ;
- identification du prescripteur en bleu, d'une teinte et d'une intensité donnée et pré-imprimée ;
- rq numérotation d'identification du lot d'ordonnance inscrite dessus ;
- rcarré pré-imprimé en micro-lettres où est indiqué le nombre de médicaments prescrits ;
- seuls des éditeurs agréés par l'AFNOR (Association française de normalisation) peuvent fabriquer des ordonnances sécurisées.

La posologie des stupéfiants est inscrite en toutes lettres (nombre d'unités, doses ou concentrations) et respecte la durée de prescription.

L'ordonnance sécurisée ne peut être photocopiée ou bien falsifiée par un quelconque ajout.

Le pharmacien délivre les médicaments prescrits, garde un duplicata de l'ordonnance. Il inscrit, en outre, les médicaments dispensés sur un registre.

Une nouvelle prescription de stupéfiant pendant la période couverte par une prescription antérieure nécessite une dérogation. Dans ce cas, le médecin mentionne « ordonnance établie en complément de... ».

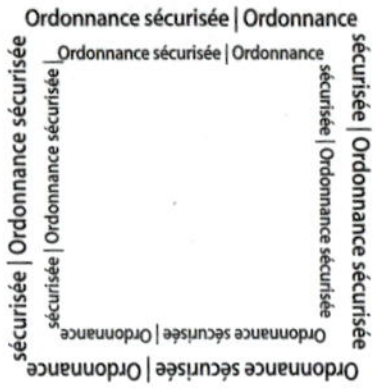

5 Ordonnance bizone pour affection longue durée (ALD)

Les soins et les traitements en rapport avec une **affection de longue durée (ALD)** sont pris en charge à 100 % sur la base du tarif de la Sécurité sociale. Un modèle spécifique d'ordonnance ou **ordonnance bizone** a été créé pour distinguer clairement les prescriptions en rapport ou non avec la maladie exonérante.

L'ordonnance bizone comporte deux zones distinctes :
- une partie haute réservée aux soins en rapport avec l'ALD, pris en charge à 100 % ;
- une partie basse, réservée aux soins sans rapport avec l'ALD, remboursés aux taux habituels de la sécurité sociale.

6 Ordonnance pour médicaments d'exception

À savoir Les **médicaments d'exception** sont des médicaments particulièrement innovants et coûteux. Ils ne peuvent donc être prescrits et remboursés que sous certaines conditions.

- Ils ne sont pris en charge que s'ils sont prescrits dans le respect des indications thérapeutiques prévues par la **fiche d'information thérapeutique (FIT)** et retenues lors de leur inscription sur la liste des médicaments remboursables.
- L'ordonnance permettant la prescription de médicaments d'exception se présente sous un formulaire « Ordonnance de médicaments ou de produits et prestations d'exception » (n° S3326) qui comporte 4 volets : un pour le patient, deux pour la caisse de sécurité sociale et un pour le pharmacien.
- Lorsque la prescription concerne un patient en ALD, l'ordonnance tient lieu d'ordonnancier bizone.

André Le Texier

Il existe des modalités particulières de prescription qui tiennent compte des caractéristiques de certains médicaments ou de situations particulières. Il s'agit en particulier :

- des médicaments prescrits dans le cadre des affections de longue durée (ordonnance bizone) ;
- des médicaments sous autorisation temporaire d'utilisation (ATU).

D'autre part, certaines spécialités ont un statut particulier de « médicaments à prescription restreinte ». Ce sont les médicaments :

- réservés à l'usage hospitalier (RH) ;
- à prescription hospitalière (PH) ;
- à prescription initiale hospitalière (PIH) ;
- à prescription réservée à certains médecins spécialistes (PRS) ;
- nécessitant une surveillance particulière pendant le traitement (SP).

1 Médicaments réservés à l'usage hospitalier (RH)

Ces médicaments ne peuvent être pas être prescrits en ville.

L'administration au patient des médicaments classés en réserve hospitalière ne peut être effectuée qu'au cours d'une hospitalisation (art. R. 5121-82 et 83 du CSP).

2 Médicaments à prescription hospitalière (PH)

Ces médicaments ne peuvent pas être prescrits en ville. Leur prescription émane obligatoirement d'un médecin exerçant dans un établissement de soin. Cependant, ces médicaments peuvent être délivrés en officines de ville (art. R. 5121-84 à 86 du CSP).

3 Médicaments à prescription initiale hospitalière (PIH)

Ces médicaments sont prescrits pour la première délivrance sur une ordonnance hospitalière. Ils peuvent néanmoins faire l'objet d'une prescription en ville uniquement en renouvellement de l'ordonnance hospitalière et après avoir vérifié le délai de validité de l'ordonnance initiale hospitalière, fixé par l'autorisation de mise sur le marché (AMM).

La prescription de renouvellement établie en ville doit être identique à la prescription hospitalière. Toutefois, en cas de nécessité, la posologie ou la durée de traitement peuvent être modifiées (art. R. 5121-87 à 89 du CSP).

4 Médicaments à prescription réservée à des médecins spécialistes (PRS)

Ces médicaments ne peuvent être prescrits que par certains médecins spécialistes.

Cette restriction peut être limitée à la seule prescription initiale. Dans ce cas, après la première prescription établie par le médecin spécialiste, le renouvellement peut être effectué par tout médecin après avoir vérifié le délai de validité de l'ordonnance. La prescription de renouvellement établie en ville doit être identique à la prescription initiale.

Toutefois, en cas de nécessité, la posologie ou la durée de traitement peuvent être modifiées, après avoir vérifié le délai de validité de l'ordonnance initiale hospitalière fixé par AMM (art. R. 5121-90 à 92 du CSP).

5 Médicaments nécessitant une surveillance particulière (SP)

Ces médicaments ne peuvent être prescrits que si un certain nombre d'examens (fixés par l'AMM) sont réalisés pendant le traitement.

Pour certains médicaments, l'AMM peut en outre exiger que le prescripteur mentionne sur l'ordonnance que les examens ont été effectués et à quelle date (art. R. 5121-95 du CSP).

Pour certains médicaments soumis à prescription restreinte, l'AMM précise que le prescripteur doit porter sur l'ordonnance certaines mentions qui attestent de l'information du patient et des mesures prises pour éviter tout ou partie des risques liés à leur utilisation (art. R. 5121-77 du CSP).

André Le Texier

La délivrance de certaines spécialités pharmaceutiques est soumise à des restrictions plus ou moins rigoureuses. Ces médicaments appartiennent à la liste des substances vénéneuses.

Ils sont dispensés par le pharmacien sur présentation obligatoire d'une ordonnance. Les médicaments qui ne figurent pas dans cette liste peuvent donc être délivrés en vente libre en pharmacie sans ordonnance.

1 Substances vénéneuses

Une **substance vénéneuse**, une fois introduite dans l'organisme, peut produire des effets nocifs car elle possède une activité toxique même à dose modérée.

Substances stupéfiantes

Souvent appelées « drogues », les **substances stupéfiantes** ou toxicomano-gènes sont des substances psychotropes interdites ou très réglementées en raison d'un risque de dépendance lors de leur usage.

Substances psychotropes

Les **substances psychotropes** agissent sur l'état du système nerveux central en en modifiant le fonctionnement. Ils sont inscrits sur la liste I des substances vénéneuses mais présentent certaines caractéristiques limitatives à leur prescription et délivrance.

Substances inscrites sur la liste I et la liste II

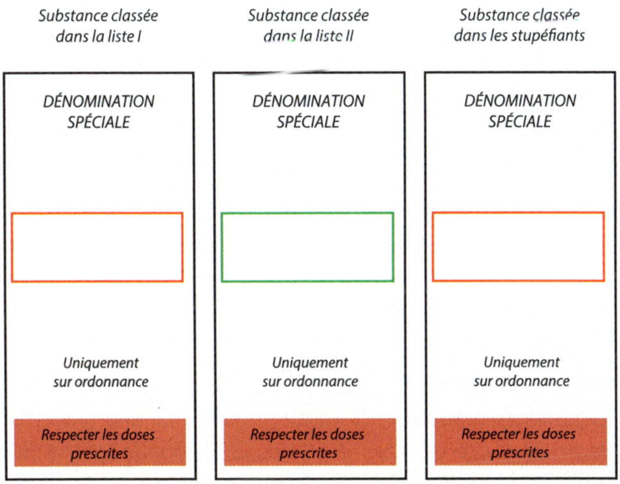

Les listes I et II concernent les médicaments susceptibles de présenter directement ou indirectement un danger pour la santé, les médicaments à usage humain contenant des substances dont l'activité ou les effets indésirables nécessitent une surveillance médicale et tout autre produit ou substance présentant pour la santé des risques directs ou indirects (art. L. 5132-6 du CSP).

Les spécialités de la liste I présentent les risques les plus élevés pour la santé.

L'emballage extérieur de ces médicaments doit présenter sous la dénomination spéciale, un espace blanc entouré :
- d'un filet rouge pour les médicaments relevant de la **liste I** et des **stupéfiants** ;
- d'un filet vert pour ceux qui relèvent de la **liste II**.

2 Règles de détention et de délivrance des médicaments prescrits sur ordonnance

Spécialités de la liste I et de la liste II

Les médicaments des listes I et II sont prescrits sur des ordonnances classiques. La durée de validité d'une ordonnance est d'un an au maximum.

De plus, la première délivrance des spécialités pharmaceutiques de la liste I et de la liste II doit intervenir dans les trois premiers mois qui suivent la date de prescription (art. R. 5132-22 du CSP).

La quantité de médicaments délivrée correspond en général à un mois de traitement, sauf pour les contraceptifs où la durée est prolongée à trois mois.

Le renouvellement est possible :
- pour les spécialités de la liste I uniquement, sur indication écrite du médecin précisant le nombre de renouvellements ou la durée du traitement (dans une limite de douze mois) ;
- pour les spécialités de la liste II pendant 12 mois, sauf si le prescripteur l'a interdit.

Les spécialités de la liste I et de la liste II sont disposées en officine de façon à ne pas être directement accessibles au public.

Spécialités psychotropes

La durée de prescription de certains psychotropes tels les hypnotiques et les anxiolytiques a subi des restrictions. La durée maximale de prescription a été ramenée à quatre semaines pour les médicaments hypnotiques et à douze semaines pour la plupart des anxiolytiques (*voir Mémos correspondants*).

Médicaments stupéfiants

Les médicaments « **stupéfiants** » sont prescrits sur une **ordonnance sécurisée** (*voir Mémo Caractéristiques et types d'ordonnances*). Elle ne peut être photocopiée ou bien falsifiée par un quelconque ajout.

Le patient doit se présenter dans une officine sous 72 heures pour se voir délivrer l'intégralité des quantités de médicaments prescrits.

Le pharmacien, avant la délivrance, doit veiller à ce que les règles très strictes de prescription soient respectées :

- la posologie des stupéfiants est inscrite en toutes lettres (nombre d'unités, doses ou concentrations) et respecte la durée de prescription ;
- la prescription est limitée au maximum à sept jours pour les formes injectables (en dehors des systèmes à pompe) ;
- dans certaines circonstances, notamment pour une meilleure prise en charge du traitement de la douleur, la durée est étendue à 14 jours pour les formes orales et à 28 jours au maximum pour certains autres médicaments.

Le pharmacien délivre les médicaments prescrits, garde un duplicata de l'ordonnance. Il inscrit en outre les médicaments dispensés sur un registre.

Le renouvellement de la prescription est interdit. Une nouvelle prescription de stupéfiant pendant la période couverte par une prescription antérieure nécessite que le médecin mentionne qu'il s'agit d'un complément au traitement précédent.

Les substances ou préparations et les plantes ou parties de plantes classées comme stupéfiants sont détenues dans un endroit où les personnes étrangères à l'établissement n'ont pas accès. Elles sont impérativement conservées dans des armoires ou locaux ne contenant rien d'autre, fermés à clef et munis d'un système d'alerte ou de sécurité renforcé contre toute tentative d'effraction.

17 Utilisation des substances vénéneuses en unités de soins

André Le Texier

Une **substance vénéneuse** peut produire des effets nocifs car elle possède une activité toxique même à dose modérée.

1 Approvisionnement en stupéfiants au sein des unités de soins

Les médicaments classés comme **stupéfiants**, ou soumis à la réglementation des stupéfiants, sont remis par un pharmacien ou une autre personne autorisée, au cadre de santé ou à un infirmier désigné, en établissement de santé, par le chef de pôle ou le médecin responsable de la structure interne, du service ou de l'unité fonctionnelle du pôle d'activité, ou le cas échéant au prescripteur lui-même (art. 4 de l'arrêté du 12 mars 2013).

2 État récapitulatif d'administration des stupéfiants

Au sein des établissements de santé, l'administration de tout médicament classé comme stupéfiant, ou soumis à la réglementation des stupéfiants, fait l'objet d'un enregistrement sur un **état récapitulatif d'administration des stupéfiants** mentionnant les données suivantes (art. 2 de l'arrêté du 12 mars 2013) :

- le nom de l'établissement ;
- la désignation de la structure interne, du service ou de l'unité fonctionnelle en établissement de santé ou de l'unité de vie en établissement médico-social ;
- la date et l'heure de l'administration ;
- les nom et prénom du malade ;
- la dénomination du médicament, sa forme pharmaceutique, la dose administrée ;
- l'identification du prescripteur ;
- l'identification de la personne ayant procédé à l'administration et sa signature.

Les états récapitulatifs d'administration des médicaments classés comme stupéfiants, ou soumis à la réglementation des stupéfiants, sont datés et signés, en établissement de santé, par le chef de pôle ou le médecin responsable de la structure interne, du service ou de l'unité fonctionnelle du pôle d'activité, et adressés à la pharmacie à usage intérieur qui les conserve pendant trois ans.

Ils peuvent être effectués de manière informatisée sous réserve qu'ils soient identifiés et authentifiés par des signatures électroniques, que leur édition sur papier soit possible et qu'aucune modification ne soit possible après validation de l'enregistrement.

3 Conservation et stockage des médicaments

Tous les médicaments doivent être conservés au sec dans leur conditionnement d'origine ou à défaut dans des contenants étiquetés selon les obligations réglementaires.

Règles de stockage des médicaments

Les médicaments soumis à la réglementation des substances vénéneuses sont détenus dans des locaux ou armoires fermés à clef ou disposant d'un mode de fermeture assurant la même sécurité (art. 9 de l'arrêté du 31 mars 1999).

Dans ces locaux ou armoires, les substances, préparations et médicaments classés comme stupéfiants sont détenus séparément dans une armoire ou un compartiment spécial banalisé réservé à cet usage et lui-même fermé à clef (art. 5 de l'arrêté du 12 mars 2013).

L'article 16 de l'arrêté du 31 mars 1999 précise que les médicaments doivent être détenus de préférence dans leur conditionnement d'origine ou à défaut dans des récipients étiquetés selon les dispositions suivantes :
- **stupéfiants** : étiquette blanche avec large filet rouge :
- **liste I** : étiquette blanche avec large filet rouge ;
- **liste II** : étiquette blanche avec large filet vert.

Ces étiquettes devront comporter :
- Dans la partie supérieure, inscrites en lettres noires :
  - la dénomination de la spécialité,
  - et, le cas échéant, la dénomination commune internationale ou française du ou des principes actifs,
  - le dosage exprimé en quantité ou en concentration,
  - la forme pharmaceutique,
  - la voie d'administration.
- Dans la partie inférieure, séparée du contexte par une ligne noire et inscrite en lettres noires, la mention bien lisible « Respecter les doses prescrites ».
- L'étiquette du conditionnement doit mentionner le numéro de lot et la date de péremption du médicament qu'il contient.

La notice d'information du médicament doit être jointe ou à défaut l'unité de soins doit disposer de la documentation nécessaire.

Mesures en cas de vol

Le surveillant de l'unité de soins ou un infirmier désigné par écrit par le responsable de l'unité de soins fixe, en accord avec le pharmacien, les dispositions propres à éviter toute perte, vol ou emprunt des clefs de ces dispositifs de rangement lorsqu'ils existent. Les modalités de détention, de mise à disposition et de transmission des clefs font l'objet d'une procédure écrite (art. 11 de l'arrêté du 31 mars 1999).

> Tout vol ou détournement est signalé sans délai aux autorités de police, à l'agence régionale de santé (ARS) et à l'ANSM. Les quantités volées ou détournées sont portées sur le registre prévu à l'article R. 5132-36 du CSP.

Responsabilités sur la dotation de médicaments

L'article 12 de l'arrêté du 31 mars 1999 stipule que le pharmacien et le médecin responsable de l'unité de soins déterminent après consultation du surveillant de l'unité de soins ou d'un infirmier désigné par écrit par le responsable de l'unité de soins, la dotation de médicaments (révisée au minimum une fois par an) permettant de faire face, dans l'unité concernée, aux besoins urgents.

Ils fixent une liste qualitative et quantitative des médicaments composant cette dotation. Cette liste est établie en deux exemplaires datés et conjointement signés. Un exemplaire est conservé à la pharmacie et l'autre est affiché dans le dispositif de rangement.

Le pharmacien ou toute personne désignée par lui doit régulièrement vérifier que la composition de la dotation de médicaments pour besoins urgents est conforme à la liste mentionnée à l'article 12. Il doit notamment contrôler les quantités au regard des prescriptions faites, le mode de détention et le respect des règles d'étiquetage et de conservation des médicaments.

Le procès-verbal de la visite doit être daté et cosigné par le pharmacien et le responsable de l'unité de soins.

Notion de posologie et préparation des médicaments

André Le Texier

La qualité de la préparation des médicaments dépend de la qualité de la prescription. Le prescripteur doit formuler l'ordonnance avec clarté. Lorsque des calculs posologiques sont indispensables, le prescripteur précise ces calculs et l'infirmier doit les vérifier avant l'administration au patient.

1 Doses et posologie des médicaments

La **posologie** est l'étude de prise d'un médicament et de son dosage. Elle désigne l'ensemble des modalités d'administration de la prise d'un médicament.

Elle s'identifie également à la définition des doses et du rythme des prises de médicaments. On parle donc de posologie « par prise » ou « par 24 heures ».

Pour chaque médicament il existe une **dose usuelle** et une **dose maximale**. Elles sont indiquées « par prise » (dose unitaire) et « par 24 heures » (dose journalière). Les doses usuelles et maximales sont déterminées par des tests cliniques.

- La **dose usuelle** est dite « dose thérapeutique » : c'est la dose nécessaire pour obtenir l'effet favorable désiré.
- La **dose maximale** correspond à la quantité (unitaire ou journalière) de substance active administrable au patient en toute sécurité, ou sans effets toxiques.

Doses usuelles et maximales pour l'aspirine

	Doses usuelles		Doses maximales	
(par voie orale)	Par prise	Par 24 heures	Par prise	Par 24 heures
Acide acétylsalicylique	100 mg à 1 g	1 à 3 g	2 g	6 g

Cependant, le prescripteur peut être amené à modifier la dose usuelle au regard de l'âge, du poids (masse corporelle), de l'état de santé et de la tolérance du patient à l'égard du principe actif.

Contenances en poids et volume des différentes cuillères

Types de cuillères	Cuillère à café	Cuillère à dessert	Cuillère à soupe
Volume (mL)	5	10	15
Masse pour un soluté aqueux (g)	5	10	15
Masse pour un sirop (g)	7	15	20

La posologie des gouttes buvables est prescrite en chiffres romains (en principe) ou en chiffres arabes (le plus courant).

Indication du nombre de gouttes : correspondances romain/arabe

Arabe	1	2	3	4	5	6	7	8	9	10	50	100	500	1000
Romain	I	II	III	IV	V	VI	VII	VIII	IX	X	L	C	D	M

On écrit les nombres à l'aide des 7 lettres de telle façon que les chiffres représentés aillent toujours en diminuant de gauche à droite. Le nombre écrit est la somme des nombres représentés chacun par une lettre.

Les lettres s'additionnent lorsqu'elles sont situées vers la droite du chiffre supérieur représenté.

Exemple 1 770 = MDCCLXX

Une seule lettre se soustrait lorsqu'elle se situe à gauche du plus grand chiffre représenté.

Exemple 4 = IV

2 Préparation des médicaments

La préparation des médicaments répond aux impératifs d'hygiène et de sécurité.

L'infirmier doit vérifier, pour chaque médicament, le nom, la forme galénique et le dosage. Il contrôle en outre la date de péremption et les modalités de conservation du médicament.

Il doit respecter les règles et protocoles d'hygiène, en particulier le lavage des mains, la désinfection du plan de travail et du chariot, l'utilisation de gobelets ou de contenants à usage unique ou désinfectés.

Concentration en pourcentage

Une solution à 5 % (m/v) (exemple : solution glucosée à 5 %) renferme **5 g** de solutés dissous pour **100 mL** de solution totale ou 50 g/L ou 50 mg/mL.

Le pourcentage peut désigner un **rapport m/m** (masse sur masse) ou un **rapport v/v** (volume sur volume).

Le pourcentage masse/masse ou volume/volume est appelé titre d'une solution et est utilisé en particulier pour les solutions alcooliques.

Titre = pourcentage d'alcool présent dans la solution.

19 Administration des médicaments dans les unités de soins

André Le Texier

L'administration du médicament est la dernière étape du circuit du médicament à l'hôpital. Toute erreur lors de l'administration ou toute erreur préalable non décelée induit systématiquement une erreur de médication avec risque de iatrogénèse médicamenteuse. La qualité de l'administration dépend en particulier de la qualité de la prescription.

1 Rôle du personnel infirmier

L'administration des médicaments est un acte infirmier ou plus rarement médical. Dans les unités de soins, l'infirmier est la personne habilitée à distribuer et à administrer les médicaments au patient. Le personnel infirmier n'assure pas l'administration de médicaments sur prescription verbale, sauf urgence.

> Sauf accord écrit des prescripteurs, il ne devra être mis ou laissé à la disposition des malades aucun médicament en dehors de ceux qui leur auront été prescrits et dispensés dans l'établissement. Les médicaments dont ils disposent à leur entrée leur seront retirés, sauf accord des prescripteurs.

2 Vérification de la prescription

Préalablement à l'administration, l'infirmier prend connaissance de la prescription sans la retranscrire, vérifie la concordance entre la prescription et le médicament préparé ainsi que l'aspect et la date de péremption des médicaments. Il effectue les reconstitutions des médicaments extemporanément (selon les recommandations relatives au mode d'emploi du produit figurant dans le résumé des caractéristiques du produit ou RCP, et les documents internes à l'établissement), et vérifie l'absence de contre-indications de certaines opérations (broyage de comprimés, ouverture de gélules, mise en solution ou en suspension dans un liquide...).

3 Identification des médicaments

Les médicaments doivent être identifiables et placés dans un support de distribution nominatif. L'étiquette des préparations injectables (voir détail en fonction de la préparation) doit mentionner : nom et prénom du patient, et éventuellement date de naissance, nom de la spécialité, dose prescrite, voie d'administration, date, heure et durée de l'administration si nécessaire.

En ce qui concerne la conservation des contenants multidoses, il faudra veiller aux conditions de stockage (température, abri de la lumière...) et à la durée de conservation après ouverture ou reconstitution. La date de préparation (ou d'ouverture) et éventuellement date limite seront notées sur le contenant. Les médicaments dont le délai maximal de conservation est dépassé doivent être éliminés. Lorsqu'ils sont destinés à un seul patient (flacon d'insuline, collyre), les conditionnements seront étiquetés au nom du patient.

4 Opérations durant l'administration au patient

Au moment de l'administration, l'infirmier vérifie l'identité du patient et sa capacité d'autonomie pour gérer l'administration de son traitement. Il doit respecter les vitesses d'injection intraveineuse et les règles d'hygiène et de sécurité.

L'infirmier applique les mesures de sécurité liées à l'administration des traitements (ne pas laisser le chariot de médicaments ouvert, jeter tout médicament non identifiable et tout médicament déconditionné par erreur, ne jamais découper les plaquettes en raison de la disparition de l'identification et/ou de la date de péremption).

Il n'est pas recommandé de déconditionner les formes orales sèches avant la présentation au patient, c'est-à-dire ne pas retirer le médicament du blister ou découper le blister en cas de présentation non unitaire.

Lorsque le médicament n'a pas été administré, le prescripteur et le pharmacien sont informés (art. 8 arrêté du 31 mars 1999) et l'information est enregistrée sur le support approprié.

L'administration des médicaments doit être accompagnée d'une trace écrite sur le dossier du patient, si possible « en temps réel », permettant de retrouver :

- le nom des médicaments administrés ou pris par le patient, la dose réellement administrée ou prise, la voie d'administration ;
- la date et l'heure exacte d'administration ou de prise ;
- le nom et la signature manuelle ou informatique de la personne qui a administré le médicament ;
- les effets indésirables constatés ou l'effet attendu ;
- les difficultés ou tout incident rencontrés lors de la prise ou de l'injection, les motifs de non-administration ou d'administration décalée.

Cet enregistrement doit concerner également les médicaments pris par le patient lui-même le cas échéant, que ces médicaments aient été distribués dans l'unité de soins ou apportés par le patient ou ses proches (cas des traitements au long cours notamment).

Une réglementation particulière s'applique à la prescription, la dispensation, la conservation et à l'administration de certains produits comme les stupéfiants et les médicaments dérivés du sang (MDS). Les règles et l'organisation en vigueur dans l'établissement doivent être connues, notamment en ce qui concerne les supports d'enregistrements de l'administration à utiliser. Ainsi, pour les MDS, l'administration s'accompagne de la conservation dans le dossier du patient des données relatives à l'identification du produit administré (numéro de lot…) à des fins de traçabilité.

5 Surveillance clinique

L'infirmier participe à la surveillance clinique des patients et à la mise en œuvre des thérapeutiques. Dans ce cadre, il surveille l'effet du traitement (éventuels effets indésirables, manifestations de dépendance), les reporte sur le dossier de soins et informe le médecin de ses observations.

Des protocoles pourront préciser la conduite à tenir dans certaines circonstances, par exemple en cas de pic fébrile en cours de perfusion (comportant, par exemple, l'arrêt de la perfusion puis la réalisation d'hémocultures sur prescription médicale).

6 Règle des 5 B

En juillet 2011, la Haute autorité de santé (HAS) a proposé un guide dont la vocation est d'accompagner le référentiel de management de la qualité et la sécurité de la prise en charge médicamenteuse de la Direction générale de l'offre de soins (DGOS).

Ce guide prévoit un certain nombre de pratiques pour sécuriser l'administration médicamenteuse, notamment la « règle des 5 B » (Bon patient, Bon médicament, Bonne dose, Bonne voie, Bon moment).

Le Bon patient

Le personnel infirmier et médical doit s'assurer que le bon médicament sera administré au bon patient. En pratique, il devra :
- vérifier l'identité du patient lors de chaque administration ;
- connaître la procédure en vigueur dans son établissement en cas d'homonymie ;
- utiliser deux identifiants ;
- lorsque l'état du patient le permet, lui demander de se présenter (nom, prénom et date de naissance) ; dans le cas contraire, d'autres moyens peuvent être utilisés (bracelet d'identification, photo…).

Le Bon médicament

La prescription doit être rédigée pour le bon patient ; elle doit être lisible et conforme aux exigences réglementaires. Une lecture attentive de l'étiquette, notamment lors des 3 vérifications successives :
- au moment de la collecte du médicament dans le stock du service (armoire, chariot, etc.) ;
- au moment de la préparation (reconstitution, pilulier) ;
- et juste avant de donner le médicament au patient dans sa chambre.

La Bonne dose

Il faudra en plus s'assurer d'administrer la bonne concentration, dilution, dose du médicament prescrit :

- vérification des calculs de dose réalisés et, si besoin, vérification supplémentaire par un autre professionnel. L'infirmier doit connaître les doses « habituelles » des médicaments ;
- interrogation du prescripteur ou du pharmacien lorsque la dose prescrite diffère de la posologie habituelle ;
- adaptation de la dose prescrite au patient (enfant, personne âgée, insuffisant rénal…) ;
- attention particulière portée lors des calculs de dose et de dilution ;
- double vérification en cas de doute sur les calculs et systématiquement pour certains médicaments considérés à risque et certains secteurs.

La Bonne voie

Il faudra :

- s'assurer d'utiliser la voie prescrite ;
- s'assurer que la voie est appropriée et sécurisée ;
- s'assurer que les abréviations sont connues et formalisées dans une fiche d'instruction ;
- demander confirmation pour certaines voies très à risque (intrathécale en particulier).

Le Bon moment

Certains médicaments doivent être administrés à certaines heures et fréquences spécifiques. Il faudra donc s'assurer que l'administration est réalisée au bon moment :

- selon les besoins du patient et tenter de concilier « son bon moment » avec les contraintes liées au traitement ;
- selon les contraintes pharmacocinétiques propres à chaque médicament.

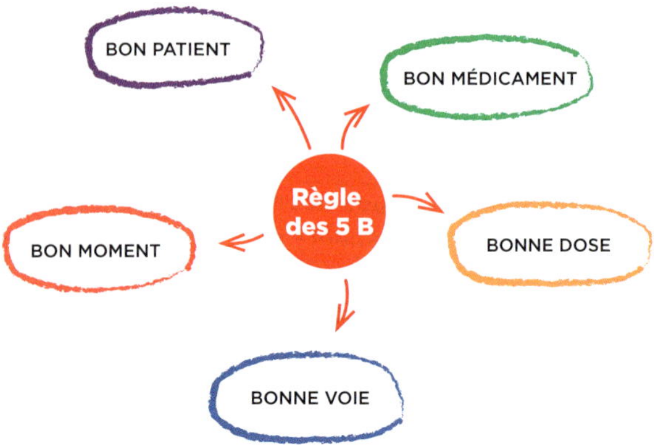

André Le Texier

Les effets thérapeutiques sont les effets primaires recherchés des médicaments sur l'organisme. Cependant, de nombreux effets secondaires, la plupart du temps non désirés (effets indésirables), peuvent se manifester.

1 Définitions

La notion de **iatrogénèse** (ou iatrogénie) (*iatros* : médecin ; *génès* : qui est engendré) est liée à un acte médical ou à l'administration d'un médicament mais ne présuppose pas une erreur médicale.

La **iatrogénèse médicamenteuse** concerne tout dommage résultant de la prise de médicaments ou de l'intervention d'un professionnel de santé relative à un médicament.

Facteurs liés à la iatrogénèse médicamenteuse

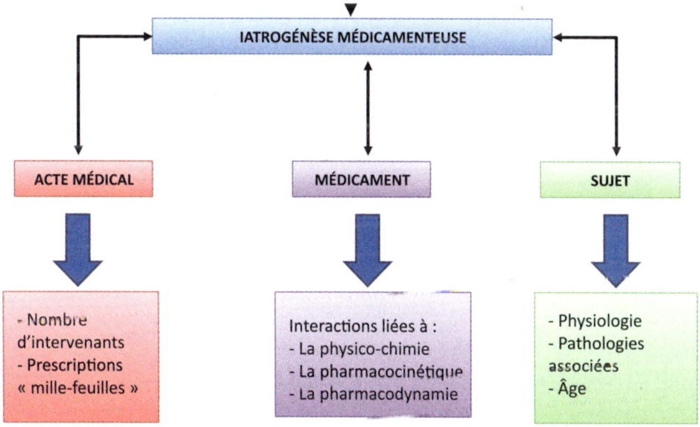

2 Effets indésirables médicamenteux (EIM)

A. Définitions

L'effet indésirable correspond à « une réaction nocive et non voulue à un médicament » (art R. 5121-152 du CSP).

L'OMS a inclus dans cette définition les réactions nocives survenues dans toutes les situations d'utilisation des médicaments (mésusage, abus, surdosage, erreurs médicamenteuses...).

B. Effets prévisibles et imprévisibles

La possibilité de survenue d'un effet indésirable représente un risque qu'il faut mettre en balance avec l'efficacité thérapeutique. Le rapport bénéfices attendus et risques encourus est désigné par la « **balance bénéfice/risque** ».

Deux situations d'effets indésirables médicamenteux sont possibles :

- Les **effets indésirables imprévisibles** et donc inévitables. Ces effets sont à l'origine de l'**aléa thérapeutique.**
- Les **effets indésirables prévisibles** et généralement liés aux propriétés secondaires de la molécule. Ils sont le plus souvent connus et répertoriés lors des essais cliniques.

Situations liées aux effets indésirables (art. R. 5121-152 du CSP)

Mésusage	Abus	Surdosage	Erreur médicamenteuse
Utilisation intentionnelle et inappropriée d'un médicament ou d'un produit, non conforme à l'autorisation de mise sur le marché ou à l'enregistrement ainsi qu'aux recommandations de bonnes pratiques. On peut y associer le dopage, la toxicomanie, le suicide.	Usage excessif intentionnel, persistant ou sporadique, de médicaments, accompagné de réactions physiques ou psychologiques nocives.	Administration d'une quantité de médicament ou de produit, quantité par prise ou cumulée supérieure à la dose maximale recommandée par le résumé des caractéristiques du produit.	Erreur non intentionnelle d'un professionnel de santé, d'un patient ou d'un tiers, selon le cas, survenue au cours du processus de soin impliquant un médicament, notamment lors de la prescription, de la dispensation ou de l'administration.

3 Interactions médicamenteuses

L'**interaction médicamenteuse** est une situation provoquée par l'administration simultanée ou successive de deux ou plusieurs médicaments. Elle peut être source d'effets indésirables prévisibles.

4 Limitation de la iatrogénèse médicamenteuse : rôle de la pharmacovigilance

La **pharmacovigilance** a pour objet la surveillance, l'évaluation, la prévention et la gestion du risque d'effet indésirable résultant de l'utilisation des médicaments.

Les niveaux de recommandations en cas d'associations médicamenteuses selon l'Agence nationale de sécurité du médicament et des produits de santé (ANSM)

Niveau 1	Niveau le plus grave : « Contre-indication »
Niveau 2	Association qui doit être le plus souvent évitée : « Association déconseillée »
Niveau 3	Recommandation la plus fréquente : « Précaution d'emploi »
Niveau 4	Pas de recommandations particulières

Pharmacovigilance

André Le Texier

> « La pharmacovigilance a pour objet la surveillance, l'évaluation, la prévention et la gestion du risque d'effet indésirable résultant de l'utilisation des médicaments et produits mentionnés à l'article L. 5121-1 » (art. L. 5121-22 du CSP).

L'objectif de la pharmacovigilance est la réduction de la fréquence et de la gravité des effets indésirables des médicaments tout en maintenant ou en améliorant leur efficacité.

1 Pharmacovigilance au niveau européen

Au sein de l'EMA, le Comité pour l'évaluation des risques en matière de pharmacovigilance ou PRAC (*Pharmacovigilance Risk Assessment Committee*) s'est réuni pour la première fois en juillet 2012, avec des réunions mensuelles organisées à partir de septembre 2012.

Le PRAC conseille le Comité pour les médicaments à usage humain ou CHMP (*Committee for Medicinal Products for Human Use*) et le groupe de coordination pour la reconnaissance mutuelle et les procédures décentralisées médicaments à usage humain ou CMDh (*Coordination Group for Mutual Recognition and Decentralised Procedures*) sur des problèmes de sécurité liés aux médicaments au sein de l'Union européenne.

Au niveau européen, les dispositions de la directive européenne 2010/84/UE du 15 décembre 2010 s'appliquent depuis le 21 juillet 2012.

Sont précisés les points suivants :

- L'élargissement de la définition de l'effet indésirable : l'effet indésirable couvre dorénavant les réactions nocives survenues dans toutes les situations d'utilisation (mésusage, abus, surdosage, erreurs médicamenteuses…).
- L'amélioration de la détection des signaux : au niveau européen, la centralisation de tous les effets indésirables notifiés dans une seule base de données européenne, appelée **Eudravigilance**, doit permettre une détection plus rapide et plus efficace des signaux de pharmacovigilance.
- L'élargissement de la notification au niveau des patients : les patients et les associations de patients sont encouragés à signaler les effets indésirables aux systèmes de pharmacovigilance.
- L'identification des « médicaments sous surveillance supplémentaire » : les médicaments qui font l'objet d'une **surveillance renforcée** sont inscrits sur une liste publiée sur le site de l'EMA et des agences nationales du médicament. L'inscription sur cette liste s'accompagnera de l'ajout d'un

symbole spécifique (triangle noir pointe en bas) et de l'inclusion d'une mention dans le RCP et la notice du médicament : « **Ce médicament fait l'objet d'une surveillance renforcée.** »

- Le **renforcement de la gestion, de la validation et du suivi des études de sécurité et d'efficacité post-autorisation** : les résumés des résultats de ces études sont publiés sur les sites de l'EMA et des États membres. Les laboratoires pharmaceutiques sont incités à mettre en place des études communes lorsqu'une même problématique du risque a été identifiée.
- Le **renforcement de la communication à destination des professionnels de santé et du public** : un portail web européen relatif à l'information sur les médicaments sera mis en place par l'EMA et les États membres.
- Le **renforcement des obligations en matière de pharmacovigilance des laboratoires pharmaceutiques** : les industriels doivent communiquer immédiatement à l'autorité compétente toute information nouvelle pouvant influencer l'évaluation des bénéfices et des risques de leur médicament ou entraîner des modifications de l'AMM.
- L'**élargissement de la procédure européenne pour les situations d'urgence** : pour les médicaments autorisés dans plus d'un État membre, lorsqu'un signal de pharmacovigilance a été détecté et nécessite une évaluation rapide de la sécurité d'emploi avec une mise en place d'actions de minimisation du risque, une procédure d'évaluation européenne est déclenchée.

2 Mise en œuvre de la pharmacovigilance en France

Acteurs de la pharmacovigilance

Les acteurs du système de pharmacovigilance sont :

- l'Agence nationale de sécurité du médicament et des produits de santé (ANSM) ;
- les centres régionaux de pharmacovigilance (CRPV) ;
- les professionnels de santé, les pharmacies à usage intérieur ;
- les entreprises ou les organismes exploitant un médicament ;
- les établissements pharmaceutiques, y compris ceux gérés par les établissements pharmaceutiques des établissements publics de santé pour leur activité de réalisation de préparation hospitalière et de préparation magistrale.

Les patients et les associations agréées de patients concourent également à ce système.

L'ANSM « assure la mise en œuvre au niveau national du système de pharmacovigilance pour s'acquitter des obligations qui lui incombent en matière de pharmacovigilance et de participation aux activités de l'Union européenne dans ce domaine. Une évaluation périodique du système de pharmacovigilance est réalisée. Les résultats de cette évaluation sont transmis à la Commission européenne tous les deux ans à compter de la première transmission » (art. R. 5121-154 du CSP).

L'ANSM évalue les rapports périodiques actualisés de sécurité qu'elle a reçus et transmet au niveau européen ses rapports d'évaluation au Comité pour l'évaluation des risques en matière de pharmacovigilance (PRAC).

Le Comité scientifique permanent (CSP) « Surveillance et pharmacovigilance » est chargé de rendre un avis au directeur général de l'ANSM sur les risques des médicaments et des produits entrant dans le champ de compétence de la pharmacovigilance et sur les mesures à prendre pour suivre, prévenir, réduire ou faire cesser les risques liés à l'utilisation de ces médicaments ainsi que sur toute question ayant trait au domaine de la pharmacovigilance.

Obligations de signalement des effets indésirables

Les conditions nécessaires pour atteindre l'objectif de réduction de la fréquence et de la gravité des effets indésirables sont multiples. Les entreprises pharmaceutiques et les professionnels de santé sont concernés directement.

Les entreprises pharmaceutiques doivent mettre en œuvre un système de pharmacovigilance. Outre leurs obligations au niveau national, elles doivent :

- déclarer à la base de données européenne, Eudravigilance, les effets indésirables graves et non graves suspectés ;
- transmettre à l'EMA un rapport périodique actualisé de sécurité ;
- transmettre à l'ANSM sans délai tout effet indésirable grave (EIG) ayant été porté à sa connaissance.

De même, tout professionnel de santé observant un effet indésirable d'un médicament doit signaler ce cas à l'un des centres régionaux de pharmacovigilance (CRPV). Aussi, la loi du 29 décembre 2011 stipule (art. L. 5121-25 du CSP) :

- « les médecins, chirurgiens-dentistes, sages-femmes et pharmaciens déclarent tout effet indésirable suspecté d'être dû à un médicament ou produit mentionnés à l'article L. 5121-1 dont ils ont connaissance ;
- les autres professionnels de santé, les patients et les associations agréées de patients peuvent signaler tout effet indésirable suspecté d'être dû à un médicament ou produit mentionnés au même article L. 5121-1 dont ils ont connaissance ».

Les CRPV sont chargés de transmettre au directeur général de l'ANSM les informations recueillies, celles qui concernent des effets indésirables graves devant lui être transmises sans délai. Ils remplissent auprès du ministre chargé de la santé et du directeur général de l'agence une mission d'expertise, en conduisant les études et travaux qui leur sont demandés par ces autorités et en procédant à l'évaluation des informations relatives aux effets indésirables.

Décisions de la pharmacovigilance

Après exploitation des informations recueillies, le directeur général de l'ANSM prend, le cas échéant, les mesures appropriées pour assurer la sécurité d'emploi des médicaments.

Le directeur général de l'ANSM informe l'Agence européenne des médicaments (EMA). Il déclare par voie électronique à la base de données européenne, Eudravigilance, tout effet indésirable grave suspecté, survenu en France, dans un délai de quinze jours à compter de la réception de la déclaration ou de la notification.

Plusieurs mesures peuvent être prises par le ministre chargé de la santé et par le directeur de l'ANSM :

- mise à jour des monographies et du RCP avec accord du laboratoire fabricant permettant une information des médecins et des pharmaciens des modifications ;
- modifications des conditions d'utilisation du médicament avec notamment restrictions des indications thérapeutiques ;
- restrictions de la commercialisation pour certaines formes ou certains dosages ;
- suspension de l'AMM pour effectuer des tests complémentaires afin d'adapter le médicament à de nouvelles modalités ;
- retrait définitif du marché.

Toxicologie et intoxications médicamenteuses

André Le Texier

La **toxicologie** est la science qui traite des effets des poisons et des toxiques sur l'organisme, de leur identification et des moyens de les combattre.

1 Toxicovigilance

La **toxicovigilance** intéresse toute intoxication hormis les intoxications relevant d'autres systèmes de vigilance (les intoxications médicamenteuses relèvent de la **pharmacovigilance**).

A. Définition

La toxicovigilance a pour objet la surveillance des effets toxiques pour l'Homme d'un produit, d'une substance ou d'une pollution dans le but de mener des actions d'alerte, de prévention, de formation et d'information.

B. Organisation

Organisation de la toxicovigilance en France (article R. 1340-1 du CSP)

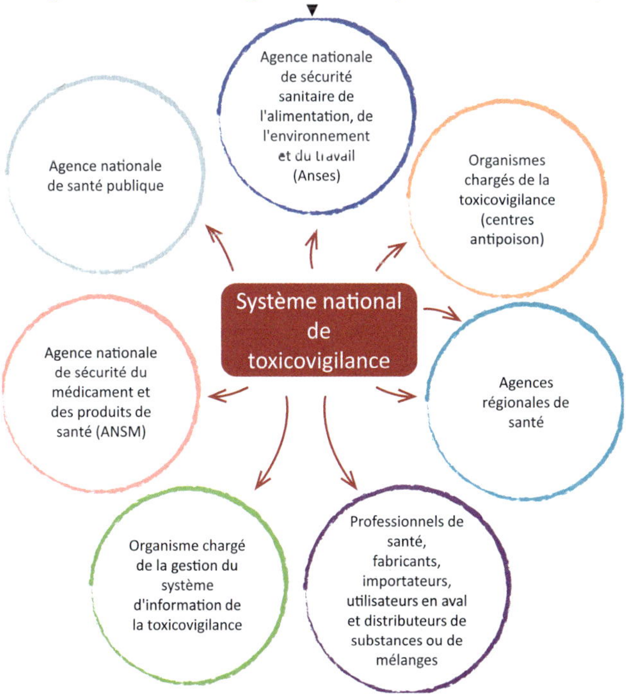
Système national de toxicovigilance
Agence nationale de santé publique
Agence nationale de sécurité sanitaire de l'alimentation, de l'environnement et du travail (Anses)
Organismes chargés de la toxicovigilance (centres antipoison)
Agences régionales de santé
Professionnels de santé, fabricants, importateurs, utilisateurs en aval et distributeurs de substances ou de mélanges
Organisme chargé de la gestion du système d'information de la toxicovigilance
Agence nationale de sécurité du médicament et des produits de santé (ANSM)

Depuis 2016, l'Agence nationale de sécurité sanitaire de l'alimentation, de l'environnement et du travail (Anses) assure la mise en œuvre du système de toxicovigilance.

Elle en définit les orientations, coordonne les actions des différents intervenants et participe à l'évaluation scientifique des informations recueillies.

L'organisation de la toxicovigilance repose sur des **centres antipoison et de toxicovigilance (CAP)**. Les CAP sont des services médicaux constitués de plusieurs unités fonctionnelles au sein d'un centre hospitalier universitaire. Ils évaluent le risque des expositions toxiques, donnent des avis et conseils en matière de diagnostic, de pronostic et de traitement des intoxications, aiguës ou chroniques, par tout produit ou substance.

Les organismes chargés de la toxicovigilance comprennent 8 centres antipoison situés en métropole (Paris, Marseille, Angers, Bordeaux, Lille, Nancy, Toulouse, Lyon) ainsi que le centre hospitalier de la Basse-Terre en Guadeloupe et le centre hospitalier universitaire de La Réunion.

2 Notions en toxicologie

Un **toxique** est une substance qui, à dose élevée, en une fois ou plusieurs fois très rapprochées ou, au contraire, à de faibles doses longtemps répétées, provoque, après pénétration dans l'organisme, immédiatement ou après une période de latence, des troubles d'une ou plusieurs fonctions de l'organisme avec des degrés de gravité variable, pouvant aller jusqu'à la mort.

La **toxicité** est la somme des effets nocifs dus à des interactions moléculaires et produits dans des conditions déterminées sur un organisme vivant par une substance xénobiotique réactive n'existant pas dans l'organisme considéré. Deux principaux types de facteurs contribuent à expliquer la nature et l'étendue des effets toxiques :
- les **facteurs héréditaires** : ils interviennent dans la capacité des individus à transformer les xénobiotiques (**idiosyncrasie** en particulier) ;
- les **facteurs physiologiques** (âge, sexe, état nutritionnel, grossesse, existence de pathologies touchant les fonctions métaboliques ou d'excrétion).

3 Intoxications médicamenteuses

Les **intoxications médicamenteuses** aiguës sont l'une des causes les plus fréquentes d'hospitalisation en urgence. L'absorption volontaire entre le plus souvent dans le cadre de tentative de suicide.

Les ingestions accidentelles sont le plus souvent à mettre sur le compte de la négligence d'adultes qui laissent des médicaments à la portée des enfants.

La gravité des intoxications médicamenteuses dépend de la toxicité propre et de la dose des produits, des paramètres cinétiques du toxique.

Carte des 8 centres antipoison situés en métropole

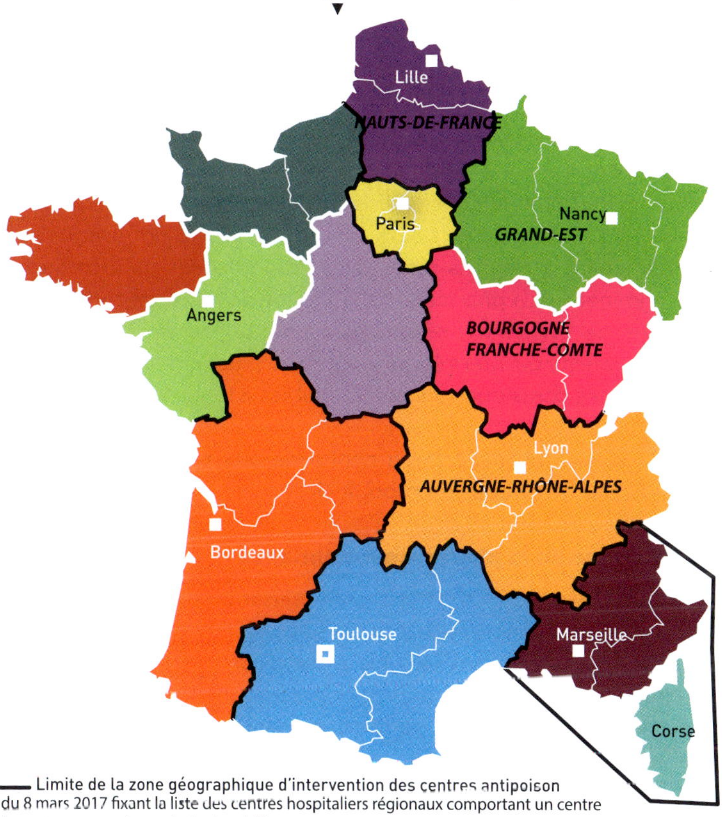

—— Limite de la zone géographique d'intervention des centres antipoison
Arrêté du 8 mars 2017 fixant la liste des centres hospitaliers régionaux comportant un centre antipoison ou un organisme de toxicovigilance

23 Pharmacodépendance

André Le Texier

Le phénomène de dépendance d'un individu vis-à-vis d'un médicament a été dénommé **pharmacodépendance** par l'Organisation mondiale de la santé (OMS).

Ce sont principalement les **médicaments psychotropes** qui peuvent induire un état de pharmacodépendance. Dans certaines situations, il peut s'agir d'un **abus de substance psychoactive** ou bien d'un **mésusage** du médicament. Dans d'autres cas, il s'agit même parfois d'un usage détourné d'un médicament à des fins récréatives, frauduleuses ou lucratives, délictuelles ou criminelles. La pharmacodépendance devient toxicomanie.

- **Abus de substance psychoactive** : « utilisation excessive et volontaire, permanente ou intermittente, d'une ou plusieurs substances psychoactives, ayant des conséquences préjudiciables à la santé physique ou psychique » (art. R. 5132-97, 2° du CSP).
- **Mésusage** : utilisation non conforme aux recommandations du Résumé des caractéristiques du produit (RCP).

1 Définitions de la pharmacodépendance

L'état de dépendance généré par l'utilisation de médicaments initialement prescrits à des fins thérapeutiques (selon les RCP) aboutit à leur utilisation non justifiée par une raison médicale. La personne présente alors une compulsion à prendre la substance de façon continue ou périodique pour ressentir ses effets psychiques et pour parfois éviter l'inconfort de son absence (**syndrome de sevrage**).

A. Définition de l'OMS

La pharmacodépendance est un « **état psychique et quelquefois également physique** résultant de l'interaction entre un organisme vivant et un médicament, se caractérisant par des **modifications du comportement** et par d'autres réactions, qui comprennent toujours une **pulsion à prendre le médicament** de façon continue ou périodique afin de retrouver ses effets psychiques et quelquefois d'éviter le malaise de la privation. Cet état peut ou non s'accompagner de tolérance. Un même individu peut être dépendant à plusieurs médicaments ».

- **Dépendance psychique ou assuétude** : désir irrépressible de répéter les prises pour retrouver les effets liés au produit.
- **Dépendance physique** : apparition de troubles lorsque l'administration est suspendue (sevrage).

B. Réglementation française

Article R. 5132-97 du CSP

« On entend par pharmacodépendance, l'ensemble de **phénomènes comportementaux, cognitifs et physiologiques** d'intensité variable, dans lesquels **l'utilisation d'une ou plusieurs substances psychoactives devient hautement prioritaire** et dont les caractéristiques essentielles sont le désir obsessionnel de se procurer et de prendre la ou les substances en cause et leur recherche permanente ; l'état de dépendance peut aboutir à l'auto-administration de ces substances à des doses produisant des modifications physiques ou comportementales qui constituent des problèmes de santé publique. »

2 Évaluation de la pharmacodépendance

L'addictovigilance est le système d'évaluation de la pharmacodépendance liée à la prise de substances ou plantes ayant un effet psychoactif ainsi que tout médicament ou autre produit en contenant à l'exclusion de l'alcool et du tabac.

A. Objectifs de l'addictovigilance

- Identification des substances pouvant être à l'origine d'une dépendance ou d'une addiction (plantes, drogues de synthèse, médicaments psychotropes détournés de leur usage).
- Détection des cas de pharmacodépendance graves liés à l'usage de ces substances.
- Évaluation de l'importance statistique de ces cas de pharmacodépendance.
- Surveillance et encadrement des conditions d'utilisation des médicaments psychoactifs.
- Classement des produits psychoactifs sur la liste des stupéfiants et des psychotropes.
- Diffusion d'alertes.

B. Organisation de l'addictovigilance

Système français

L'ANSM assure la mise en œuvre de l'addictovigilance.

Le système d'évaluation de la pharmacodépendance participe à la politique de lutte contre la drogue et la toxicomanie en coordination avec la Mission interministérielle de lutte contre les drogues et les conduites addictives (MILDECA).

L'addictovigilance est organisée sur trois échelons :

- **Échelon local** : les professionnels de santé procèdent au signalement des cas d'abus et de pharmacodépendance (art. R. 5132-114 du CSP).

- **Échelon régional** : les Centres d'évaluation et d'information sur la pharmacodépendance et d'addictovigilance (CEIP-A) sont chargés de (art. R. 5132-112 du CSP) :
  - recueillir des signalements et de procéder à l'évaluation des cas ;
  - conduire les enquêtes officielles et les missions d'expertise demandées par le directeur général de l'ANSM ;
  - renseigner les professionnels de santé et développer l'information sur le risque de pharmacodépendance ;
  - contribuer à la recherche sur le risque de pharmacodépendance et d'abus.
  - transmettre au directeur général de l'agence régionale de santé territorialement compétente les signalements.
- **Échelon national** : les cas avérés sont transmis par les CEIP-A à l'ANSM qui enregistre ces cas. Le Comité scientifique permanent (CSP) « Psychotropes, stupéfiants et addictions » de l'ANSM est chargé de donner, si nécessaire, un avis consultatif à la demande du directeur général de l'ANSM.

Système européen et international

- **Au niveau européen**, l'ANSM transmet à l'Observatoire européen des drogues et des toxicomanies (OEDT) basé à Lisbonne, des rapports d'évaluation rédigés par les CEIP-A. De plus, les cas d'abus de médicaments pouvant modifier l'évaluation de leur rapport bénéfice/risque, sont transmis à l'EMA.
- **Au niveau international**, l'ANSM transmet des rapports d'évaluation de substances psychoactives au comité d'experts de la pharmacodépendance de l'OMS. Ce comité rend des avis scientifiques à l'Organe international de contrôle des stupéfiants de l'Organisation des Nations unies (ONU), en vue d'une éventuelle mise sous contrôle international de ces substances.

C. SINTES

Le dispositif SINTES (Système d'identification national des toxiques et des substances) est un des composants du dispositif d'observation en continu TREND (Tendances récentes et nouvelles drogues) mis en place par l'OFDT (Observatoire français des drogues et des toxicomanies).

Il vise à documenter la composition des produits circulants, illicites ou non réglementés (dosage, identification de nouvelles molécules et logos) et les contextes de consommation à partir :

- des collectes de produits réalisées par des acteurs socio-sanitaires directement auprès des usagers ;
- des résultats de l'analyse des saisies effectuées par les services d'application de la loi ;

- SINTES est saisi lorsque sont constatés :
  - des effets indésirables : le produit est suspecté d'avoir provoqué des réactions nocives se produisant suite à la consommation d'une dose *a priori* habituelle d'un produit psychoactif,
  - des effets inhabituels : le produit a entraîné des sensations qui ne correspondent pas à celles couramment attendues avec celui-ci,
  - un caractère nouveau ou rare : cela peut concerner un nouveau produit de synthèse (NPS) mais également un produit dit « classique ».

3 Classes thérapeutiques et pharmacodépendance

Plusieurs classes de médicaments psychoactifs entraînent un phénomène de dépendance lors de leur usage chronique. Ce sont les **analgésiques opioïdes** (stupéfiants) et certains **psychotropes**. Il est donc indispensable que la posologie (durée et fréquence de prise) soit bien respectée. La durée de traitement est limitée (quelques jours à quelques semaines).

L'arrêt du traitement se fait par réduction progressive des doses.

D'autres médicaments peuvent ponctuellement conduire à une dépendance, tels que :

- les **sirops antitussifs** qui contiennent de la **codéine** (dérivé semi-synthétique de la morphine), du **dextrométhorphane** ;
- des médicaments renfermant de la **diphénhydramine** (contre les nausées).

Certaines substances anesthésiques comme la **kétamine** ou le GHB peuvent, lorsqu'elles sont détournées de leur usage, être responsables d'une **soumission chimique**.

24 Les risques en pédiatrie et précautions

André Le Texier

L'enfant est un organisme humain en maturation. L'administration d'une dose adulte d'un médicament rapportée uniquement au poids d'un enfant ne suffit pas pour obtenir une concentration plasmatique à l'équilibre équivalente.

1 Variabilité d'ordre pharmacocinétique

A. Absorption

L'absorption **au niveau de l'intestin** est plus lente chez le nouveau-né.

Par **voie cutanée**, la résorption est très importante chez l'enfant de moins de 12 ans car l'épaisseur de la peau est moins importante que chez l'adulte.

Par **voie intramusculaire**, la résorption est liée à l'importance de l'irrigation sanguine du muscle concerné.

De même, l'absorption **au niveau de la muqueuse rectale** est très variable.

B. Distribution

La distribution des médicaments est largement modifiée chez le nouveau-né et le nourrisson. Elle dépend du débit sanguin, de la perméabilité des membranes aux molécules de principe actif, la dimension des compartiments liquidiens et la liaison du principe actif aux protéines plasmatiques.

C. Métabolisme

Le foie est un organe immature au cours des premières semaines chez le prématuré et le nouveau-né.

D. Élimination

Encore immature à la naissance, le rein est le principal organe d'élimination.

2 Variabilité d'ordre pharmacodynamique

La variabilité pharmacodynamique chez l'enfant est liée à une immaturité de l'organe cible, à une variation du nombre de récepteurs ou à une altération du couplage récepteur-effecteur.

> Certains médicaments sont à haut niveau de risque pour l'enfant, notamment le chlorure de potassium (KCl), la morphine, l'insuline, le fentanyl, le salbutamol.
>
> En pédiatrie, il est nécessaire de fractionner les doses de médicaments disponibles, de préparer la dose à administrer à un volume ou à une concentration calculés à partir d'un dosage réservé à l'adulte. Ces opérations préalables présentent un risque majeur pour le professionnel comme pour le petit patient. **Une attention particulière doit leur être apportée**.

Les risques en gériatrie et précautions

André Le Texier

Les sujets âgés sont particulièrement exposés au risque de iatrogénèse médicamenteuse.

> En gériatrie, la notion de balance bénéfice/risque, de service médical rendu est essentielle. Une question est primordiale : le médicament est-il nécessaire et utile ?

1 Évolutions pharmacocinétiques

A. Absorption

La phase d'absorption est modifiée par l'élévation du pH gastrique, la diminution de la vidange gastrique, la variation de la motilité gastro-intestinale, du flux sanguin splanchnique et la moindre efficacité des systèmes de transports actifs.

B. Distribution

Avec l'âge, on constate très souvent une diminution du compartiment hydrique, de la masse maigre musculaire et de l'albuminémie, mais une augmentation de la masse grasse.

C. Métabolisme

La fonction hépatique diminue chez la personne âgée.

D. Excrétion rénale

Il est souvent observé une diminution de l'élimination rénale liée à une baisse du flux rénal ou à l'altération de la fonction glomérulaire.

2 Interactions médicamenteuses

Certains médicaments renforcent les effets d'autres molécules ou modifient leur métabolisme. Ces interactions sont difficiles à gérer.

3 Recommandations en gériatrie

L'information du patient est un acte essentiel (modalités du bon usage, recueil et transmission au médecin traitant des effets indésirables).

Quel que soit le profil de risque potentiel de la classe thérapeutique à laquelle appartiennent les médicaments prescrits, un bilan clinique et biologique minimal doit être établi régulièrement.

Une cause médicamenteuse doit être systématiquement évoquée devant toute altération de l'état de santé du patient âgé.

26 Hypnotiques

André Le Texier

Un **hypnotique** (ou somnifère) est un **psychotrope psycholeptique** qui provoque ou favorise le sommeil, diminue la vigilance (**nooleptique**) en entraînant une dépression du système nerveux central (SNC).

1 Aspects pharmacodynamiques

Les principales molécules hypnotiques sont des :

- **Benzodiazépines** (BZD). Elles partagent plusieurs propriétés : hypnotique, anxiolytique, myorelaxante, anticonvulsivante et amnésiante. La plupart des BZD sont des agonistes allostériques du récepteur GABA-A.
- **Molécules apparentées aux benzodiazépines** (zopiclone et zolpidem). Leur action hypnotique est aussi puissante que celle des BZD hypnotiques, via le récepteur GABA-A sur un site récepteur différent de celui des BZD.
- **Anti-histamines anti-H1** (alimémazine et prométhazine), dérivés de la phénothiazine.
- **Substances non hypnotiques** dans leurs indications (thymoanaleptiques et antipsychotiques sédatifs) mais possédant un pôle sédatif développé.

2 Indications

Les BZD et apparentées sont les molécules les plus fréquemment prescrites comme hypnotiques. Elles doivent être prises **au coucher**. Le sommeil induit par les BZD est caractérisé par une diminution du temps nécessaire (latence) pour l'endormissement, une augmentation de la durée du stade II de sommeil lent et une réduction des stades III et IV.

Les BZD et apparentées sont donc indiquées dans les insomnies d'endormissement.

Leur efficacité s'atténue à moyen ou à long terme.

Les médicaments contenant des substances à propriétés hypnotiques (BZD et apparentées) et dont l'indication est « l'insomnie » ne peuvent être prescrits que pour une durée maximale de 4 semaines, non renouvelable.

Architecture du cycle de sommeil

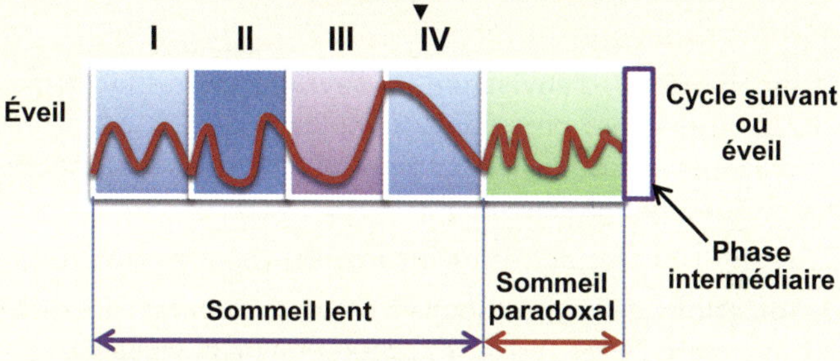

Le sommeil fait partie des fonctions physiologiques du cerveau. Il s'agit d'un phénomène cyclique dans lequel deux phases peuvent être individualisées : le sommeil « lent » et le sommeil « paradoxal ».

La difficulté à dormir (insomnie) se manifeste par une diminution de la durée habituelle de sommeil avec, ou non, atteinte de la qualité (ou architecture) du sommeil et un impact sur la qualité de la phase de veille du lendemain. Il s'agit d'une manifestation clinique et non d'une maladie.

3 Effets indésirables

À long terme avec les BZD et apparentées, on observe l'apparition d'insomnies de rebond (augmentation du temps de latence et diminution de la durée totale de sommeil, mauvaise qualité du sommeil induit car fragmenté).

En utilisation prolongée ou bien à forte dose, le développement d'une tolérance peut être facteur de **risque de dépendance physique et psychique** (syndrome de sevrage à l'arrêt du traitement). On observe également le développement d'une amnésie rétrograde.

Pour les anti-H1 et les autres médicaments, *voir Mémos Antipsychotiques et Thymoanaleptiques*.

Classification des psychotropes selon Delay et Deniker (1957)

Effets dépresseurs	Action sur la vigilance : Hypnotiques	Action sur l'anxiété : Anxiolytiques	Action sur l'humeur : Neuroleptiques
Effets régulateurs	Psycho/thymorégulateurs : Normothymiques		
Effets stimulants	Action sur la vigilance : Nooanaleptiques	Action sur l'humeur : Thymoanaleptiques	

4 Contre-indications et interactions médicamenteuses

Les BZD sont **contre-indiquées** lorsque le sujet présente une **hypersensibilité** individuelle aux BZD, une **insuffisance respiratoire** et une **apnée du sommeil**. Les BZD sont **à éviter** chez les patients atteints de **myasthénie** ou chez les **insuffisants hépatiques sévères**.

Il est recommandé d'**envisager un sevrage** chez tout sujet âgé prenant une BZD de manière chronique (remplacer la BZD par le zolpidem). Les **benzodiazépines à demi-vie longue** (≥ 20 heures) sont inappropriées chez les sujets âgés, du fait d'un **risque iatrogénique**.

Pour les anti-H1 et les autres médicaments, *voir Mémo Antipsychotiques.*

Les **associations des hypnotiques à d'autres dépresseurs du SNC** (opioïdes, alcool) majorent l'effet sédatif et l'altération de la vigilance.

L'**association aux analgésiques opioïdes et antitussifs** majore le risque de dépression respiratoire liée aux BZD

La **rifampicine** (par induction enzymatique) diminue l'efficacité du zolpidem.

La prise d'hypnotiques impose des **restrictions à la conduite** (automobile, engins) : **niveau de risque 3**.

Différents pictogrammes imposant des restrictions à la conduite

	**Soyez prudent** Ne pas conduire sans avoir lu la notice	Ces médicaments, en général, ne contre-indiquent pas la conduite, mais peuvent parfois présenter des **effets réellement dangereux** (somnolence provoquée par certains médicaments du rhume ou de la toux, vertiges provoqués par certains antihypertenseurs).
	**Soyez très prudent** Ne pas conduire sans l'avis d'un professionnel de santé	Médicaments susceptibles de **remettre en cause la conduite d'un véhicule ou l'utilisation d'une machine**. Il s'agit, entre autres, des psychoanaleptiques, des analgésiques (notamment, ceux contenant des substances comme la codéine, la morphine...), des anxiolytiques, des médicaments du diabète, de la maladie de Parkinson et de l'épilepsie.
	**Attention, danger : ne pas conduire** Pour la reprise de la conduite, demandez l'avis d'un médecin	**Risque le plus élevé**. Il s'agit de pratiquement tous les hypnotiques, de nombreux anxiolytiques et psychoanaleptiques, des anesthésiques généraux et certains des collyres mydriatiques. La prise de ces médicaments entraîne une incapacité temporaire à la conduite. Il faut donc que le patient s'informe du délai à respecter avant de pouvoir reprendre le volant.

Conseils pratiques

- Mise en place de règles pour permettre l'endormissement : temps de sommeil limité aux besoins, siestes trop longues ou trop tardives (après 16 heures) à éviter, horaire régulier de lever et de coucher à respecter, limitation du bruit, de la lumière et d'une température excessive, excitants (caféine, alcool et nicotine) et repas trop copieux à éviter le soir.
- En cas d'usage chronique : arrêt progressif sur plusieurs semaines ou mois (sinon risque de dépendance).
- Risques de somnolence diurne avec réveil difficile et perte de vigilance, d'allergie aux BZD, de chute chez la personne âgée, de sécheresse buccale ou de constipation (antihistaminiques et autres psychotropes), d'hypotonie musculaire due aux effets myorelaxants des BZD, de troubles de la mémoire.

Principaux hypnotiques

Dénomination commune internationale	Nom de spécialité et forme galénique
BENZODIAZÉPINES (BZD)	
$t_{1/2}$ court	
Midazolam	MIDAZOLAM®* sol. rectale, injectable BUCCOLAM®** sol. buccale
$t_{1/2}$ moyen (de 8 à 10 h)	
Loprazolam	HAVLANE® cp
Lormétazépam	LORMETAZEPAM® cp
$t_{1/2}$ long (+ de 17 h)	
Estazolam	NUCTALON® cp
Nitrazépam	MOGADON® cp
APPARENTÉS AUX BENZODIAZÉPINES (BZD)	
Zopiclone	IMOVANE® cp
Zolpidem	STILNOX®*** cp
AUTRES MÉDICAMENTS À COMPOSANTE HYPNOTIQUE	
Alimémazine	THERALENE® cp, gttes buv.
Doxylamine	DONORMYL® cp eff., LIDENE® cp
Hydroxyzine	ATARAX®* cp, sirop
Prométhazine	PHENERGAN® cp, injectable
Mélatonine	CIRCADIN® cp LP, SLENYTO® cp LP
Chlorpromazine	LARGACTIL® cp, sol. buv., injectable
Lévomépromazine	NOZINAN® cp, sol. buv., injectable
Cyamémazine	TERCIAN® cp, sol. buv., injectable
Amitriptyline	ELAVIL® cp, LAROXYL® cp, sol. buv., injectable
Miansérine	MIANSERINE® cp
Mirtazapine	NORSET® cp

* Prémédication anesthésique.

** Convulsions aiguës et prolongées des enfants épileptiques de 3 mois à 18 ans.

*** Les spécialités pharmaceutiques contenant du zolpidem sont soumises à une partie de la réglementation des stupéfiants (prescription en toutes lettres sur ordonnance sécurisée).

27 Anxiolytiques

André Le Texier

Les **anxiolytiques** sont des médicaments psychotropes **psycholeptiques** (sédatifs de l'angoisse). Ils sont également appelés tranquillisants.

1 Aspects pharmacodynamiques

Les principaux médicaments anxiolytiques renferment des molécules :

- **Benzodiazépines** (BZD), qui partagent plusieurs propriétés : hypnotique, anxiolytique, myorelaxante, anticonvulsivante et amnésiante. La plupart des BZD sont des agonistes allostériques du récepteur GABA-A.
- **Non benzodiazépines** :
  - agoniste partiel des récepteurs sérotoninergiques 5-HT1A et agoniste des récepteurs dopaminergiques D2 : **buspirone** (dénuée d'effets sédatifs, myorelaxants ou anticonvulsivants) ;
  - antihistaminique anti-H1 avec des propriétés anticholinergiques : **hydroxyzine** ;
  - molécule à propriétés anxiolytiques et spasmolytiques : **captodiame** ;
  - molécule facilitant la transmission GABAergique : **étifoxine** ;
  - inhibiteur de la recapture de la sérotonine et de la noradrénaline (IRSNa) : **venlafaxine**, inhibiteur sélectif de la recapture de la sérotonine (ISRS) : **paroxétine** ;
  - blocage des canaux calciques voltage-dépendants : **prégabaline**.

2 Indications

- **BZD anxiolytiques** : par voie orale, dans le traitement de différents troubles anxieux aigus, des troubles anxieux avec état dépressif ou trouble psychotique (en association avec les antipsychotiques), pour réduire l'insomnie, les terreurs nocturnes et l'instabilité motrice des enfants anxieux et pour traiter des troubles caractériels.
- **Hydroxyzine** : dans les manifestations mineures de l'anxiété et en prémédication à l'anesthésie générale.
- **Buspirone** : dans le traitement de l'anxiété réactionnelle, notamment les troubles de l'adaptation avec humeur anxieuse et l'anxiété post-traumatique.
- **Étifoxine** : dans les manifestations psychosomatiques de l'anxiété.
- **Autres substances non benzodiazépines** : ponctuellement prescrites dans les états anxieux ; appartiennent à d'autres classes pharmacologiques : **thymoanaleptiques** (venlafaxine, paroxétine) et **antiépileptiques** (prégabaline) (*voir Mémos correspondants*).

Principaux effets indésirables

Anxiolytiques	Type de manifestions	Symptômes
BZD	Effets neurologiques	Insomnies de rebond
	Effets psychiatriques (utilisation prolongée ou à forte dose)	Développement d'une tolérance avec risque de dépendance physique et psychique. Amnésie rétrograde.
Hydroxyzine	Effets anticholinergiques	Sécheresse de la bouche, constipation, risque de rétention urinaire surtout en cas d'adénome de la prostate, glaucome et troubles de la vue (difficultés d'accommodation, sensibilité à la lumière).
	Effets cardiaques	Risque d'allongement de l'intervalle QT.
Buspirone	Effets digestifs	Gastralgie.
	Effets neurologiques	Sensations de vertige, céphalées et nausées, nervosité, sueurs.
Étifoxine	Effets divers	Toxidermies sévères, vascularites ou réactions de type maladie sérique, choc anaphylactique, cytolyse hépatique, hépatite, hémorragies intermenstruelles chez les femmes sous contraception orale, colite lymphocytaire et risque de somnolence en cas de surdosage
Captodiame	Effets neurologiques	Modification de la vigilance.

3 Contre-indications et interactions médicamenteuses

- Les anxiolytiques, en particulier les BZD, modifient la vigilance des conducteurs de véhicules avec un risque de niveau 2 (*voir Mémo Hypnotiques*).
- Pour l'hydroxyzine, des restrictions existent pour minimiser le risque d'allongement de l'intervalle QT : chez les patients présentant un facteur de risque connu, chez les sujets âgés, la prise de dose minimale efficace et pendant la durée de traitement la plus courte possible.
- L'étifoxine est contre-indiquée dans les états de choc, en cas d'insuffisances hépatique et rénale sévères, et en cas de myasthénie.
- La buspirone est contre-indiquée en cas d'insuffisances hépatique et rénale sévères.

L'**association des anxiolytiques** (en général) avec l'alcool, des dérivés opioïdes, d'autres psychotropes (hypnotiques, antipsychotiques et thymoanaleptiques sédatifs) entraîne une addition des effets dépresseurs sur le SNC (effet majeur sur la vigilance).

L'**association de l'hydroxyzine** avec des médicaments susceptibles d'induire une bradycardie ou une hypokaliémie doit faire l'objet d'une précaution d'emploi.

Les associations de la **buspirone** avec l'**érythromycine** et avec l'**itraconazole** (diminution du métabolisme hépatique de la buspirone) sont déconseillées (majoration importante de la sédation).

Conseils pratiques

- Instaurer chez le patient, par l'écoute et la disponibilité, un climat de confiance destiné à le rassurer et à réduire les facteurs de stress et d'angoisse.
- Apparition des principaux effets indésirables : somnolence, irritabilité et agressivité, hypotonie musculaire accompagnée d'une sensation de fatigue, dépression respiratoire (BZD).
- Pas d'utilisation au long cours : prescription limitée à **12 semaines non renouvelable** (liste I). Le TRANXENE® est prescrit sur une **ordonnance sécurisée** pour une durée maximale de **28 jours** (teneur en clorazépate = 20 mg).
- Pas de consommation d'alcool.
- Traitement de l'anxiété par d'autres thérapies : psychothérapie, relaxation et sophrologie.

Principaux anxiolytiques

Dénomination commune internationale	Nom de spécialité et forme galénique
BENZODIAZÉPINES	
Alprazolam	XANAX® cp
Bromazépam	LEXOMIL® cp
Chlordiazépoxide + Clidinium	LIBRAX®* cp
Clobazam	URBANYL® cp, gélules LIKOZAM® susp. buv.
Clorazépate dipotassique	TRANXENE® gélules, injectable
Clotiazépam	VERATRAN® cp
Diazépam	VALIUM® cp, gttes buv., injectable
Loflazépate d'éthyle	VICTAN® cp
Lorazépam	TEMESTA® cp
Oxazépam	SERESTA® cp
Prazépam	LYSANXIA® cp, gttes buv.
NON BENZODIAZÉPINES	
Hydroxyzine	ATARAX® cp, sirop
Buspirone	BUSPIRONE® cp
Duloxétine	CYMBALTA® gélules
Étifoxine	STRESAM® gélules
Venlafaxine	EFFEXOR LP® gélules
Paroxétine	DEROXAT® cp
Prégabaline	LYRICA® gélules, susp. buv.

* En association au bromure de clidinium, le chlordiazépoxide est utilisé dans la prise en charge de troubles fonctionnels digestifs en cas d'anxiété.

André Le Texier

Les antipsychotiques ou neuroleptiques sont des psychotropes thymoleptiques employés dans le traitement des psychoses, troubles psychiatriques graves caractérisés par une perte de contact avec la réalité.

On distingue :
- les psychoses aiguës : syndrome confusionnel, bouffée délirante, psychose périnatale ;
- les psychoses chroniques : schizophrénie, psychose hallucinatoire chronique, paranoïa, paraphrénie.

1 Aspects pharmacodynamiques

Les antipsychotiques sont surtout des antagonistes des récepteurs dopaminergiques D2 postsynaptiques, expliquant les effets bénéfiques mais aussi certains effets indésirables (surtout ceux de 1re génération).

À côté de l'effet sur les récepteurs dopaminergiques, chaque antipsychotique possède un profil d'action spécifique antagoniste sur certains autres récepteurs centraux et/ou périphériques :
- récepteurs à la sérotonine : antipsychotiques de 2de génération ;
- récepteurs cholinergiques : phénothiazines, clozapine ;
- récepteurs histaminiques : amisulpride.

2 Indications thérapeutiques

- En secteur psychiatrique : traitement des psychoses et des états psychotiques aigus.
- Dans les autres secteurs de médecine :
  - manifestations psychotiques liées à la sénilité ;
  - symptômes de la maladie de Huntington et de la maladie de Gilles de la Tourette ;
  - troubles du comportement et l'état du *delirium tremens* chez les alcooliques ;
  - troubles de la personnalité de type *borderline* ;
  - vomissements associés aux médicaments anticancéreux et hoquets durables ;
  - douleurs intenses et rebelles ;
  - insomnies rebelles ;
  - neuroleptanalgésie.

Principaux effets indésirables

Type de manifestations	Symptômes
1RE GÉNÉRATION	
Syndrome malin des antipsychotiques (rare, mais grave)	Pâleur, hyperthermie, sueur profuse, hypertonie musculaire.
Troubles psychiques	Sédation, indifférence affective et psychomotrice, état confusionnel.
Troubles neurologiques	Syndrome parkinsonien, troubles extrapyramidaux avec mouvement de succions, mouvement anormal de mastication, trouble de la déglutition, impatience, akathisie, lenteur des gestes.
Troubles cardio-circulatoires	Hypotension, troubles du rythme.
Troubles neurovégétatifs	Sécheresse buccale, constipation, risque de rétention urinaire.
Troubles endocriniens	Prise de poids, gynécomastie et galactorrhée, impuissance, baisse de la libido, cycles menstruels perturbés.
2E GÉNÉRATION	
Troubles psychiques	Sédation (effets anti-H1, anti-M1 ou anti-a1)
Troubles métaboliques et endocriniens	Prise de poids modérée, dyslipidémies, diabète de type 2 possible, hyperprolactinémie
Effets neurologiques	Troubles extrapyramidaux et dyskinésie tardive (moins fréquent qu'avec 1re génération)
Effets hématologiques	Agranulocytose (clozapine).

3 Contre-indications et interactions médicamenteuses

Les antipsychotiques de 1re génération sont contre-indiqués en cas d'allergie connue, de troubles cardiaques, de glaucome, d'adénome de la prostate et de porphyries.

Les risques d'interactions lors d'une association d'antipsychotiques avec d'autres médicaments **psychotropes** (anxiolytiques, hypnotiques, thymoanaleptiques de type IMAO et tricycliques, les sels de lithium), des **antiallergiques** anti-H1, certains **antihypertenseurs**, certains **antiparkinsoniens** (L-Dopa), certains **antiémétiques** apparentés aux antipsychotiques (dompéridone, métopimazine, métoclopramide) sont importants.

Conseils pratiques

- Vérification de la prise régulière du traitement.
- Indication des risques lors de la conduite de véhicules (logo sur le conditionnement).
- Arrêt des traitements au long cours (surtout ceux à forte activité anticholinergique) obligatoirement progressif et systématique sur une durée de 1 à 2 semaines (limitation des effets type sevrage).
- Non-consommation d'alcool et liimitation de l'exposition directe au rayonnement solaire.
- Surveillance de certains paramètres :
  - température pour prévenir le « syndrome malin » ;
  - prise de la tension artérielle pour détecter une hypotension artérielle et une tachycardie ;
  - poids pour éventuellement modifier le traitement ;
  - diurèse pour signaler une rétention urinaire ;
  - réflexe de réactivité de la pupille pour dépister des effets visuels liés aux effets de certaines molécules ;
  - réactivité motrice pour mettre en évidence des mouvements anormaux de type dyskinésie.

- Prise des formes orales de préférence pendant les repas pour éviter certains troubles digestifs, notamment les nausées.
- Bilans biologiques réguliers de surveillance de la glycémie et du taux sanguin de lipides.
- ECG nécessaire pour détecter un allongement du QT corrigé.

Principaux antipsychotiques de 1re génération

Dénomination commune internationale	Nom de spécialité et forme galénique
PHÉNOTHIAZINES	
Chlorpromazine	LARGACTIL® cp, sol. buv., injectable
Cyamémazine	TERCIAN® cp, sol. buv., injectable
Lévomépromazine	NOZINAN® cp, sol. buv., injectable
Pipotiazine	PIPORTIL® cp, injectable
Propériciazine	NEULEPTIL® gélules, sol. buv.
BUTYROPHÉNONES ET DÉRIVÉS	
Dropéridol	DROLEPTAN® injectable
Halopéridol	HALDOL® cp, sol. buv., injectable HALDOL DECANOAS® injectable
Penfluridol	SEMAP® cp
Pipampérone	DIPIPERON® cp, sol. buv.
DIPHÉNYLBUTYLPIPÉRIDINE	
Pimozide	ORAP® cp
BENZAMIDES SUBSTITUÉS	
Amisulpride	SOLIAN® cp, sol. buv., injectable
Sulpiride	DOGMATIL® cp, gélules, sol. buv.
Tiapride	TIAPRIDAL® cp, sol. buv., injectable
THIOXANTHÈNES	
Zuclopenthixol	CLOPIXOL® cp, gttes buv. CLOPIXOL AP® et CLOPIXOL SP® injectables
Flupentixol	FLUANXOL® sol. buv., FLUANXOL LP® injectable

Principaux antipsychotiques de 2e génération

Dénomination commune internationale	Nom de spécialité et forme galénique
DIBENZO-OXAZÉPINES	
Loxapine	LOXAPAC® cp, sol. buv., injectable
DIBENZODIAZÉPINES	
Clozapine	LEPONEX® cp
Olanzapine	ZALASTA® cp, ZYPADHERA® injectable ZYPREXA® cp, ZYPREXA VELOTAB® cp
Quétiapine	XEROQUEL LP® cp
BENZISOXAZOLES	
Rispéridone	RISPERDAL® cp, sol. buv. RISPERDALCONSTAT LP® injectable
Palipéridone	TREVICTA® injectable XEPLION® injectable
DÉRIVÉS DE LA QUINOLINONE	
Aripiprazole	ABILIFY® cp, sol. buv., injectable

29 Thymoanaleptiques

André Le Texier

Les thymoanaleptiques ou antidépresseurs sont des psychotropes psychoanaleptiques destinés à être prescrits dans le traitement de la dépression.

1 Aspects pharmacodynamiques

Au cours de la dépression, des dysfonctionnements concernent la neurotransmission liée aux monoamines, noradrénaline (N), dopamine (DA) et sérotonine (S ou 5HT pour 5-hydroxytryptamine). Les thymoanaleptiques **augmentent la concentration de ces neurotransmetteurs au niveau synaptique**, dans des proportions variables.

Plusieurs mécanismes synaptiques expliquent les effets des thymoanaleptiques :

- Inhibition spécifique ou non de la recapture (blocage des pompes) de la sérotonine et/ou de la noradrénaline au niveau présynaptique.
- Action agoniste sur les récepteurs postsynaptiques sérotoninergiques (5-HT) et/ou adrénergiques (NA).
- Action mixte de type agoniste et/ou antagoniste sur des récepteurs pré- ou post-synaptiques, ou désensibilisante sur des autorécepteurs.
- Inhibition de la monoamine-oxydase (MAO) responsable de la dégradation des monoamines au niveau présynaptique.
- Précurseurs de la sérotonine (oxitriptan).

2 Indications

Ils sont indiqués lors d'épisodes dépressifs majeurs : les thymoanaleptiques en réduisent les symptômes (douleur morale, insomnie, ralentissement de l'activité psychique et motrice, anxiété et risque suicidaire).

Les plus anciens (IMAO et tricycliques), ayant des effets indésirables fréquents, ne sont plus utilisés en routine. Ils restent utiles en cas d'inefficacité des autres thymoanaleptiques.

Le traitement doit durer au moins 6 mois. Cependant, on constate très souvent, un arrêt prématuré du traitement antidépresseur.

Principaux effets indésirables

Type de manifestations	Symptômes
Syndrome de sevrage	(en cas d'arrêt brutal du traitement)
Troubles psycho-neurologiques	Anxiété, agitation, irritabilité et agressivité, insomnies et cauchemars
Troubles sensoriels	Vision floue, picotements, engourdissement
Troubles digestifs	Anorexie, diarrhées, nausées, douleurs abdominales
Troubles généraux	Sensation de fatigue, céphalées, douleurs musculaires
Troubles spécifiques	
Avec les ISRS	Troubles digestifs
Avec les IMAO	Hypotension orthostatique et troubles cardiaques
Avec l'agomélatine	Toxicité hépatique

Conseils pratiques

- Mise en garde sur certains aliments riches en tyramine (chocolat, abats, gibiers, viandes et poissons...) associés aux IMAO (risque d'HTA).
- Suivi scrupuleux du traitement : durée, posologie.
- Pas d'arrêt seul ou brutal du traitement.
- Effets indésirables : apparition au début du traitement, mais régression pour la plupart en quelques semaines.
- Consommation d'alcool proscrite.
- Hygiène de vie : diminution de la consommation de caféine, pratique d'une activité physique et d'une méthode de relaxation.
- Conduite ou utilisation de machines : risques importants, surtout en début de traitement (informations sur le conditionnement).

3 Contre-indications et interactions médicamenteuses

Certaines contre-indications sont communes (allergies connues).

- Les IMAO sont contre-indiqués en cas d'hypertension artérielle, d'insuffisances cardiaque, hépatique ou rénale.
- Les tricycliques, en raison d'effets atropiniques, ne doivent pas être prescrits en cas de glaucome, ou d'adénome de la prostate.

L'association de plusieurs médicaments (ISRS, antimigraineux de type triptans, amphétamines) modifiant la production de sérotonine pourrait favoriser la survenue de **céphalées et d'accidents vasculaires cérébraux**.

Il ne faut pas associer les IMAO aux tricycliques (augmentation des concentrations plasmatiques des tricycliques) **ou aux ISRS** (risque de syndrome sérotoninergique et risque létal à l'arrêt brutal de l'ISRS).

Principaux thymoanaleptiques

Dénomination commune internationale	Nom de spécialité et forme galénique
INHIBITEURS NON SÉLECTIFS DE LA RECAPTURE DES MONOAMINES	
Tricycliques intermédiaires	
Clomipramine	ANAFRANIL® cp, injectable
Imipramine	TOFRANIL® cp
Tricycliques sédatifs et anxiolytiques	
Amitriptyline	ELAVIL® cp LAROXYL® cp, sol. buv. Injectable
Dosulépine	PROTHIADEN® cp, gélules
Doxépine	QUITAXON® cp
Maprotiline	LUDIOMIL® cp
Trimipramine	SURMONTIL® cp, susp. buv.
INHIBITEURS SÉLECTIFS DE LA RECAPTURE DES MONOAMINES	
Inhibiteurs sélectifs de la recapture de la sérotonine (ISRS)	
Citalopram	SEROPRAM® cp, sol. buv., injectable
Escitalopram	SEROPLEX® cp, gttes buv.
Fluoxétine	PROZAC® gélules
Fluvoxamine	FLOXYFRAL® cp
Paroxétine	DEROXAT® cp
Sertraline	ZOLOFT® gélules
Inhibiteurs sélectifs de la recapture de la sérotonine et de la noradrénaline (ISRSN)	
Milnacipran	MILNACIPRAN® gélules
Duloxétine	CYMBALTA® gélules
Venlafaxine	EFFEXOR LP® gélules
Inhibiteurs sélectifs de la recapture de la dopamine et de la noradrénaline (IRNDA)	
Bupropion*	ZYBAN LP® cp
ANTAGONISTES NORADRÉNERGIQUES ET SÉROTONINERGIQUES SPÉCIFIQUES (ANSS ou NaSSA)	
Miansérine	MIANSERINE® cp
Mirtazapine	NORSET® cp
MODULATEUR SÉROTONINERGIQUE	
Vortioxétine	BRINTELLIX® cp
AGONISTES MÉLATONINERGIQUES ET ANTAGONISTES SÉROTONINERGIQUES (MASSA)	
Agomélatine	VALDOXAN® cp
PRÉCURSEURS DE LA SÉROTONINE	
Oxitriptan	LEVOTONINE® gélules
ANTIDÉPRESSEURS DIVERS	
Tianeptine**	STABLON® cp
INHIBITEURS NON SÉLECTIFS DE LA MONOAMINE-OXYDASE (IMAO)	
Iproniazide	MARSILID® cp
INHIBITEURS SÉLECTIFS DE LA MONOAMINE-OXYDASE DE TYPE A (IMAO-A)	
Moclobémide	MOCLAMINE® cp

* Indiqué comme aide au sevrage tabagique accompagné d'un soutien de la motivation à l'arrêt du tabac chez les patients présentant une dépendance à la nicotine.

** Durée de prescription limitée à 28 jours, prescription en toutes lettres sur ordonnance sécurisée, chevauchement interdit sauf mention expresse du prescripteur, conservation d'une copie de l'ordonnance pendant 3 ans par le pharmacien.

André Le Texier

Les nooanaleptiques sont des psychotropes psychoanaleptiques aux propriétés psychostimulantes.

Certains sont naturels (coca, kawa) et n'ont pas d'application thérapeutique. Les molécules de synthèse sont souvent illégalement consommées (ecstasy et amphétamines). Seule une substance de synthèse amphétaminique possède une indication pharmacologique.

1 Aspects pharmacodynamiques

On distingue plusieurs éléments.

- Le méthylphénidate. Il s'agit d'un **sympathomimétique d'action centrale** apparenté aux amphétamines qui induit l'inhibition de la recapture des catécholamines (noradrénaline et dopamine) et augmente la libération des neurotransmetteurs sympathiques au niveau synaptique ;
- Les psychostimulants non amphétaminiques (modafinil). Le modafinil est un médicament éveillant. En fonction de la dose administrée, il restaure et/ou augmente le niveau d'éveil et de vigilance diurnes. Son action semble due à la potentialisation de l'activité a-1 adrénergique localisée spécifiquement au niveau central sans effets périphériques ;
- Les antiasthéniques. Leur efficacité est très variable et leurs effets nooanaleptiques sont peu marqués.

2 Indications

Les nooanaleptiques possèdent **trois actions majeures** :

- stimulation de la vigilance,
- accélération des processus d'idéation,
- stimulation des perceptions sensorielles.

L'**usage thérapeutique des amphétamines est très restreint**, même en milieu hospitalier, et très encadré. Elles sont, en effet, responsables de nombreux accidents même aux doses thérapeutiques, et elles possèdent des propriétés toxicomanogènes. La plupart ont donc été retirées du marché, sauf le méthylphénidate.

> En France, la prescription de méthylphénidate (liste des stupéfiants) est limitée à **28 jours**. Il s'agit d'une prescription initiale hospitalière réservée aux spécialistes et/ou aux services spécialisés en neurologie, psychiatrie, pédiatrie, et aux centres du sommeil.

Le méthylphénidate est indiqué dans le **trouble du déficit de l'attention avec ou sans hyperactivité (TDAH)** chez l'enfant de plus de 6 ans, et la narcolepsie avec ou sans cataplexie, en cas d'inefficacité du modafinil.

Le **modafinil** (liste I) est prescrit initialement par les spécialistes en neurologie, et les médecins exerçant dans les centres du sommeil. Il est indiqué uniquement dans le traitement de la somnolence diurne excessive chez les adultes atteints de narcolepsie, avec ou sans cataplexie.

Principaux effets indésirables

Type de manifestations	Symptômes
MÉTHYLPHÉNIDATE	
Syndrome de sevrage	Troubles psychiques, des désordres digestifs et une tendance au collapsus cardiovasculaire.
Troubles psychiques	Hyposomnie, anorexie et anxiété, complications psychiques (schizophrénie paranoïde, folie de persécution, hallucinations auditives et visuelles, dysphorie), pharmacodépendance (psychique essentiellement) et tolérance.
Troubles cardiovasculaires	Modifications de la pression artérielle, tachycardie et palpitations.
Troubles neurologiques	Hémorragies méningées ou cérébrales liées à des poussées hypertensives, crises convulsives
MODAFINIL	
Manifestations neurovégétatives	Céphalées, nausées.
Réactions cutanées	Prurit, urticaire avec possibilité d'œdème de Quincke, cas d'érythème polymorphe, syndrome de Stevens-Johnson, syndrome de Lyell.

3 Contre-indications et interactions médicamenteuses

Le **méthylphénidate** est contre-indiqué chez les enfants allergiques à la molécule, en cas de glaucome et de phéochromocytome.

Des précautions sont à prendre en cas d'excès d'hormones thyroïdiennes dans le sang lié à une maladie de la glande thyroïde (risque d'accélération cardiaque). Il peut également diminuer l'efficacité des médicaments utilisés pour traiter l'hypertension.

Il est contre-indiqué chez les patients traités (traitement en cours ou au cours des 2 semaines précédentes) par des inhibiteurs irréversibles et non sélectifs de la MAO (risque de poussée hypertensive), et par des sympathomimétiques indirects ou alpha (risque de vasoconstriction et/ou de crises hypertensives).

Le modafinil est contre-indiqué en cas d'hypersensibilité au modafinil ou à l'un des excipients et d'allaitement.

Conseils pratiques

- **Modafinil** :
  - administration le matin (une prise) ou le matin et midi (deux prises), de préférence au cours des repas,
  - inscrit sur la liste des substances dopantes.
- **Méthylphénidate** :
  - possibilité de survenue ou d'aggravation de troubles psychiatriques à surveiller à chaque augmentation de posologie, puis au moins tous les 6 mois,
  - croissance des enfants traités à surveiller.
- Alcool contre-indiqué avec tous les nooanaleptiques.

Principaux nooanaleptiques

Dénomination commune internationale	Nom de spécialité et forme galénique
AMPHÉTAMINIQUES	
Méthylphénidate	RITALINE® cp RITALINE LP® gélules CONCERTA LP® cp MEDIKINET LM® gélules QUASYM LP® gélules
NON AMPHÉTAMINIQUES	
Modafinil	MODIODAL® cp
MOLÉCULES « ANTIASTHÉNIQUES »	
Sulbutiamine	ARCALION® cp
Piracétam	NOOTROPYL® cp, sol. buv., injectable
Acide ascorbique	REVITALOSE® sol. buv.
Acide ascorbique + Caféine + Glucuronamide	GURONSAN® cp
Arginine	COVERSYL® cp SARGENOR® cp, sol. buv.
Citrulline	STIMOL® sachet, sol. buv.

31 Normothymiques

André Le Texier

Les **normothymiques** sont des **psychotropes psychoisoleptiques** qui possèdent une action régulatrice de l'humeur. Ce sont donc des **thymorégulateurs**.

1 Aspects pharmacodynamiques

Le **carbonate de lithium**, le **divalproate**, le **valpromide**, la **carbamazépine** et la **lamotrigine** sont des antiépileptiques. Ils diminuent l'hyperexcitabilité neuronale par **blocage de canaux ioniques** (Na^{+}, Ca^{2+}).

L'**olanzapine** est un médicament antipsychotique, antimaniaque et thymorégulateur (*voir Mémo Antipsychotiques*).

2 Indications

Les normothymiques sont indiqués dans le traitement du **trouble bipolaire** et des **accès maniaques**.

- **Carbonate de lithium** : en première intention (traitement de référence) dans la prévention des rechutes de troubles bipolaires. Le **traitement doit être prolongé à vie**.
- **Divalproate de sodium** et la **carbamazépine** :
  - épisodes maniaques chez le patient souffrant de troubles bipolaires ;
  - prophylaxie chez des patients bipolaires ayant répondu favorablement à ces médicaments lors du traitement d'un accès maniaque.
- **Lamotrigine** : prévention des récidives dépressives.
- **Valpromide** : trouble bipolaire en cas de contre-indication au lithium et à la carbamazépine.
- **Olanzapine** : prévention des récidives du trouble bipolaire, chez les patients ayant déjà répondu au traitement par l'olanzapine lors d'un épisode maniaque.

> Les normothymiques sont souvent associés à des anxiolytiques (benzodiazépines) ou à des antipsychotiques pour accélérer l'amélioration clinique.

Principaux effets indésirables

Type de manifestations	Symptômes
CARBONATE DE LITHIUM	
Troubles neuropsychiques	Sédation, léthargie, obnubilation, tremblements des mains, états convulsifs, vertiges, troubles de la mémoire fréquents
Troubles digestifs	Gastralgies, nausées, vomissements, diarrhées Accidents cardiaques Dégénérescence myofibrillaire cardiaque
Manifestations cutanées	Acnés ou éruptions acnéiformes, aggravation ou déclenchement de psoriasis et d'éruptions psoriasiformes
Troubles endocriniens	Baisse de la libido, chute des cheveux, prise de poids, soif et polyurie, goitre isolé ou associé à une hypothyroïdie (parfois hyperthyroïdie)
Troubles musculaires	Hypotonie musculaire
VALPROATE ET DÉRIVÉS	
Effet sédatif, hypotonie et manifestations confusionnelles, troubles digestifs, prise de poids, rares cas de thrombopénies ou d'anémie, cas exceptionnels d'hépatites et pancréatites, affections congénitales, familiales et génétiques avec risque tératogène	
CARBAMAZÉPINE	
Somnolence, vertiges, troubles digestifs, sécheresse de la bouche, troubles de l'accommodation, diplopie	
LAMOTRIGINE	
Réactions cutanées exceptionnellement très graves	
OLANZAPINE	
Somnolence, prise de poids, augmentation des taux de prolactine, de cholestérol, de la glycémie et de la triglycéridémie, vertiges, hypotension orthostatique, effets anticholinergiques, asthénie, fatigue, fièvre, arthralgie	

3 Contre-indications et interactions médicamenteuses

Le carbonate de lithium est contre-indiqué dans les cas suivants :
- hypersensibilité à l'un des constituants ;
- allaitement ;
- insuffisance rénale (sauf si une surveillance très stricte et très régulière de la lithiémie et de la créatinine plasmatique) ;
- insuffisance cardiaque ;
- maladie d'Addison.

En cas d'association du lithium avec des hypertenseurs de type IEC ou antagoniste de l'angiotensine, il est indispensable de surveiller la lithiémie et d'adapter la posologie en carbonate de lithium.

En ce qui concerne les interactions médicamenteuses, l'élément à prendre en compte est la capacité pour certains normothymiques d'exercer un **effet inducteur enzymatique** (carbamazépine) ou un **effet inhibiteur enzymatique** (divalproate).

L'**olanzapine** étant métabolisée par le cytochrome CYP1A2, les produits qui sont inducteurs ou inhibiteurs de ce CYP peuvent modifier la pharmacocinétique de l'olanzapine.

Conseils pratiques

- Risques de sédation, léthargie, obnubilation, tremblement des mains, états convulsifs et vertiges liés à la prise des sels de lithium (attention chez les conducteurs et les utilisateurs de machines).
- Règles d'hygiène permettant d'assurer une bonne qualité de sommeil.
- Ne pas modifier les apports sodés (risque de modification de la lithiémie).
- Pas de modification de posologie sans avis médical.
- Signalement de la prise de lithium lors de toute prescription.

Principaux normothymiques

Dénomination commune internationale	Nom de spécialité et forme galénique
Carbonate de lithium	TERALITHE® cp, TERALITHE LP® cp
Divalproate de sodium	DEPAKOTE® cp
Valpromide	DÉPAMIDE® cp
Carbamazépine	TEGRETOL® cp, susp. buv., TEGRETOL LP® cp
Lamotrigine	LAMICTAL® cp
Olanzapine	ZALASTA® cp, ZYPREXA® cp ZYPREXA® inj. ZYPREXA VELOTAB® cp

André Le Texier

L'épilepsie, ou syndrome épileptique, est un trouble dont les causes, les mécanismes et les manifestations sont divers. Les anti-épileptiques sont capables de diminuer la fréquence des crises épileptiques ou de les supprimer, **sans action curative**. Mais les formes cliniques d'épilepsie étant nombreuses et hétérogènes, tous les anti-épileptiques ne sont donc pas efficaces dans toutes les formes d'épilepsie.

1 Aspects pharmacodynamiques

Les anti-épileptiques diminuent l'hyperexcitabilité neuronale par différents mécanismes :

- blocage de canaux ioniques (Na^+, Ca^{2+}) : acide valproïque, carbamazépine, oxycarbazépine, éthosuximide, lévétiracétam, felbamate, lamotrigine, prégabaline ;
- augmentation de l'activité inhibitrice du GABA : barbituriques (phénobarbital et primidone), benzodiazépines (clobazam, clonazépam, diazépam, midazolam), gabapentine, tiagabine (inhibition de de la recapture du GABA), vigabatrine (inhibition de la GABA-transaminase) ;
- inhibition de la libération d'acides aminés excitateurs (glutamate) : lamotrigine ;
- antagonisme des récepteurs NMDA : felbamate, topiramate.

2 Indications

- Épilepsies généralisées (crises cloniques, toniques, absences, atoniques) et épilepsies partielles en monothérapie ou en association à d'autres antiépileptiques (indiqués dans la prévention de la récidive de crises).
- Traitements analgésiques (traitement de la migraine), anxiolytiques ou thymorégulateurs (troubles bipolaires). En particulier, la **prégabaline** est indiquée dans la prise en charge des douleurs neuropathiques.

Principaux effets indésirables

Type de manifestations	Symptômes
COMMUNS	
Troubles digestifs	Nausées, vomissements
Effets neurologiques	Fatigue, somnolence, étourdissements
VALPROATE ET DÉRIVÉS	
Prise de poids, cas exceptionnels d'hépatites et pancréatites, affections congénitales, familiales et génétiques avec risque tératogène	
CARBAMAZÉPINE	
Somnolence, vertiges, troubles digestifs, sécheresse de la bouche, troubles de l'accommodation, diplopie	
ACIDE VALPROÏQUE, CARBAMAZÉPINE, PHÉNOBARBITAL, LÉVÉTIRACÉTAM, FELBAMATE, ÉTHOSUXIMIDE	
Troubles hématologiques idiosyncrasiques	Leucopénie, neutropénie, thrombopénie, agranulocytose, anémie
VIGABATRINE	
Troubles oculaires	Rétrécissement du champ visuel, glaucome
LAMOTRIGINE, PHÉNOBARBITAL, GABAPENTINE, ÉTHOSUXIMIDE, PHÉNYTOÏNE	
Manifestations cutanées	Rash, syndrome de Steven-Johnson

3 Contre-indications et interactions médicamenteuses

Des précautions sont prises par le prescripteur chez les patients qui présentent des antécédents de toxicomanie. Les signes de mésusage, d'abus ou de dépendance à la prégabaline (développement d'une tolérance, augmentation des doses et comportement de recherche du médicament) doivent être surveillés chez ces patients.

Les enfants exposés au valproate (et dérivés) *in utero* présentent un risque accru de troubles neuro-développementaux (30 à 40 % des cas).

Cette molécule ne doit donc **pas être prescrite aux filles, aux adolescentes, aux femmes en âge de procréer et aux femmes enceintes**, sauf en cas d'inefficacité ou d'intolérance aux alternatives médicamenteuses.

Chez celles pour qui le valproate est indispensable :
- prescription initiale annuelle réservée aux spécialistes (neurologie, psychiatrie ou pédiatrie), selon l'indication, avec recueil d'un accord de soins après information de la patiente ;
- renouvellement possible par tout médecin, dans la limite d'un an ;
- rapport bénéfice/risque du traitement à réévaluer régulièrement.

En ce qui concerne les interactions médicamenteuses :

- **effet inducteur enzymatique** : carbamazépine, phénobarbital, phénytoïne ;
- **effet inhibiteur enzymatique** : acide valproïque, felbamate, topiramate.

Conseils pratiques

- **Efficacité des antiépileptiques** : surveillance clinique, surveillance biologique (dosages plasmatiques), surveillance paraclinique (exploration du champ visuel).
- **Titration du traitement** (augmentation des doses par palier) nécessaire jusqu'à la dose maximale tolérée car l'efficacité thérapeutique est souvent dose-concentration-dépendante (sauf phénytoïne).
- **Échappement** (perte d'efficacité) chez un tiers des patients après trois ans de rémission.
- **Pour toute délivrance de médicament à base de valproate (et dérivés)** par le pharmacien, la prescription initiale annuelle par un spécialiste et la présentation d'un accord de soins signé, sont obligatoires.
- Attention aux **interactions médicamenteuses d'ordre pharmacocinétique** (induction/inhibition enzymatique) concernant les molécules de 1re génération, entraînant en particulier une diminution de l'efficacité des contraceptifs oestroprogestatifs.
- Si **diminution de l'efficacité du traitement** ou de la survenue d'effets indésirables persistants : informer le prescripteur.

Principaux anti-épileptiques

Dénomination commune internationale	Nom de spécialité et forme galénique
1RE GÉNÉRATION	
Acide valproïque	DEPAKINE® cp, sirop, susp. buv., injectable DEPAKINE CHRONO® cp MICROPAKINE LP® glé
Divalproate de sodium	DEPAKOTE® cp
Phénobarbital	ALEPSAL® cp GARDENAL® cp, injectable
Primidone	MYSOLINE® cp
Clobazam	LIKOZAM® susp. buv URBANYL® cp
Clonazépam	RIVOTRIL® cp, sol. buv., injectable
Diazépam	VALIUM ROCHE® sol. buv., injectable
Midazolam	BUCCOLAM® sol. bucc.
Carbamazépine	TEGRETOL® cp, susp. buv. TEGRETOL LP® cp
Ethosuximide	ZARONTIN® sirop
Fosphénytoïne	PRODILANTIN® injectable
Phénytoïne	DI-HYDAN® cp DILANTIN® injectable

Dénomination commune internationale	Nom de spécialité et forme galénique
MÉDICAMENTS PLUS RÉCENTS	
Brivaracetam	BRIVIACT® cp, inj.
Cannabidiol	EPIDYOLEX® sol. buv.
Cenobamate	ONTOZRY® cp
Fenfluramine	FINTEPLA® sol. buv
Felbamate	TALOXA® cp, susp. buv.
Gabapentine	NEURONTIN® cp, gélules
Lacosamide	VIMPAT® cp, sirop, injectable
Lamotrigine	LAMICTAL® cp
Lévétiracétam	KEPPRA® cp, sol. buv., injectable LEVIDCEN® sachet
Eslicarbazépine	ZEBINIX® cp
Oxcarbazépine	TRILEPTAL® cp, susp. buv.
Pérampanel	FYCOMPA® cp, sol. buv.
Prégabaline	LYRICA® gélules, sol. buv.
Rufinamide	INOVELON® cp, susp. buv.
Stiripentol	DIACOMIT® gélules, sachet
Tétracosactide	SYNACTHENE® injectable SYNACTHENE RETARD® injectable
Tiagabine	GABITRIL® cp
Topiramate	EPITOMAX® cp, gélules
Vigabatrine	SABRIL® cp, sol. buv.
Zonisamide	ZONEGRAN® gélules

André Le Texier

La maladie de Parkinson est une atteinte dégénérative du système nerveux central liée à une diminution de la production de dopamine centrale au niveau de la substance noire ou *locus niger*. Le contrôle des mouvements résulte d'un **équilibre entre l'influence des deux neurotransmetteurs, la dopamine et l'acétylcholine**.

La pathologie est entraînée par la perte de cet équilibre et caractérisée par une triade sémiologique : akinésie, tremblements et rigidité.

1 Aspects pharmacodynamiques

Une lésion du *locus niger* entraîne une **diminution du taux de dopamine** dans le striatum. Cette baisse induit les symptômes cliniques (akinésie surtout) de la maladie.

D'autres neurotransmetteurs sont également concernés : le GABA, la sérotononine, la noradrénaline, le glutamate (tremblements, rigidité).

La **première approche thérapeutique** consiste donc à traiter par des médicaments qui compensent le déficit de dopamine :
- précurseur de la dopamine : L-Dopa ou lévodopa ;
- agonistes dopaminergiques (stimulent les récepteurs D2 de la dopamine) ;
- inhibiteurs du catabolisme de monoamines : inhibiteurs de la monoamine oxydase B ou IMAO-B ;
- inhibiteurs du catabolisme des catécholamines : inhibiteurs de la catéchol-O-transférase ou COMT ;
- stimulants de la libération de la dopamine : amantadine.

Une autre stratégie permet de diminuer la prépondérance du système cholinergique striatal à l'origine des troubles de la motricité.

Ces médicaments sont antagonistes de l'acétylcholine au niveau central : il s'agit des anticholinergiques.

2 Indications

- La L-Dopa est le chef de file du traitement de la maladie de Parkinson, notamment dans les formes akinéto-hypertoniques, et chez les sujets âgés.
- La bromocriptine peut être associée en 1re intention à la Lévodopa.
- Le péribédil est efficace sur le tremblement.
- Les IMAO-B sont indiqués en monothérapie ou en association avec la lévodopa.

- Les ICOMT et l'amantadine sont utilisés en association avec la lévodopa.
- Les anticholinergiques sont moins utilisés. Ils diminuent la rigidité et les tremblements.

Principaux effets indésirables

Type de manifestations	Symptômes
L-DOPA, AGONISTES DOPAMINERGIQUES, IMAO ET ICOMT	
Troubles neuropsychiques	Psychoses
Troubles digestifs	Nausées, vomissements, anorexie
L-DOPA	
« Effet on/off » : passage brutal d'un effet de déblocage à un effet de blocage	
ANTICHOLINERGIQUES	
Sécheresse buccale, constipation, rétention urinaire, mydriase, crise de glaucome, tachycardie et palpitations, confusion	

3 Contre-indications et interactions médicamenteuses

- L-Dopa, agonistes dopaminergiques, IMAO et ICOMT : ils sont contre-indiqués en cas d'allergie connue, de psychoses et confusion mentale d'angor, et de troubles du rythme.
- Les antipsychotiques sont des antagonistes réciproques de la Lévodopa.
- La vitamine B6 inhibe la lévodopa lorsqu'elle est utilisée seule.
- Médicaments anticholinergiques : ils sont contre-indiqués en cas d'allergie connue, de cardiopathies, de glaucome et d'adénome prostatique. Il faut éviter ces médicaments chez les personnes âgées (troubles mnésiques, confusion).
- Les psychotropes majorent les effets confusionnels.

Conseils pratiques

- Quel que soit le traitement, l'efficacité des antiparkinsoniens est étroitement liée au strict respect des doses et du rythme des prises.
- Tout écart peut exposer à la survenue d'une nouvelle crise.
- La L-Dopa perd de son efficacité après plusieurs années de traitement.
- Ne jamais interrompre brutalement le traitement.
- L'amantadine possède des propriétés antivirales avec risque d'émergence de souches résistantes (pas de prescription chez un sujet grippé).

Principaux antiparkinsoniens

Dénomination commune internationale	Nom de spécialité et forme galénique
L-DOPA	
Lévodopa + inhibiteur de la Dopa décarboxylase	DUODOPA® gel intestinal sachets MODOPAR® cp, gélules MODOPAR LP® gélules SINEMET® cp SINEMET LP® cp
Lévodopa + inhibiteur de la Dopa décarboxylase et de la COMT	STALEVO® cp
AGONISTES DOPAMINERGIQUES	
Apomorphine	APOKINON® injectable
Bromocriptine	PARLODEL® cp, gélules
Piribédil	TRIVASTAL LP® cp
Pramipexole	OPRYMEA® cp, cp LP SIFROL® cp SIFROL LP® cp
Ropinirole	ADARTREL® cp REQUIP® cp REQUIP LP® cp
Rotigotine	NEUPRO® disp. transderm.
IMAO B	
Rasagiline	AZILECT® cp
Sélégiline	DEPRENYL® cp
INHIBITEURS DE LA COMT	
Tolcapone	TASMAR® cp
Entacapone	COMTAN® cp
AUTRES	
Amantadine	MANTADIX® capsules
ANTICHOLINERGIQUES	
Bipéridène	AKINETON LP® cp
Trihexyphénidyle	ARTANE® cp, sol. buv. PARKINANE LP® gélules
Tropatépine	LEPTICUR® cp, injectable

34 Médicaments de substitution aux opiacés

André Le Texier

1 Le contexte : dépendance et pharmacodépendance

La **dépendance** est la maladie du comportement de consommation. Elle est caractérisée par 3 sortes de signes :
- le « ***craving*** » ou **envie** (recherche compulsive de substance contre raison et volonté) : expression de la dépendance psychique ;
- les phénomènes de **sevrage** : symptômes physiques propres à une substance liés à l'arrêt de celle-ci, qu'il soit volontaire ou involontaire ; l'individu présente une compulsion à prendre la substance de façon continue ou périodique pour ressentir ses effets psychiques et pour parfois éviter l'inconfort de son absence ;
- les phénomènes de **tolérance** : augmentation des quantités de la substance pour en obtenir les effets recherchés, avec risque de toxicité aiguë (« overdose »).

L'**addiction** correspond à l'impossibilité répétée de contrôler sa consommation, à la poursuite d'un comportement en dépit de la connaissance de ces conséquences négatives. Ce comportement vise à produire du plaisir ou à écarter une sensation de malaise interne.

- **Dépendance psychique ou assuétude** : désir irrépressible de répéter les prises pour retrouver les effets liés au produit.
- **Dépendance physique** : apparition de troubles lorsque l'administration est suspendue (sevrage).

Le phénomène de dépendance d'un individu vis-à-vis d'un médicament a été dénommé **pharmacodépendance** par l'Organisation mondiale de la santé (OMS).

Ce sont principalement les médicaments psychotropes qui peuvent induire cette dépendance. Dans certaines situations, il peut s'agir d'un **abus** de substance psychoactive ou bien d'un **mésusage** du médicament.

Dans d'autres cas, il s'agit même parfois d'un **usage détourné** d'un médicament (benzodiazépines, codéine) à des fins récréatives, lucratives, délictuelles ou criminelles. La pharmacodépendance devient **toxicomanie**. Les médicaments opioïdes (morphiniques et dérivés, codéine...) sont des substances très toxicomanogènes.

- **Mésusage** : utilisation intentionnelle et inappropriée d'un médicament non conforme à l'autorisation de mise sur le marché ainsi qu'aux recommandations de bonnes pratiques.
- **Abus** : usage excessif intentionnel, persistant ou sporadique, de médicaments, accompagné de réactions physiques ou psychologiques nocives.
- **Surdosage** : administration d'une quantité de médicament ou de produit, quantité par prise ou cumulée supérieure à la dose maximale recommandée par le résumé des caractéristiques du produit.

2 Les modalités et objectifs du traitement de substitution

Un traitement médicamenteux de substitution aux opiacés est destiné aux individus **dépendants** aux substances opiacées illicites ou **pharmacodépendants** aux opiacés. Les médicaments utilisés renferment un principe actif dont activité pharmacologique est comparable à celle d'un psychotrope addictif.

Le traitement médicamenteux doit être associé à un accompagnement médico-psychosocial. L'usage de médicaments spécifiques a pour objectif de stabiliser la consommation de personnes dépendantes, ou de la diminuer, tout en prévenant les symptômes du **sevrage**.

Ainsi, l'insertion sociale pourra être envisageable à condition que le traitement soit respecté sur un long terme, et que la personne traitée respecte une certaine abstinence. Dans certains cas, les individus prendront ce traitement à vie (traitement de maintenance).

3 Les substances substitutives et cadre réglementaire

A. La buprénorphine

Prescription

Les médicaments contenant de la buprénorphine sont inscrits sur la **liste I** des substances vénéneuses. Pour prévenir le risque d'abus, ils sont prescrits pour une **durée maximale de 28 jours** sur une **ordonnance sécurisée**. La délivrance est réalisée par période de 7 jours sauf exception.

Mécanisme d'action

La buprénorphine est un principe actif de semi-synthèse, agoniste-antagoniste morphinique. Elle se fixe au niveau des récepteurs opioïdes cérébraux μ (dépendance physique, analgésie, dépression respiratoire) et κ (sédation, analgésie, dépression respiratoire).

Son activité indiquée dans le traitement de substitution des opioïdes est attribuée à sa pharmacocinétique lente : sa liaison aux récepteurs μ est lente et réversible. Ainsi, on évite l'effet de manque déclenché par une concentration en principe actif trop faible et l'effet toxique qui survient lorsque la concentration devient excessive.

Son index thérapeutique est élevé. Ceci limite ses effets dépresseurs, notamment sur les fonctions cardiorespiratoires. Mais cette marge peut être abaissée en cas d'association à des benzodiazépines ou dans des situations de mésusage de la buprénorphine.

Indication

La buprénorphine est utilisée, seule ou en association à la naloxone, dans la prise en charge de dépendances aux opiacés. Par son mécanisme antagoniste, elle neutralise partiellement les effets des opiacés (ex : héroïne), calme le syndrome de manque et n'expose pas à un risque de tolérance lorsqu'elle est utilisée selon les recommandations.

Elle est administrée, par voie sublinguale, en doses variables (2 à 16 mg par jour) dans le traitement de substitution des opiacées.

Les prises du médicament se font chaque jour, à heure régulière. La durée d'action est de l'ordre de 30 heures.

Effets indésirables et contre-indications

Les médicaments renfermant de buprénorphine sont plutôt bien tolérés. Elle entraîne parfois des effets indésirables digestifs (constipation, nausées, vomissements), des céphalées, des troubles du sommeil, des étourdissements et vertiges, et des sueurs profuses. Le principal risque reste la dépression respiratoire.

Elle doit être utilisée avec précaution chez l'insuffisant respiratoire, hépatique ou rénal. La prise d'alcool ou de drogues est contre-indiquée au début du traitement.

Elle doit être utilisée avec précautions chez la femme enceinte ou allaitante.

Remarque L'usage détourné de médicaments à base de buprénorphine est fréquent. Il s'agit de situations où l'on observe un cumul de prescriptions, d'associations avec d'autres substances dépressives (benzodiazépines, alcool) ou d'injections par voie intra-veineuse de solutions filtrées obtenues par solubilisation de comprimés de buprénorphine. Des décès sont alors possibles.

Interactions médicamenteuses

Certaines associations sont contre-indiquées : les effets de la **méthadone** ou ceux des médicaments **analgésiques morphiniques de palier III** sont diminués par blocage compétitif des récepteurs opioïdes, avec risque d'apparition d'un syndrome de sevrage.

Une **diminution** de la posologie de buprénorphine peut être nécessaire en cas d'association avec un **inhibiteur puissant du CYP3A4** (inhibiteurs de la protéase : ritonavir, certains antifongiques azolés : kétoconazole, itraconazole, voriconazole ou posaconazole).

Une surveillance étroite est recommandée chez les patients traités par buprénorphine lorsque des **inducteurs du CYP3A4** sont coadministrés (phénobarbital, carbamazépine, phénytoïne, rifampicine). Le dosage de buprénorphine ou des inducteurs du CYP3A4 permettra éventuellement d'ajuster leur posologie.

B. La méthadone

Les limites du traitement par buprénorphine sont rencontrées principalement dans les cas d'addictions avec injections de longue date. On a alors recours à la méthadone dans le cadre de la substitution aux opiacés.

Prescription

Les médicaments à base de méthadone sont inscrits sur la liste des stupéfiants.

Ils sont prescrits sur une **ordonnance sécurisée**, qui ne peut être photocopiée ou falsifiée par un quelconque ajout. La prescription initiale est réservée aux médecins exerçant en CSAPA (Centres de soins d'accompagnement et de prévention en addictologie) ou aux médecins hospitaliers.

La durée maximale de prescription est **limitée à 14 jours**. La délivrance est fractionnée par période de 7 jours maximum, sauf si le prescripteur indique d'autres modalités : « délivrance en une seule fois », « dispensation quotidienne ».

Dans le cadre d'une prise en charge ambulatoire, la délivrance peut être effectuée par une pharmacie de ville. Le nom du pharmacien choisi par le patient doit être mentionné sur l'ordonnance.

Mécanisme d'action

La méthadone est une substance agonis[redacted] récepteurs opioïdes, principalement sur les récepteurs μ. Comme les [redacted]s principes actifs opiacés, la méthadone montre des propriétés analgésiques, antitussives et elle peut, sous certaines conditions, entraîner une pharmacodépendance.

En outre, elle bloque la sensation d'euphorie engendrée par les substances opiacées à effet rapide.

La méthadone est une molécule très liposoluble : elle est facilement résorbée en 2 heures. Elle agit en 30 minutes avec un pic plasmatique au bout de 4 heures.

Elle est fortement liée aux protéines plasmatiques. Elle est métabolisée au niveau hépatique et son élimination est urinaire.

Indication

Les médicaments contenant de la méthadone sont indiqués dans la prise en charge des dépendances aux substances opiacées.

Ils doivent permettre un sevrage (absence de prise de drogue) tout en évitant de ressentir les signes de manque (anxiété, agitation, insomnie, douleurs abdominales...).

La première dose quotidienne doit être administrée au moins 10 heures après la dernière prise d'opiacés.

La posologie initiale se situe habituellement entre 20 et 30 mg/jour. Cette dose quotidienne de méthadone est prise en une fois, sous la forme de sirop, à heure régulière. Elle reste active pendant 24 heures.

La dose d'entretien est obtenue par augmentation de 10 mg/semaine et se situe habituellement entre 60 et 100 mg/jour.

Remarque La forme gélule n'est pas destinée à la mise en place du traitement par la méthadone. Elle sera d'emblée prescrite à la posologie correspondant à celle d'entretien atteinte avec la forme de sirop. La première prise de gélule doit avoir lieu le lendemain de la dernière prise de sirop, à l'heure habituelle.

Effets indésirables et contre-indications

Le traitement à base de méthadone engendre une constipation, des nausées. De plus, on observe une sédation, de la nervosité, une irritabilité, une sensibilité atténuée, une diminution de la libido et des troubles du cycle menstruel.

Le **risque d'overdose** par méthadone est plus important chez les individus qui ne consomment pas ou peu d'opioïdes. Ce risque est majeur, à l'initiation du traitement, après un arrêt même court ou une diminution des doses.

Il existe un **antidote aux overdoses** d'opioïdes : il s'agit de la **naloxone**, disponible sous forme de kit prêt à l'emploi facilement utilisable par les usagers ou leur entourage en l'absence d'un professionnel de santé. Tout médecin peut en prescrire et toute pharmacie peut en délivrer, même sans ordonnance.

La prise d'alcool est contre indiquée, surtout en début de traitement, en raison d'un risque accru de somnolence excessive, d'un mal-être et d'angoisse.

La consommation concomitante de drogues peut favoriser la réapparition des troubles liées à la toxicomanie.

Le traitement est réservé aux adultes et adolescents de plus de 15 ans. L'insuffisance respiratoire grave constitue une contre-indication absolue.

Remarque La méthadone est devenue, depuis plusieurs années, la première substance impliquée dans les décès chez les usagers de drogues. Dans l'étude DRAMES, elle est directement impliquée dans 35 % des décès rapportés en 2018.

On constate, en outre, qu'un usage détourné de la méthadone augmente. Il s'agit notamment d'administration par injection, une obtention illégale de médicaments, une consommation en milieu festif même par des individus mineurs.

Interactions médicamenteuses

Certains médicaments, notamment les antiarythmiques de classe I et III, certains neuroleptiques, peuvent donner des torsades de pointe avec un traitement à base de méthadone. Le risque est accru par l'hypokaliémie ou par une bradycardie.

L'utilisation concomitante de médicaments sédatifs (dérivés morphiniques, neuroleptiques, benzodiazépines, antidépresseurs sédatifs...) avec la méthadone augmente le risque de sédation, de dépression respiratoire, de coma et de décès par effet dépresseur du système nerveux central.

L'utilisation de morphiniques agonistes-antagonistes (nalbuphine, buprénorphine) diminue l'effet de la méthadone par blocage compétitif des récepteurs : l'association est contre-indiquée.

Le dosage plasmatique de la méthadone permet d'évaluer les interactions par induction ou inhibition enzymatique en cas de réponse insuffisante ou excessive au traitement.

4 Les médicaments de la substitution aux opiacés

Dénomination commune internationale	Nom de spécialité et forme galénique
Buprénorphine	SUBUTEX® cp sublingual OROBUPRE® lyop. oral
Buprénorphine + Naloxone	SUBOXONE® cp sublingual
Méthadone	METHADONE AP-HP® gélules, sirop

Conseil L'arrêt du traitement doit toujours être décidé en accord avec le médecin prescripteur. Il doit être **progressif** sur plusieurs semaines.

35 Médicaments en pédopsychiatrie

André Le Texier

1 État des lieux sur les médicaments psychoactifs prescrits chez l'enfant

A. Quelques chiffres

En janvier 2017, les jeunes de moins de 18 ans représentaient 21,9 % de la population. 12 % seraient atteints d'un trouble mental : 5 % des enfants présentent des troubles anxieux, 1 à 2 % sont hyperactifs. Chez les adolescents (13 à 18 ans), 3 % présentent des troubles de l'humeur. Moins de 1 % présentent des maladies plus rares comme l'autisme et la schizophrénie.

B. Médicaments utilisés hors AMM

En raison d'un manque de données émanant des essais cliniques, les **prescriptions** de médicaments en psychiatrie de l'enfant et de l'adolescent sont donc, en majorité, établies **hors AMM** en France. Cette prescription hors AMM est légale mais de plus en plus encadrée (Loi n° 2011-2012 du 29 décembre 2011 relative au renforcement de la sécurité sanitaire du médicament et des produits de santé). Un encadrement juridique est en outre prévu hors du cadre de l'AMM. Certaines spécialités pharmaceutiques peuvent ainsi bénéficier d'une **autorisation temporaire d'utilisation (ATU)** et des **recommandations temporaires d'utilisation (RTU)**.

Le manque de données pharmacocinétiques chez l'enfant ainsi que les conséquences d'un traitement par psychotropes à long terme doivent donc inciter les prescripteurs à la plus grande prudence.

2 La prescription de psychotropes

A. Responsabilité du prescripteur de médicaments

L'enfant se développe sur le plan physiologique (endocrinien en particulier) et cognitif. Par conséquent, l'usage de psychotropes exige une maîtrise des règles de prescription. La connaissance des effets indésirables doit guider les choix thérapeutiques et permettre au prescripteur d'évaluer la balance « risque iatrogène / bénéfice thérapeutique ».

La prescription de médicaments chez l'enfant nécessite une **adhésion maximale des parents et de l'enfant**. Dans le cadre d'une ATU ou d'une RTU, une information complète est fournie au patient et aux parents sur l'absence d'alternative thérapeutique. De même, les risques encourus, les contraintes et bénéfices potentiels, les modalités de mise à disposition du médicament (dispensation à l'hôpital et/ou en ville) et de prise en charge par l'Assurance maladie sont abordés. Le prescripteur s'engage à déclarer à l'ANSM les effets indésirables qui surviendraient éventuellement.

B. Autres approches thérapeutiques

Les **approches non médicamenteuses** sont souvent très efficaces chez les enfants. Elles doivent donc être envisagées au même titre que le recours aux médicaments. Les moyens psychothérapeutiques sont disponibles, en particulier, pour la prise en charge des troubles anxieux. Il s'agit de psychothérapies psychodynamiques et de thérapies cognitivo-comportementales (TCC).

3 Les formes galéniques et les posologies

A. Formes galéniques adaptées

En raison d'un risque de fausse route, aucune forme sèche pour la voie orale n'est recommandée avant l'âge de 6 ans.

La forme galénique la plus adaptée aux enfants pour la voie orale est la **solution buvable**. Mais certaines solutions buvables renferment un excipient comme l'alcool éthylique (excipient conservateur), dont les effets notoires doivent faire l'objet d'une information sur le conditionnement. Un taux d'alcool supérieur à 100 mg/dose est le seuil retenu pour un usage inapproprié chez les enfants de moins de 12 ans.

D'autres excipients (huiles d'arachide ou de ricin) sont déconseillés chez le jeune enfant.

B. Posologies adaptées

En ce qui concerne les posologies, un enfant n'est pas un adulte en miniature. Extrapoler une donnée de l'adulte à l'enfant est difficilement réalisable pour des raisons pharmacocinétiques (volume de distribution, clairance modifiés). Des posologies supérieures à celles de l'adulte sont utilisées parfois chez le jeune enfant du fait d'une clairance plus élevée.

Il faut également tenir compte, dans certaines situations, de la **masse corporelle** en prenant en compte le rapport masse grasse/masse maigre selon l'âge de l'enfant.

Les spécialités pharmaceutiques dont la posologie est exprimée en unité/kg de masse corporelle sont donc à privilégier.

Les troubles du comportement constituent un motif fréquent de consultation et/ou d'hospitalisation en psychiatrie de l'enfant. Les prises en charges non médicamenteuses indiquées en première intention ne sont pas toujours suffisantes. Le clinicien a recours à l'utilisation de médicaments adaptés.

4 Le trouble du déficit de l'attention avec ou sans hyperactivité (TDAH)

A. Définition

Le **trouble du déficit de l'attention avec ou sans hyperactivité (TDAH)** est un syndrome associant 3 symptômes, dont l'intensité est variable selon les patients :

- un **déficit de l'attention** caractérisé par une incapacité à maintenir son attention, à terminer une tâche, par des oublis fréquents, une distractibilité ou un refus (ou un évitement) de tâches exigeant une attention accrue ;
- une **hyperactivité motrice** avec agitation incessante, incapacité à rester en place lorsque les conditions l'exigent (notamment les apprentissages scolaires) ;
- une **impulsivité** : le patient montre une difficulté à attendre, un besoin d'agir, une tendance à interrompre les activités des autres.

La maladie TDAH est ainsi diagnostiquée lorsque les symptômes surviennent au cours de l'enfance, avant l'âge de 12 ans, lorsqu'ils présentent persistent depuis plus de 6 mois, et qu'ils retentissent sur les apprentissages scolaires, les relations sociales et la qualité de vie de l'enfant.

B. Diagnostic d'un TDAH

Les signes évocateurs d'un TDAH sont majoritairement observés avant 12 ans. Ils sont plus fréquents chez le garçon que chez la fille (2 à 3 garçons pour 1 fille).

La **précocité du repérage du TDAH** par un médecin, spécialiste du trouble ayant une compétence dans le diagnostic et la prise en charge du TDAH (médecin psychiatre, pédopsychiatre, pédiatre, neuropédiatre ou neurologue), est majeure. En cas de retard diagnostique ou d'une absence de prise en charge, on peut observer une aggravation des altérations psychologiques (perte de confiance en soi, faible estime de soi), scolaires (redoublements plus fréquents, exclusion scolaire), familiales (conflits familiaux) et sociales (difficultés relationnelles avec les pairs).

Le **milieu scolaire** représente un acteur important du repérage car le TDAH a une incidence scolaire importante. Le personnel scolaire (enseignants, médecins scolaires) est en première ligne pour repérer ce trouble souvent associé aux altérations des apprentissages.

Le **médecin de premier recours** (médecin généraliste, pédiatre) joue un rôle central car il connaît l'enfant en raison de sa proximité pour les soins courants. De plus, il est l'interlocuteur de confiance qui sera capable d'établir un **pré-diagnostic**. Le dialogue engagé au cours de la consultation et l'examen clinique peuvent permettre d'orienter l'enfant vers un médecin spécialiste du trouble capable de confirmer ou non le diagnostic de TDAH.

Cependant, le TDAH est un trouble difficile à repérer. Ceci peut entrainer un retard de diagnostic et de prise en charge.

En effet, les professionnels de santé sont peu ou pas formés à ce trouble (difficultés pour répondre aux questions des familles ou apporter un soutien à l'enfant et l'orienter vers une prise en charge adaptée). En raison de signes neurologique ou physique non spécifiques de ce trouble, le diagnostic reste complexe. De plus, l'expression du TDAH est variable selon les 3 symptômes associés, les difficultés observées chez l'enfant, l'existence d'autres pathologies proches du TDAH (anxiété, précocité intellectuelle, dépression, troubles du comportement...).

C. Prise en charge du TDAH et objectifs

Lorsque le diagnostic est posé par un spécialiste du TDAH, la **prise en charge est globale et adaptée** aux symptômes de l'enfant et à leur sévérité.

La démarche a pour objectif d'agir sur :
- les symptômes du TDAH ;
- les comorbidités associées.

De plus, le spécialiste doit apporter une information et des conseils destinés à la famille.

La prise en charge non médicamenteuse est très importante. Elle est axée sur des mesures psychologiques, éducatives et sociales.

Les modalités cognitivo-comportementales permettent d'aider l'enfant à améliorer son attention et contrôler son impulsivité. Elles concernent plusieurs techniques dont les thérapies cognitivo-comportementales (TCC), les techniques de rééducation (souvent menée par des neuropsychologues) pour améliorer ses compétences cognitives et les **groupes d'affirmation de soi** pour aider l'enfant dans ses relations sociales.

L'approche psychodynamique, même si elle ne constitue pas un traitement spécifique du TDAH, permet de se focaliser sur la dynamique familiale

D. Traitement médicamenteux : méthylphénidate

La prise en charge médicamenteuse n'est donc pas systématique. En France, le méthylphénidate est le seul médicament autorisé à ce jour et indiqué pour le traitement pharmacologique du TDAH. Ce médicament n'est recommandé qu'en seconde intention lorsqu'une prise en charge psychologique, éducative et sociale s'avère insuffisante.

Prescription

La prescription de méthylphénidate doit se fonder sur une **évaluation rigoureuse** de la sévérité, de la fréquence des symptômes et de leur retentissement sur la vie de l'enfant, en tenant compte de l'âge de l'enfant.

La **prescription est très encadrée** en France. La prescription initiale hospitalière annuelle est réservée aux spécialistes et/ou aux services spécialisés en neurologie, psychiatrie ou pédiatrie. La prescription suit les règles de prescription des stupéfiants sur une ordonnance sécurisée. La durée de prescription est de 28 jours (une seule dispensation en pharmacie est possible). À l'issue de ces 28 jours, un médecin (spécialiste ou généraliste) évaluera l'efficacité et la tolérance du médicament et choisira ou non de renouveler la prescription pour une nouvelle durée de 28 jours.

Le médecin généraliste ne pourra renouveler cette prescription que dans la limite d'une année.

Mécanisme d'action

Le chlorhydrate de méthylphénidate est un **psychostimulant modéré, indirect**, du système nerveux central (SNC).

La relation entre le mode d'action et l'effet thérapeutique dans TDAH n'est pas totalement expliquée. Le méthylphénidate agirait par inhibition de la recapture des catécholamines centrales (noradrénaline et dopamine) au niveau des neurones présynaptiques. À la différence des amphétamines, le méthylphénidate ne provoque pas de libération augmentée de neurotransmetteurs dans la fente synaptique. La concentration de ces neurotransmetteurs augmente sous l'influence du méthylphénidate par mécanisme indirect dans l'espace synaptique.

Indications

Le méthylphénidate est utilisé dans la prise en charge de narcolepsies (incapacité à réguler les cycles veille/sommeil), et des TDAH chez l'enfant de plus de 6 ans.

En revanche, le méthylphénidate n'a pas d'AMM à ce jour dans l'instauration du traitement chez l'adulte présentant un TDAH. Seule la poursuite d'un traitement chez les adolescents dont les symptômes persistent à l'âge adulte et qui ont montré un bénéfice évident du traitement est autorisée à ce jour pour les spécialités CONCERTA LP® et MEDIKINET LM®, avec une nécessité de réévaluation régulière.

Il est recommandé de débuter le traitement avec la dose la plus faible possible et d'adapter ensuite la posologie en fonction de chaque enfant.

Le méthylphénidate existe sous deux formes :

- une **forme à libération immédiate** (RITALINE®) d'une durée d'action d'environ 3 heures ;
- et des **formes à libération prolongée** (autres spécialités).

De plus, un **bilan pré-thérapeutique complet** doit être réalisé au regard du profil de tolérance du méthylphénidate (dépistage des pathologies psychiatriques en cours ou passées et des antécédents familiaux, évaluation de l'état cardiovasculaire et des antécédents du patient à la recherche d'une cardiopathie, d'anomalies vasculaires ou de troubles cérébro-vasculaires, la mesure du poids et de la taille du patient noté sur une courbe de croissance avant le début du traitement, une évaluation du sommeil en durée et en qualité).

Effets indésirables et contre-indications

Les effets indésirables les plus fréquemment rencontrés sont une nervosité, une insomnie et des céphalées.

Les effets indésirables qui nécessitent une surveillance particulière sont des manifestations :

- **neuropsychiatriques** (agressivité, anxiété, labilité émotionnelle, dépression, idées suicidaires, survenue ou aggravation de troubles psychotiques, survenue d'un épisode mixte ou maniaque chez des patients avec un trouble bipolaire, anorexie, survenue ou aggravation de tics moteurs ou verbaux) ;
- **cardiovasculaires** (arythmie, palpitations, tachycardie, modifications de la pression artérielle) et cérébro-vasculaires.

D'autres effets indésirables sont fréquents :

- **réactions cutanées** : alopécie, prurit, rash et urticaire ;
- **troubles gastro-intestinaux** (douleur abdominale, nausées et vomissements) surtout en début de traitement ;
- **vertige, dyskinésie, hyperactivité psychomotrice et somnolence**.

On note chez l'enfant, un risque de retentissement sur la croissance staturo-pondérale.

On constate également des risques de mésusage, d'usage détourné et d'abus.

Remarque Des événements indésirables sévères (cas de mort subite) ont été rapportés lors de l'utilisation concomitante de clonidine.

En ce qui concerne les contre-indications, le méthylphénidate ne doit pas être utilisé chez le sujet âgé et chez l'enfant de moins de 6 ans.

En raison de la possibilité de poussée hypertensive, le méthylphénidate est contre-indiqué chez les patients traités (traitement en cours ou au cours des 2 semaines précédentes) par des inhibiteurs irréversibles et non sélectifs de la monoamine oxydase (MAO).

L'alcool peut exacerber les effets indésirables centraux du méthylphénidate. Il est donc recommandé aux patients de s'abstenir de consommer de l'alcool au cours du traitement.

Restrictions

Le méthylphénidate pouvant provoquer des sensations vertigineuses, de la somnolence ou des troubles visuels, les patients doivent être informés de ces effets possibles et avertis, qu'en cas de survenue, ils doivent éviter les activités potentiellement dangereuses telles que la conduite de véhicules ou l'utilisation de machines.

- **Interactions médicamenteuses**

Le méthylphénidate peut diminuer l'efficacité de médicaments utilisés pour traiter l'**hypertension**. La prudence est donc recommandée chez les patients traités et recevant un autre médicament pouvant augmenter la pression artérielle.

En cas d'utilisation d'**anesthésiques halogénés**, il existe un risque de poussée hypertensive brutale peropératoire. En cas d'intervention programmée, le traitement par méthylphénidate ne doit pas être administré le jour de l'intervention.

La prudence est recommandée lors de l'administration de méthylphénidate en association avec des **médicaments dopaminergiques**, y compris les antipsychotiques. Comme le méthylphénidate agit principalement en augmentant les concentrations extracellulaires de dopamine, il peut provoquer des interactions pharmacodynamiques lorsqu'il est administré avec des agonistes directs ou indirects de la dopamine (L-DOPA et les antidépresseurs tricycliques) ou avec des antagonistes de la dopamine (y compris les antipsychotiques).

E. Les médicaments du TDAH

Dénomination commune internationale	Nom de spécialité et Forme galénique
Méthylphénydate	RITALINE® cp, gélules LP QUASYM LP® gélules LP
	CONCERTA LP® cp LP
	MEDIKINET LM® gélules LM

4

Définition et mise en œuvre du projet de soins du patient à partir de l'évaluation globale de son état de santé

36.	Alliance thérapeutique, cadre thérapeutique et observance	142
37.	Psychothérapies chez l'enfant et l'adolescent	146
38.	L'entretien motivationnel	151
39.	La remédiation cognitive	155
40.	La réhabilitation psychosociale	158
41.	Principes thérapeutiques en addictologie	164

36 Alliance thérapeutique, cadre thérapeutique et observance

Pierre-Yves Gaye

L'**alliance thérapeutique** peut se définir comme la collaboration mutuelle, le partenariat, entre le patient et le thérapeute dans le but d'accomplir les objectifs fixés.

1 Origine et définition

Ce concept est intégré dans les pratiques soignantes comme instrument de soins. L'alliance thérapeutique entre l'IPA et les pathologies chroniques est donc un **enjeu majeur dans la prise en soins**.

C'est à Sigmund Freud que nous devons l'origine de cet aspect thérapeutique. En 1913, il définit celle-ci en termes de compréhension bienveillante de la part du thérapeute qui permet de développer avec le patient une communauté d'intérêts et une obligation réciproque.

Bien évidemment, l'alliance thérapeutique convoque son corollaire de concepts de soins dont la relation de confiance et le cadre thérapeutique.

La **relation de confiance** est à la base de l'alliance puisqu'elle augure la possibilité d'une relation d'aide telle que l'a définie Rogers (approchez centrée sur la personne). Ici, le patient sait qu'il peut se confier en toute sécurité auprès de celle ou celui qui développe une acceptation inconditionnelle vis-à-vis de lui.

Le processus peut alors se dérouler, favorisant la collaboration et l'implication dans le projet de soins.

L'IPA, s'il n'est pas un thérapeute, devra cependant, dans ses accompagnements, construire une alliance solide dans un contexte de pathologies chroniques caractérisées par des fluctuations et des mouvements propres aux problématiques psychiatriques (déni, non-observance, rechutes…).

2 Le cadre thérapeutique

> Le cadre thérapeutique est une notion importante indissociable de l'alliance thérapeutique qui fixe les possibles et les limites de cette collaboration.
>
> L'IPA cherche à instaurer un climat propice à l'engagement dans la relation de soins. Il se veut tout d'abord bienveillant, disponible et dans un rapport de confiance.

Il est **garant du cadre**. Le cadre permet d'articuler les nécessités du cadre de vie capable d'accueillir les attentes et les besoins des patients, et les conditions des interventions soignantes. Les IPA, dans leur contexte d'activités, sont à la fois ceux qui incarnent au quotidien les fonctions bienveillantes et apaisantes du cadre, mais aussi ceux qui portent des **fonctions limitatives**.

Les fonctions limitatives ne sont pas coercitives mais, au contraire, autorisent les mouvements des idées, des expériences, les erreurs...

La fonction du cadre thérapeutique est donc de permettre l'expérience du soin de manière sécure pour les personnes soignées.

Racamier (2002) propose une définition du cadre thérapeutique : ce qui fonde le cadre, ce sont **des règles, un espace, des repères temporels, des rythmes, un rituel et des seuils** (entrée/sortie). C'est l'aspect formel du cadre institutionnel qui constitue une enveloppe et qui différencie le dedans d'un dehors pour permettre l'élaboration psychique de se déployer à l'intérieur. Mais le cadre c'est aussi : des personnes, un objectif, une ambiance, des concertations avec des partenaires, un lieu des échanges et de la réflexion et surtout une conception du soin. C'est l'aspect interne dans la tête des soignants (« l'appareil à penser les pensées » de Bion, 1963).

Bion (1963), nous permet d'approfondir cet aspect, et nous ferons ici référence à la fonction-alpha de la mère. La mère décode les sensations brutes de l'enfant : les éléments-béta. Cette fonction de décodage est appelée fonction-alpha. Les éléments décodés et assimilés par l'enfant sont appelés alors éléments-alpha. La fonction-alpha participe à l'intégration par l'enfant des sens. La mère prête son appareil à penser les pensées pour transformer les éléments-béta en éléments-alpha et permettre un processus de symbolisation. Le soignant dans un processus d'alliance thérapeutique, propose le cadre thérapeutique favorable à cette alliance. Il est amené à prêter son appareil à penser les pensées dans un désir de contenance psychique. Les éléments-béta du patient peuvent alors être symbolisés. La fonction maternante du soignant est réceptrice des besoins et traductrice des sensations internes de l'environnement du sujet pris en soins.

Le cadre thérapeutique est un cadre psychique. L'IPA est responsable de ce cadre. Il porte les fonctions institutionnelles mais surtout il porte la possibilité du soin. L'IPA utilise le cadre thérapeutique pour favoriser la rencontre avec le patient dans sa singularité.

Il est intéressant ici de nous référer à **Winnicott** (1992) et ces trois dimensions du soin que sont le *holding*, le *handling* et l'objet-*presenting* :

- Le ***holding*** renvoie à la contenance psychique et au fait que le soignant en étant garant du cadre assure un environnement sécure et protecteur. Le *holding* correspond à la capacité de contenir les angoisses.
- Le ***handling*** correspond à la manière dont l'IPA « prend soin » des patients, la manière dont il accompagne ceux-ci.
- L'**objet-*presenting*** désigne la façon dont « le monde » est présenté à la personne soignée : les objectifs et le projet de soins par exemple, ainsi que les protocoles d'organisation.

3 L'IPA dans la relation thérapeutique

L'IPA s'engage dans la relation thérapeutique. Il prend soin de la rencontre avec le patient. La **communication** est bien entendu la pierre angulaire de l'alliance thérapeutique mais ce qui caractérise cette rencontre c'est l'instauration de la « sécurité » à travers la confiance, la proposition de sens et de repères par le maintien du cadre, le partage et la disponibilité de celui-ci. Le patient doit se sentir exister, reconnu, attendu et accepté dans l'espace que crée le soignant.

La relation, l'alliance thérapeutique qui se développe dans l'espace transitionnel prend évidemment les dimensions d'une relation d'aide.

Une notion importante qui est fréquemment utilisée en psychiatrie est celle de « rencontre ». La rencontre avec le patient est un moment important dans la relation soignant-soigné et un préalable essentiel à l'alliance thérapeutique.

À noter Toute relation, et a fortiori toute relation d'aide, est d'abord l'histoire d'une **rencontre**. Une rencontre entre un sujet en souffrance et entre un sujet dont la fonction est d'accueillir et de prendre en soins cette souffrance. Cette rencontre est aussi intersubjective. Elle est celle de deux sujets confrontés aux affects (Morasz, 2012). L'alliance thérapeutique construit ses bases sur cette rencontre.

4 L'observance thérapeutique

L'**observance thérapeutique** est un domaine d'étude qui, depuis bien des années, a donné naissance à de nombreuses recherches en médecine, sciences humaines et plus particulièrement en psychologie de la santé. Elle est l'une des expressions du comportement des patients vis-à-vis de leurs traitements, qui reste relativement méconnue, même par les professionnels de santé.

L'observance est l'adéquation entre le comportement du patient et le traitement proposé. Elle varie selon la pathologie, les contraintes du traitement, les facteurs psychosociaux, mais aussi selon la pertinence de la mise en place du suivi.

La mauvaise observance aux traitements est un problème fréquent en psychiatrie comme dans les autres spécialités médicales. Elle se traduit par des comportements divers et ses conséquences peuvent être majeures. Les déterminants du défaut d'observance sont multiples, liés au traitement, au patient, à la maladie, mais aussi au médecin, à la relation médecin-malade, et à l'entourage du patient.

L'amélioration de l'observance en psychiatrie repose sur la relation soignant-soigné qui doit permettre l'alliance thérapeutique, et sur l'implication des proches du patient. Elle doit être une préoccupation et un axe d'action dans les prises en soins de l'IPA.

L'IPA doit évaluer la capacité du patient à respecter une prescription, un programme de soin…

La relation thérapeutique positionne le soignant dans un processus ou, malgré la rencontre effective, la qualité d'une **alliance thérapeutique** et un cadre thérapeutique, il accompagne la personne dans des mouvements. L'observance en est un enjeu qui paradoxalement ne doit pas remettre en question l'alliance mais doit être entendue comme symptôme dont il faut prendre soin.

La mauvaise observance est différente d'un patient à un autre. Un des indices prédictifs est l'existence d'antécédents de ruptures de prises en charge.

Le patient qui estime pouvoir contrôler seul sa maladie a généralement un moins bon niveau d'observance, ne souhaitant pas se sentir dépendant d'une thérapie.

Le troisième élément est l'attitude de l'entourage qui influence la poursuite du traitement.

Il est important de repérer un patient n'adhérant pas au projet thérapeutique qui lui est proposé afin de recueillir ses différents points de vue et sources de résistance. Une information claire, précise, interactive, documentée et objective sera un des meilleurs remèdes à toutes ces résistances...

Les déterminants de l'adhésion au traitement médicamenteux résultent de différents facteurs[1] :

- **Cognitifs** : savoir, savoir-faire, compétences.
- **Métacognitifs** : prise de conscience de ses connaissances, compétences et actions réalisées.
- **Psychosociaux** : croyances, vécus, représentations, ressentis.
- **Sanitaires** : état de santé, diagnostic, pronostic.
- **Culturels** : éducation familiale, culture de référence, religion.
- **Sociaux** : revenu, statut, lieu de vie.

Bibliographie

- L. Morasz, *L'infirmier(e) en psychiatrie, les grands principes du soin en psychiatrie*, Elsevier Masson, 2012.
- A. Bioy M. Bachelart, « L'alliance thérapeutique : historique, recherches et perspectives cliniques », *Perspectives Psy*, 2010.
- W. Bion, *Aux sources de l'expérience*, PUF, 1979.
- Y. Cottin, L. Lorgis, A. Gudjoncik, P. Buffet, C. Brulliard, O. Hachet, E. Grégoire, F. Germin, M. Zeller, *Observance aux traitements : concepts et déterminants*, Elsevier Masson, 2012.

1. Cottin *et al.*, 2012.

37 Psychothérapies chez l'enfant et l'adolescent

Alexis Revet et Jean-Philippe Raynaud

1 Définitions

On désigne par **psychothérapie** (étymologiquement, thérapie de la psyché, par la psyché) toute thérapeutique visant à soulager une souffrance psychique, faire disparaître un symptôme ou remanier l'ensemble de l'équilibre psychique, en s'appuyant sur des procédés spécifiques, au travers d'une rencontre entre deux ou plusieurs personnes.

En France, depuis 2004, le titre de **psychothérapeute** est réglementé, les professionnels de santé devant apporter la preuve d'une formation spécifique suffisante (soit 400 heures de théorie et 5 mois de pratique) et être inscrits sur un registre national géré par les ARS (agences régionales de santé).

L'accompagnement psychothérapeutique a plusieurs spécificités qui ont pu faire penser aux premiers théoriciens et praticiens que les enfants n'étaient pas, ou très difficilement, accessibles à ce type de prise en charge. En particulier, la plupart des enfants/adolescents amenés à rencontrer un psychothérapeute ne sont, le plus souvent, pas en demande d'aide (contrairement à l'adulte). Cela modifie les modalités d'instauration d'une relation thérapeutique et du travail psychique. En outre, et selon des modalités variables en fonction de l'âge, la verbalisation directe des émotions, des pensées et de la souffrance psychique est, sinon impossible, du moins délicate. Cela rend indispensable des adaptations des techniques et outils utilisés en thérapie. Les médiations sont souvent utiles voire nécessaires.

On recense actuellement plus de 500 types de psychothérapies, et même, en un sens, autant de psychothérapies que de thérapeutes, ce qui en rend la classification délicate.

Trois axes principaux de catégorisation :

- Le **corpus théorique** qui sous-tend la pratique (psychanalytique, cognitivo-comportementale, etc.).
- Le **nombre d'individus impliqués dans la thérapie** (individuelle, groupale, institutionnelle).
- L'**usage ou non de la parole** (thérapie verbale *vs* centrée sur le travail corporel, par exemple) et l'existence éventuelle d'une médiation (art-thérapie...).

Nous présenterons ici les trois principales catégories de psychothérapies.

2 Les psychothérapies inspirées de la psychanalyse (PIP)

Les psychothérapies psychanalytiques, issues des travaux de Freud et de ses héritiers, reposent sur l'existence de processus psychiques inconscients reliés de façon dynamique aux processus conscients.

Les symptômes sont compris comme l'expression de conflits intrapsychiques inconscients. La mise à jour progressive de ces derniers, par l'analyse des associations du patient ainsi que des mouvements transférentiels et contre-transférentiels qui se jouent dans la relation thérapeutique, permettrait un apaisement, voire une disparition des symptômes et, plus largement, un assouplissement des modalités de fonctionnement.

Chez l'enfant, l'accès aux manifestations inconscientes se fait plus souvent au travers de médiations, en particulier par le jeu et le dessin, que par l'intermédiaire de l'analyse des rêves, lapsus ou actes manqués. Par ailleurs, des aménagements du cadre sont nécessaires, en particulier, on travaille en face-à-face avec le patient, qui n'est donc pas allongé sur un divan.

Les « outils » sur lesquels s'appuie le psychothérapeute en psychothérapie psychodynamique sont très divers et inspirés de ceux de la cure psychanalytique type, avec bien sûr des aménagements : la libre association, l'intérêt pour les rêves, l'interprétation, le transfert et le contre-transfert, les mécanismes de défense, le cadre et ses aménagements, la neutralité bienveillante, l'abstinence, le jeu, les dessins…

3 Les thérapies comportementales et cognitives

Postulat : les symptômes sont secondaires à un conditionnement entraînant des réponses comportementales et/ou cognitives dysfonctionnelles. Il s'agit de thérapies brèves (20 à 30 séances réparties sur 3 à 6 mois en moyenne), dont les objectifs sont déterminés avec le patient à l'issue d'une phase d'analyse de ses problèmes comportementaux et/ou cognitifs (analyse fonctionnelle).

Un contrat thérapeutique est alors passé avec le patient et les effets de la thérapie sont évalués tout au long de l'accompagnement.

Des exercices progressifs visent l'obtention d'un déconditionnement ou d'une restructuration cognitive.

Chez l'enfant, ces exercices peuvent avoir une dimension ludique, ce qui les rend attractifs et requiert d'utiliser des supports adaptés (visuels, jeux de société, jeux de rôles, réalité virtuelle, etc.). Les parents sont par ailleurs souvent associés, de façon plus ou moins directe, à la thérapie ; par exemple ils accompagnent l'enfant dans la pratique au domicile d'exercices appris en séance de thérapie.

De façon plus récente, les thérapies dites émotionnelles ou **TCC** de troisième vague, ont mis l'accent sur l'acceptation des symptômes et le travail de pleine conscience, c'est-à-dire le fait de porter intentionnellement son attention à ce qui se déploie dans le moment présent, sans jugement, dans une attitude associant bienveillance, compassion, rigueur et détermination.

Ces nouvelles approches trouvent actuellement des applications intéressantes dans certaines indications : pratique de la *mindfulness* ou **méditation de pleine conscience** chez les enfants et adolescents souffrant de douleurs chroniques ou de troubles anxieux, par exemple, l'objectif étant d'aider le patient à abandonner la lutte émotionnelle contre ses symptômes et à vivre une vie pleine de sens malgré leur présence.

Chez le jeune, il convient toutefois d'adapter les modalités formelles de méditation assise, d'intégrer des exercices ludiques, de mettre en lien l'expérience vécue lors des moments de méditation avec la vie quotidienne et d'impliquer des personnes de l'entourage de l'enfant dans l'accompagnement.

Les « outils » sur lesquels s'appuie le psychothérapeute en TCC sont très divers : exposition, désensibilisation, auto-observation, arrêt de la pensée, auto-contrôle, *biofeedback*, *modeling*, économie de jetons, jeux de rôles, entraînement aux habiletés sociales (GHES), modifications des auto-verbalisations, modifications des schémas précoces inadaptés, résolution de problème, restructuration cognitive, tâches à domicile ou en collectivités (défis)...

4 Les thérapies systémiques

Elles envisagent la famille comme un système dynamique dont les membres sont en interaction constante. Les symptômes d'un patient donné (notion de patient désigné) ne peuvent dès lors se comprendre que comme témoignant d'un dysfonctionnement ou de difficultés communicationnelles ou relationnelles affectant l'ensemble du système. Ce type d'approche vise donc la réduction des symptômes chez le patient en prenant en compte l'ensemble des membres du système dans lequel il évolue (thérapie familiale, de couple, etc.).

Chez l'enfant, quelle que soit la technique proposée, on ne saurait, même au sein d'un espace de thérapie individuelle, faire abstraction de l'environnement familial, dans l'esprit de la fameuse formule de Winnicott : « Un bébé tout seul, ça n'existe pas. ». Les parents sont donc généralement inclus, de façon plus ou moins directe, dans le processus d'accompagnement thérapeutique. Cela est d'autant plus vrai que l'enfant est jeune.

Les psychothérapies mère-bébé, qui prennent en soins ce que l'on appelle la « dyade mère-bébé », en sont une bonne illustration.

Les principaux « outils » sur lesquels s'appuie le thérapeute en thérapie systémique : amener le sujet et son système à communiquer sur un nouveau mode et à vivre autre chose ; faciliter le décodage adéquat pour que chacun puisse comprendre les autres ; favoriser l'expression des émotions, des souhaits, des intentions positives et des efforts fournis ; fournir aux membres du système l'occasion de communiquer sur leur façon de communiquer (métacommunication)...

5 Comment agissent les psychothérapies ?

Indépendamment des présupposés théoriques de telle ou telle école, le mécanisme d'action des psychothérapies est mal connu. Il n'existe que très peu d'études ayant cherché à faire le lien entre l'efficacité d'une thérapie et les progrès des connaissances en psychopathologie développementale, en particulier concernant les fondements biologiques des comportements.

Quel que soit le type d'approche psychothérapeutique, il semble toutefois qu'il existe un certain nombre de facteurs communs nécessaires à l'efficacité d'un processus : empathie, alliance thérapeutique et qualité de la relation, accroissement de l'estime de soi, du sentiment d'efficacité personnelle et de la motivation, stimulation émotionnelle, etc. Ces constatations ont conduit au développement de thérapies dites intégratives, qui empruntent des outils et des éléments théoriques à plusieurs écoles afin de répondre de manière plus précise et ciblée aux problèmes et symptômes du patient et de l'accompagner de manière personnalisée.

6 Indications et accessibilité des psychothérapies chez l'enfant et l'adolescent

L'intérêt des psychothérapies chez l'enfant en souffrance psychique est indéniable, même si ce travail particulier doit souvent s'intégrer à un dispositif de soins plus large, de la première consultation à la guidance parentale, en passant par les approches rééducatives ou le travail spécifique proposé par des professionnels paramédicaux (psychomotricien, orthophoniste, etc.).

La très faible efficacité, voire l'inefficacité, de certains psychotropes chez l'enfant et l'adolescent dans des indications comme la dépression rendent la psychothérapie d'autant plus indispensable.

L'infirmier de pratiques avancées peut jouer un rôle important dans l'évaluation clinique et fonctionnelle des enfants en souffrance psychique et dans l'orientation vers des psychothérapeutes expérimentés. Il doit se donner le temps nécessaire à une évaluation minimale de qualité, l'engagement dans une thérapie étant rarement une urgence. Il doit avoir des notions claires concernant les indications dans lesquelles les principaux types de psychothérapies ont apporté la preuve de leur efficacité (TCC et troubles anxieux, par exemple ; contre-indication des thérapies psychanalytiques dans les troubles psychotiques sévères décompensés, etc.).

Les plateformes territoriales d'appui ou des dispositifs similaires d'information sur les ressources et les parcours de soins peuvent l'aider à orienter ses jeunes patients et leurs familles.

De futures études sont nécessaires, à la fois pour mieux valider chez l'enfant et l'adolescent les différents types de thérapie en fonction des indications, mais aussi pour mieux comprendre leurs mécanismes d'actions spécifiques et communs.

7 Conclusion : quelques messages à retenir

- Pas de traitement psychotrope chez l'enfant/l'adolescent sans un accompagnement psychothérapeutique, au minimum une psychothérapie de soutien.
- Connaître les indications des principales psychothérapies et les conditions d'accès au réseau de soins dédiés est indispensable pour bien orienter.
- Des études de validation des diverses méthodes dans leurs indications spécifiques doivent être conduites.

La manière dont l'IPA va informer le jeune patient et ses parents sur les psychothérapies et expliciter sa proposition d'orientation pourra jouer un rôle non négligeable dans l'adhésion au soin.

Bibliographie

- B. Falissard, « Psychiatrie de l'adolescent : l'efficacité thérapeutique en question », *Adolescence*, 2009.
- V. R. Weersing, J. R. Weisz, "Mechanisms of action in youth psychotherapy", *J Child Psychol Psychiatry*, 2002.
- J. R. Weisz, G. R. Donenberg, S. S. Han, B. Weiss, "Bridging the gap between laboratory and clinic in child and adolescent psychotherapy", *J Consult Clin Psychol*, 1995.
- O. Canceil, J. Cottraux, B. Falissard *et al.*, « Psychothérapie : trois approches évaluées », *Inserm, Hal Lara*, 2004.

Nolwenn Gérard

L'entretien motivationnel est une méthode de communication développée dans les années 1980 par les psychologues William Miller et Stephen Rollnick. Il consiste en « un entretien **guidé**, **centré** sur le patient, pour l'encourager à **changer de comportement** en l'aidant à explorer et à résoudre son **ambivalence** face au **changement** »[1].

Cette méthode a tout d'abord été utilisée en addictologie dans le cadre des dépendances à l'alcool, au tabac ou aux drogues illicites. Elle s'est ensuite étendue à toutes les situations nécessitant de modifier un comportement de santé (alimentation, activité physique, prise de médicaments...). Cela en fait un outil adapté dans la prise en charge des patients atteints de maladies chroniques.

1 Préambule

A. Le changement

La plupart du temps, nous savons (ou nous pensons savoir) si un comportement de santé est bon ou mauvais pour nous. Mais adopter un comportement de santé dit sain (ex. : avoir une activité physique régulière) n'est pas qu'une question de volonté : en effet, nos connaissances, nos émotions ou encore nos cognitions influencent notre motivation à agir. Ainsi, pour adopter un nouveau comportement de santé, il faut :

1) Se croire capable de le faire (sentiments d'efficacité personnelle) ;

2) Évaluer ce que cela nous coûte de faire quelque chose (ex. : prendre du poids lors d'un sevrage tabagique) et ce que cela nous rapporte de faire cette même chose (ex. : améliorer son souffle). C'est l'évaluation du coûts-bénéfices.

La mise en place d'un nouveau comportement de santé est donc un **processus évolutif** dans le temps comprenant des étapes à franchir. Il existe différentes modélisations du processus de changement, la plus utilisée étant sans doute le modèle transthéorique du changement de Prochaska et DiClemente, dont voici les différents stades :

- La **précontemplation** : la personne n'a pas (ou peu) conscience d'un problème.
- La **contemplation** : la personne a conscience du problème, elle pense à changer mais n'a encore rien tenté. Ce stade est caractérisé par la procrastination et l'ambivalence.

1. Miller et Rollnick, 1991.

- La **préparation** : la personne a résolu son ambivalence et commencé à mettre des actions en place sans toutefois modifier son comportement antérieur (ex. : pas de sevrage tabagique mais une diminution de la consommation).
- L'**action** : la personne modifie son comportement de santé.
- Le **maintien** : la personne stabilise son nouveau comportement de santé et agit pour éviter la rechute.

B. L'ambivalence

Le changement d'un comportement de santé ne va pas de soi et la résistance au changement est tout à fait normale. Il ne faut pas la considérer comme une caractéristique intrinsèque de la personne mais plutôt comme le produit d'interactions entre la personne et son environnement (soignants, proches, contexte de soins, vécu...). Il est indispensable d'avoir en tête que plus la résistance est attisée, plus la personne risque de s'éloigner du changement. Ainsi, lui dire ce qu'elle devrait faire, faire des suggestions, donner des solutions, alerter, menacer, convaincre, montrer son désaccord ou encore essayer de la faire adhérer à son point de vue de soignant seront contre-productifs.

La notion d'ambivalence, introduite par E. Bleuler en 1910, désigne la disposition psychique d'un individu qui éprouve ou manifeste simultanément deux sentiments, deux attitudes opposées à l'endroit d'un même objet, d'une même situation. C'est le cas d'une personne partagée entre son désir d'interrompre son traitement en raison des inconvénients engendrés et l'envie de le maintenir en raison des avantages ressentis. L'ambivalence est, elle aussi, tout à fait normale, et ne doit pas être confondue avec la négation ou le déni. Elle doit donc être explorée et non confrontée.

2 Quand utiliser l'entretien motivationnel ?

L'entretien motivationnel est une méthode de communication à utiliser **dans les situations où l'ambivalence et la motivation sont au cœur des processus de changement**, c'est-à-dire[2] :

- Lorsqu'on est face à une personne ambivalente à l'égard d'un changement.
- Lorsqu'on veut aider à la préparation au changement.
- Lorsqu'on veut faire baisser les résistances au changement.
- Lorsqu'on veut augmenter la motivation au changement.

3 Objectifs de l'entretien motivationnel

L'entretien motivationnel a pour finalité d'**augmenter la motivation intrinsèque** au changement en explorant et résolvant l'ambivalence. Son but est donc de mettre en évidence la divergence entre un comportement (ex. :

2. https://www.hug.ch/elips/entretien-motivationnel.

ne pas prendre son traitement) et des valeurs de références ou ses objectifs plus généraux (ex. : rester en bonne santé pour voir ses petits-enfants grandir).

4 Principes de l'entretien motivationnel

L'entretien motivationnel, plus qu'une technique relationnelle, doit être avant tout une attitude du soignant, basée sur l'écoute active et l'empathie.

Il doit permettre de laisser à la personne sa liberté de choix, de respecter et favoriser son autonomie, de développer la discordance entre ce qu'elle vit/fait et ses valeurs. Le soignant doit être tout particulièrement vigilant à :

- Éviter le réflexe correcteur :
  - chercher à rassurer la personne, au risque de lui donner l'impression que l'on minimise son problème ;
  - apporter une solution.
- Écouter avec empathie : en percevant les réactions et les sentiments de la personne tels qu'ils lui apparaissent, et en lui communiquant cette compréhension.
- Explorer et comprendre les motivations.
- Soutenir le sentiment d'efficacité afin d'aider dans le processus de changement.
- Danser avec la résistance, c'est-à-dire éviter la confrontation directe.

5 Les outils de l'entretien motivationnel (ou la technique des 4 R)

- Recontextualiser : poser des **questions ouvertes** qui permettront d'explorer l'ambivalence, les attentes et les possibilités de changement.
- Renforcer : **valoriser** les forces et les ressources du patient.
- Reformuler afin de comprendre les motivations au changement.
- Résumer pour augmenter le sentiment d'efficacité.

À ces outils, se rajoute la balance décisionnelle, utilisée spécifiquement pour explorer l'ambivalence. Il s'agit ici de mettre en balance les avantages et les inconvénients du changement d'un côté et les avantages et les inconvénients du *statu quo* de l'autre côté. Cette technique se déroule en 4 étapes :

1. Inciter le patient à explorer les côtés positifs qui lui sont familiers (avantages à ne rien changer).
2. Enchaîner par les inconvénients à ne rien changer.
3. Puis lui demander de préciser les inconvénients à changer.
4. Terminer par les avantages à changer.

Le processus de changement se fait par étapes, chaque étape comportant des obstacles qui lui sont propres. Il est donc indispensable de repérer le stade auquel se trouve la personne afin de déterminer le mode d'intervention adéquat : en effet, il ne faut intervenir « ni trop tôt, ni trop tard » au risque de provoquer une résistance. Le tableau suivant résume les actions à mettre en place en fonction du stade de changement.

Stades du changement	Vécu du patient	Actions du soignant
Précontemplation	Ne pense pas avoir de problème. N'envisage pas de changer de comportement.	Accueillir toutes les réticences sans les discuter, laisser la porte ouverte, identifier les ambivalences, accepter le déni, éviter toute confrontation.
Contemplation	Envisage le changement mais hésite à renoncer aux bénéfices de la situation actuelle.	Explorer l'ambivalence en utilisant la balance décisionnelle.
Décision	Envisage activement de changer.	Aider le patient à déterminer les actions.
Action	Engagé vers des modifications de son style de vie. Besoin de soutien et d'encouragements.	Définir un plan d'action avec des étapes faciles à atteindre.
Maintien	Phase de consolidation mais risque de retourner au comportement problématique.	Aider le patient à identifier et mettre en pratique des stratégies de prévention de la rechute.
Rechute	Rechute possible (fait partie intégrante) du processus normal du changement.	Renforcer l'estime de soi, reconstruire la motivation, réduire la culpabilité.

Bibliographie

- W. Miller et S. Rollnick, *L'entretien motivationnel*, Dunod-Inter-éditions, 2006.

39 La remédiation cognitive

Pierre-Yves Gaye

La **remédiation cognitive** est une thérapeutique innovante qui fait partie des thérapies psychosociales indispensables pour les patients schizophrènes. Elle vise à **optimiser les aptitudes cognitives** des patients qui ont la plupart du temps un déficit dans les domaines attentionnels, mnésiques ou exécutifs.

Dispensée par un thérapeute formé à ces techniques, elle est basée sur un entraînement cognitif et sur l'**apprentissage** de stratégies cognitives. Cette aide permet au patient de résoudre les problèmes auxquels il doit faire face dans les exercices formels comme dans sa vie quotidienne. Plusieurs techniques sont disponibles en France : elles sont soit informatisées soit « papier crayon ».

Les programmes se déroulent sur plusieurs semaines à raison d'une ou plusieurs séances par semaine selon le type de programme.

La remédiation cognitive apporte actuellement un bénéfice cognitif modeste mais celui-ci pourrait être amélioré par l'intégration au sein de thérapies comportementales, d'**habileté sociale** et par un accompagnement du patient dans le milieu du travail lors de la fin du programme, lorsque la remédiation s'inscrit dans un parcours de réinsertion sociale[1]. La remédiation cognitive a pour objectif de limiter l'impact des troubles cognitifs et améliorer durablement les processus cognitifs : attention, mémoire, fonctions exécutives, cognition sociale et métacognition.

1 Les objectifs

- Renforcer les stratégies compensatrices applicables dans la vie quotidienne.
- Exploiter les capacités préservées.
- Améliorer le fonctionnement ou le bien-être.
- Évaluer la disponibilité des proches, apprécier la capacité de l'entourage à accompagner cette démarche.
- Diminuer les exigences du milieu.

2 Les outils

- Bilan neuropsychologique.
- Évaluation fonctionnelle du patient dans son environnement de vie quotidienne (évaluation de l'autonomie).

1. Amado *et al.*, 2011.

- Aménagement de l'environnement par des outils d'aide à la mémoire et des aides prothétiques.
- Soutien aux aidants.

Une distinction doit être faite entre les thérapies cognitives et comportementales et la remédiation cognitive.

Thérapies cognitives et comportementales

Les thérapies cognitives et comportementales s'attachent aux **contenus de pensée** : les croyances et les schémas de pensées sous-jacents à ces croyances. Par exemple, il peut s'agir d'analyser avec le patient les croyances auxquelles s'attachent ses idées délirantes et de l'aider à remettre en question ces croyances sur le mode d'un dialogue socratique.

Remédiation cognitive

La cible ou plutôt les cibles de la remédiation cognitive sont de nature différente : il s'agit des **processus cognitifs impliqués dans les différentes fonctions psychologiques** mentionnées ci-dessus.

La remédiation cognitive recouvre en fait une grande diversité de pratiques, le choix des cibles et le type de travail proposé étant très largement dépendants du modèle théorique dans lequel se situent les différents cliniciens chercheurs. Globalement, il est possible de distinguer quatre grands types d'approches[2].

3 Rôle de l'IPA

Le rôle de l'IPA en remédiation cognitive est d'accompagner le patient au fil de son programme personnalisé. Ce professionnel spécialement formé intervient en consultations individuelles ou lors de prises en charge groupales.

Il existe des formations spécifiques, tel que le DU en remédiation cognitive, proposées par de nombreuses universités.

Le bilan neuropsychologique effectué par un neuropsychologue est important car il permet de préciser les déficits cognitifs et les ressources des patients sur lesquelles s'appuiera l'IPA et déterminera l'outil le plus adapté.

Parmi les outils utilisés dans la remédiation cognitive nous allons présenter deux outils spécifiques dans la prise en soins de patients souffrant de schizophrénie[3] : l'outil TomRemed et le programme *Social Cognition and Interaction Training* (SCIT)

TomRemed

L'outil **TomRemed** permet de travailler de façon ludique sur la reconnaissance des intentions d'autrui. Une mauvaise compréhension des intentions de l'autre

2. Passerieux, Bazin, 2009.
3. Degant, 2018.

peut générer des malentendus ou des conflits. Une stratégie de travail est mise en place en séance puis le patient doit ensuite rapporter des exemples de sa vie quotidienne pour la transférer, l'automatiser et surtout pour que cela prenne sens pour lui. La dynamique du groupe est importante et les participants s'entraident. Le programme de remédiation TomRemed a pour objectif d'améliorer les compétences des personnes souffrant de schizophrénie en théorie de l'esprit, aptitude à prévoir ou à expliquer le comportement d'autrui en lui attribuant des croyances, des souhaits[4] .

Social Cognition and Interaction Training

Le programme ***Social Cognition and Interaction Training*** va aider les patients à travailler en groupe sur la reconnaissance des émotions, sur les styles d'attribution et la théorie de l'esprit. Il a pour but d'améliorer la cognition sociale dans la schizophrénie. C'est un programme groupal qui se déroule à raison d'une séance hebdomadaire d'une heure durant environ six mois, qui permet de décliner la cognition sociale, à partir de l'émotion (différents types, attributs faciaux, contexte...), jusqu'aux interactions sociales, en évoquant les biais d'attributions ou pensées automatiques qu'on peut parfois éprouver dans des circonstances d'interaction sociale. Les séances en groupe s'accompagnent de tâches à domicile afin de mettre en application dans la vie quotidienne les principes de ce qui a été envisagé durant une séance.

Bibliographie

- C. Passerieux et N. Bazin, « La rééducation cognitive : évaluation des résultats », *Revue française des affaires sociales*, 2009.
- I. Amado, M.-O. Krebs, R. Gaillard, J.-P. Olié, H. Lôo, « Les principes de la remédiation cognitive : évaluation des résultats », Communication scientifique, Séance du 21 juin 2021. Disponible sur https://www.academie-medecine.fr/les-principes-de-la-remediation-cognitive-dans-la-schizophrenie/.
- C. Degant, « Infirmière thérapeute en remédiation cognitive », *Santé mentale*, 2018.

4. Voir N. Bazin, C. Passerieux, M. C. Hardy Baylé, « ToMRemed : une technique de remédiation cognitive centrée sur la théorie de l'esprit pour les patients schizophrènes », *Journal de TCC*.

40 La réhabilitation psychosociale

Pierre-Yves Gaye

La **réhabilitation psychosociale** pourrait se définir d'une manière très générale comme l'ensemble des actions mises en œuvre auprès des personnes souffrant de troubles psychiques au sein d'un processus visant à favoriser leur autonomie et leur indépendance dans la communauté[1].

1 Objectifs et grands axes

En 1996, l'OMS, a posé les principaux objectifs et grands axes de la réhabilitation psychosociale :

- Réduction des symptômes de la maladie mentale et des éventuels effets secondaires des traitements médicamenteux.
- Développement des compétences sociales.
- Travail d'information et de lutte contre la discrimination dont sont victimes les personnes souffrant de troubles mentaux.
- Organisation des actions autour de la place centrale de l'usager.
- Accompagnement des familles et des proches.

La réhabilitation, c'est un ensemble d'actions de soins à l'intention de la personne souffrant de troubles psychiques, et conjointement, un ensemble d'actions en direction de la société afin qu'elle soit plus porteuse, et plus apte à l'accueillir (CRFP).

Le diagnostic de réhabilitation est réalisé sur la base :

- d'une évaluation fonctionnelle des capacités de la personne (autonomie, habiletés sociales…) ;
- d'une évaluation fonctionnelle des ressources personnelles disponibles ;
- du soutien ou aides à rechercher ou à développer (disponibilité et vulnérabilité de l'entourage, en particulier familial) ;
- des buts et objectifs à atteindre (sociaux, résidentiels, éducationnels, professionnels…) ;
- de la mise au point des programmes d'intervention.

2 Le *case management*

A. Modalités et principes

Les **modalités** principales de ces techniques sont le réentraînement aux habiletés sociales (*social skills training*) et la remédiation cognitive.

1. Duprez, 2010.

La réhabilitation psychosociale a donc un développement dynamique qui s'inscrit dans une approche pluridisciplinaire. La pratique du « *case management* » (ou gestion des cas) est un moyen au service de la réhabilitation.

Le *case management* est le processus par lequel on obtient, coordonne et assure l'utilisation, par les usagers souffrant d'incapacités psychiatriques, des soins et des services qui les aideront à satisfaire, d'une façon à la fois efficace et efficiente, leurs besoins multiples et complexes[2].

Le *case management* repose sur les **principes** suivants[3] :
- Faciliter l'accès aux soins.
- Accessibilité des différents professionnels et partenaires du système de santé.
- Continuité des soins.
- Amélioration de l'observance.
- Diminution du nombre et de la fréquence des ré hospitalisations.
- Réduction de la durée moyenne de séjour.

B. Modèles

Il existe plusieurs modèles de case management, nous retiendrons ceux qui intéressent plus particulièrement la pratique de l'IPA.

Le *case management* propose un cadre de référence à la prise en charge ambulatoire des personnes atteintes de pathologies chroniques ce qui le rend légitime et le fait entrer dans le champ d'intervention de l'IPA. Au regard des conséquences importantes en termes de handicap, le *case management* contribue à garantir un état de santé optimal. La philosophie de l'intervention vise à favoriser pour l'usager un accompagnement progressif vers le rétablissement dans son milieu de vie ordinaire, en collaboration avec ses proches et son entourage immédiat.

- **Le *case management* de réadaptation** organise l'intervention clinique selon des modalités essentiellement liées à des objectifs de réadaptation. Il s'agit d'une démarche en trois temps : évaluation fonctionnelle de l'usager, définition des objectifs de réadaptation, enseignement et soutien dans les habiletés nécessaires à l'usager pour obtenir les ressources couvrant les besoins identifiés. La participation de l'usager est active à tous les niveaux de la démarche.
- **Le *case management* fondé sur le concept des forces personnelles** est le modèle le plus intégré dans l'environnement naturel de l'usager. Le modèle d'intervention du *case manager* s'appuie sur les capacités de l'usager et renforce ses habiletés dans l'environnement naturel envisagé comme lieu ressource. Quel que soit le niveau de sévérité des symptômes ou des

2. Corrigan, 2009.
3. Glaser, 2017.

incapacités, le *case manager* se déplace vers l'usager et accompagne le processus de changement.

C. Outils, finalités et objectifs

Les **outils** du *case manager* sont :

- Le soutien.
- La gestion des thérapeutiques.
- La **réadaptation**.
- Le développement du potentiel.

Les **finalités** de ses interventions sont :

- Le maintien du niveau minimal d'accès aux actes essentiels de la vie quotidienne.
- La stabilisation de l'état de santé compatible avec une qualité de vie acceptable pour le patient.
- L'accès à un rôle valorisé socialement.
- La réalisation et estime de soi.

L'IPA *case manager* recherchera à atteindre les **objectifs** suivants :

- Satisfaire les besoins fondamentaux de la vie quotidienne.
- Réduire les symptômes.
- Développer les habiletés et les soutiens dans un environnement de vie adapté.
- Faire émerger la satisfaction et l'estime de soi.

La réhabilitation psychosociale accompagne le patient à vivre « hors les murs de l'hôpital psychiatrique ». Un des moyens utilisé est le recours aux médiations.

3 La médiation

Maîtriser les médiations et les techniques d'animation groupales permet d'ouvrir une pratique centrée sur l'approche motivationnelle, les thérapies cognitives et comportementales dans le champ du traitement des psychoses chroniques.

L'IPA a tout intérêt à réactualiser ses pratiques en termes de médiations thérapeutiques, corporelles, artistique, etc. dans le cadre de son activité.

À savoir La médiation vient du latin « *mediare* » qui signifie « au milieu ».

Elle est une pratique ou discipline qui vise à définir l'intervention d'un tiers pour faciliter la circulation d'informations, éclaircir ou rétablir des relations.

La médiation permet une **mise en relation entre soi et l'autre**, c'est un entre-deux. Le recours aux médiations dans les soins psychiques proposés aux patients d'abord considéré comme un moyen de suppléer ou soutenir une expression verbale trop difficile, tend à s'imposer comme une alternative dont on découvre des effets psychothérapiques. Des pratiques diverses se sont ainsi multipliées, souvent sur des bases empiriques, à l'initiative de soignants s'appuyant sur une compétence, un goût, une passion mise au service de leurs patients. La créativité ainsi partagée facilite une rencontre intersubjective, voire une relance des processus de pensée.

4 Animer un atelier thérapeutique : quelques aspects organisationnels et pratiques à prendre en compte

A. Identifier le besoin

Cela revient à poser la question : **pour qui ? quoi ? où ?**

- **Profil des patients** : quelles personnes sont susceptibles de bénéficier de l'atelier (âge, sexe...) ?
- **Pathologies** : à quel type de pathologie l'atelier est-il dédié (schizophrénie, TCA, syndrome dépressif...) ?
- **Spécificité de l'unité** : psychiatrie adulte, pédopsychiatrie, hospitalisation, CMP, hôpital de jour... ?

B. Déterminer les objectifs de l'atelier et le cadre thérapeutique

Cela revient à poser la question : **pourquoi ?**

- Élaborer les objectifs globaux de l'atelier.
- Quels sont le sens et les atouts de l'atelier dans la prise en soin ?

C. Travailler la dynamique de groupe

- Accepter l'autre en acceptant son avis et ses choix, pouvoir exprimer son désaccord...
- Apprendre à communiquer ; favoriser les interactions sociales, tant avec ses pairs qu'avec l'intervenant ; établir un lien social...
- Percevoir des sensations, des émotions et des images par la texture et la forme même des objets médiateurs, qu'ils soient bruts ou à transformer...

D. Favoriser la créativité et développer l'imaginaire

- Améliorer la gestion des pulsions à travers la canalisation des affects débordants et l'effet contenant du cadre...
- Profiter d'un moment de partage et de plaisir à l'extérieur...
- Travailler la communication verbale et non verbale...
- Favoriser l'expression de la créativité...

E. Définir le cadre thérapeutique

- **Type d'activité** : l'activité est-elle une activité médiatisée ou non ?
- **Visée de l'activité** : activité socio-thérapeutique, à remédiation cognitive, thérapeutique, occupationnelle, créative-artistique... ?
- **Statut du groupe** : le groupe de participants est-il ouvert ou fermé ?

- **Règles du groupe** : respect, confidentialité..., sortie de l'activité ou non avant la fin de la séance.
- **Temps de l'atelier** : déterminer les temps d'accueil et de présentation de la séance, les temps de production, les temps d'échange, en fin d'atelier où chacun est invité à s'exprimer sur ce qu'il a créé, durant la phase de production et/ou ce qu'il a vécu, comment il a vécu la séance.
- **Déroulement** : rythme périodicité, nombre de séances...

Atelier sur prescription médicale ou occupationnelle

- **Productions** : que fait-on des productions des patients ?
- **Formation** : faut-il une formation spécifique pour animer l'atelier ?

Penser et maintenir la répétition du cadre à chaque séance

L'équipe soignante doit définir et tenir le cadre de l'atelier ainsi qu'observer et se questionner sur ce qui se joue sur le plan psychologique à travers la création, mais aussi en relation avec les autres (les adultes et les pairs). Les problématiques subjectives et intersubjectives vont se rejouer et se représenter dans la création et dans les interactions avec les pairs et les soignants.

F. Décrire les modalités de l'atelier

Cela revient à poser la question : **comment ?**

- Définir le lieu et le temps le plus approprié pour réaliser l'atelier en fonction de l'organisation des soins.
- Préparer le matériel, la salle.
- Déterminer le nombre de soignants participant à l'animation.
- Réfléchir aux limites ou obstacles à l'atelier afin de les anticiper.
- Recherche bibliographique et scientifique sur la thématique, l'animation...
- Maîtriser la méthode d'animation de l'atelier : protolangage, activités terre, groupe de parole, art-thérapie...
- Réguler les mouvements d'agressivité, de frustration, d'exclusion ; solliciter, évaluer les interactions entre patients dans le groupe et avec l'animateur.
- Recentrer les échanges sur l'objet du groupe : suggérer, relancer, proposer, reformuler, resituer.
- Maintenir la rigueur du cadre, malgré son aspect répétitif en ayant une disponibilité d'écoute d'empathie et réceptivité psychique.
- Connaître les règles, les exigences de la médiation.
- Chiffrer le coût de l'activité : prix du matériel ou de la prestation d'un intervenant, location ou réservation de la salle, collation...

G. Évaluation de l'atelier

- Par les **professionnels** :
  - en fonction des objectifs de l'atelier,
  - en fonction des objectifs thérapeutiques individuels du patient.

- Par le **patient** :
  - bilan en fin de séance,
  - questionnaire de satisfaction.
- Éléments cliniques d'évaluation.

Bibliographie

- Comité français pour la réhabilitation psychosociale (CFRP).
- M. Duprez, « Réhabilitation psychosociale et psychothérapie institutionnelle », *L'information psychiatrique*, 2008.
- C. Petitqueux-Glaser, S. Acef et M. Mottaghi, « Case management : quelles compétences professionnelles pour un accompagnement global et un suivi coordonné en santé mentale ? », *Vie sociale*, 2017.
- P. Corrigan, *Principles and practice of psychiatric rehabilitation: an empirical approach*, Guilford press, 2009.
- C. Glaser, « La dynamique du case management », *Santé mentale*, 2017.

41 Principes thérapeutiques en addictologie

Xavier Laqueille, Chloé Lucet et Anne Chassagnoux

La prise en charge des addictions s'inscrit dans un cadre de soins à long terme. L'objectif est l'arrêt du comportement addictif et le maintien de l'abstinence par la prévention des rechutes. Le suivi est essentiellement ambulatoire, au sein des centres de soins d'accompagnement et de prévention en addictologie (CSAPA), dans des consultations hospitalières spécialisées ou encore dans les centres médico-psychologiques. Les hospitalisations sont indiquées lors de sevrage préparé ou en urgence pour traiter les complications somatiques/ou psychiatriques du trouble addictif.

1 Évaluation initiale et travail sur la motivation

Conscients de leur trouble, les patients sont peu demandeurs d'aide malgré la sévérité du pronostic. Les entretiens cliniques initiaux vont permettre d'évaluer :

- Les consommations.
- Les dommages (médicaux, sociaux, professionnels, familiaux...).
- Les facteurs de gravité.
- La motivation initiale au changement du patient.

Un entretien standardisé tel que l'*Addiction Severity Index* (ASI) peut être utilisé pour systématiser le recueil des informations dans les situations complexes (intrication de consommations, de dommages et comorbidités)[1].

Dans un premier temps, la motivation est extrinsèque, liée aux pressions de l'entourage et aux complications. Les entretiens permettent l'évaluation de cette motivation et sa progression. Les entretiens motivationnels utilisent des outils tels les calendriers de consommation et la balance motivationnelle entre les effets attendus et les complications de la consommation. À travers les entretiens, elle se renforce sur un mode intrinsèque avec la conviction de l'abstinence. Les propositions thérapeutiques sont adaptées au niveau de motivation du sujet. Les entretiens motivationnels encouragent la capacité au changement[2].

2 Approches thérapeutiques médicamenteuses

Les thérapeutiques médicamenteuses ne sont efficaces qu'en cas de motivation minimale à s'abstenir de substance.

---

1. Haute autorité de santé, Abus, dépendance et polyconsommations : stratégies de soins. Recommandations de la commission d'audition, mai 2007.
2. J.O. Prochaska, C. Diclemente, "Transtheoretical therapy: Toward a more integrative model of change", *Psychotherapy: Theory, Research and Practice*, 1982.

La stratégie substitutive

Les traitements de substitution sont à réserver aux patients présentant des dépendances opiacées ou tabagiques. Le principe est de proposer un traitement de la même classe pharmacologique que la substance toxique. L'objectif de la cure est différent pour le tabac et les opiacés.

La substitution nicotinique est une détoxification sur plusieurs mois.

La substitution opiacée vise le maintien du patient dans un cadre de soins pour la prise en charge des troubles de la personnalité.

Ces traitements sont caractérisés par leur longue durée d'action de façon à éviter l'euphorie liée aux substances et le malaise lié à sa privation.

Le *craving* est le signe clinique qui permet d'adapter la posologie. Un sujet sous méthadone ou un fumeur sous patch de nicotine continuant à consommer doit être réévalué.

Les risques de mésusage liés à la déception devant l'absence d'effet euphorisant et le manque de motivation à s'abstenir de drogue sont fréquents.

Le respect des cadres d'utilisation et de prescription est essentiel.

La stratégie de sevrage et de post-sevrage

Le principe est l'arrêt de toute consommation avec dans un second temps les mesures thérapeutiques du post-sevrage. Les traitements du sevrage sont essentiellement symptomatiques, associant anxiolytiques et antalgiques. Les benzodiazépines posent le problème spécifique des risques de dépendances secondaires, ce qui ne doit pas en limiter la prescription, avec une délivrance contrôlée en hospitalisation ou en centre de soins spécialisés. Leur danger est une prescription avec dispensation pharmaceutique sans contrôle[3].

L'hospitalisation peut être nécessaire, assurant un cadre institutionnel qui s'ouvre au fur et à mesure de l'évolution du patient. Le sevrage ne peut s'envisager sans mesures préventives des rechutes, psychologiques et médicamenteuses, impliquant un traitement du post-sevrage d'une durée de six mois à un an[4].

3. X. Laqueille, « Addiction aux substances et traitements pharmacologiques », *Annales Médico-psychologiques, revue psychiatrique*, 2009.
4. O. Cottencin, D. Guardia, B. Rolland, « Critères d'hospitalisation pour un patient souffrant d'addiction(s) », *Urgences*, 2011.

3 Les prises en charges associées

Les approches psychologiques

Elles concernent les sujets les plus stables, capables de s'intégrer dans un suivi de soins.

- Les **thérapies cognitivo-comportementales** permettent aux patients de développer des stratégies cognitives pour éviter de consommer. Les objectifs thérapeutiques évoluent en fonction du stade motivationnel du patient.
- Les **thérapies d'inspiration analytique** sont utilisées pour des patients à la structuration affective pathologique. Elles renvoient aux problématiques affectives anciennes et aux vécus traumatiques souvent sous-jacents.
- Les **entretiens familiaux ou systémiques** sont adaptés chez les adolescents et lors de pathologie familiale. Ils ont une aide face à l'angoisse générée par la situation.

Le traitement des comorbidités psychiatriques

Les troubles psychiatriques sont des facteurs de gravité des addictions et inversement. Les ruptures thérapeutiques et les rechutes sont fréquentes. Leur prise en charge demande un traitement parallèle et intégré de cette double pathologie par une équipe à la double compétence et par un travail de collaboration soutenu.

Le traitement médicamenteux des comorbidités psychiatriques est primordial, leur prise en charge réduisant les facteurs de renforcement de la dépendance. Ces troubles comorbides sont à considérer dans ce contexte comme résistants et nécessitent habituellement des posologies élevées.

Les prises en charge institutionnelles multidisciplinaires

Le travail en équipe pluridisciplinaire associant médecins, infirmiers, psychologues et assistants ou éducateurs sociaux... aide à prendre le recul nécessaire en mettant à distance la pression et l'angoisse du patient ou de son entourage pour une réponse adaptée à son état.

4 Les hospitalisations

Hospitalisations de jour

Il est possible de proposer un sevrage sous certaines conditions. L'HDJ s'adresse à des patients présentant une dépendance simple (et unique) à l'alcool avec l'avantage de pouvoir rentrer à domicile tous les soirs. L'HDJ exclut les patients présentant des antécédents de *delirium tremens*, de crise convulsive généralisée ou de troubles psychiatriques sévères pour des raisons de sécurité. Des accords pour les patients sans domicile fixe peuvent être pris avec des foyers d'hébergement.

Hospitalisation à temps complet

Elle s'adresse à tout patient présentant tout type d'addiction (en mono ou poly dépendance), avec tout type de comorbidités somatiques, psychiatriques ou sociales. Elle présente l'avantage pour les patients d'offrir un éloignement, une pause face à des situations de crise, de rejet ou de précarité[5].

5 L'éducation thérapeutique du patient

Elle s'inscrit dans une démarche éducative bien différente d'une simple information orale ou écrite ou de conseil de prévention, en identifiant le processus morbide et les facteurs de vulnérabilité ou de motivation.

6 La réduction des risques

La réduction des risques ou prévention tertiaire, est une alternative pour les sujets peu motivés par l'abstinence totale. L'objectif est une réduction des complications médicales et sociales par des propositions telles que la mise à disposition de seringues et la récupération du matériel dans des structures spécialisées. Les salles de consommation à moindre risque (SCMR) ont été autorisées par la loi en 2016 dans le cadre de la réduction des risques. Il en existe actuellement deux en France : une à Paris et l'autre à Strasbourg.

7 Autres approches

D'autres approches trouvent aussi leur place en addictologie : les techniques corporelles, l'art-thérapie, les groupes de consommateurs... Toutes ces prises en charge doivent se faire dans le respect des autres suivis, en évitant les fonctionnements de toute puissance thérapeutique.

8 Posture soignante, une position spécifique face au patient : autonomie et responsabilisation

L'objectif thérapeutique premier, au-delà de l'abstinence, est une évolution de la personne sur un mode plus structuré, ouvert, autonome dans le respect de son identité et de ses choix, avec le souci de la prendre là où elle est, comme elle est, avec son ambivalence et ses problématiques.

Au-delà de l'aspect éthique, l'autonomie du patient est un objectif de soins. Le modèle est contractuel avec la participation du patient aux soins. Les pathologies addictives sont fortement corrélées à des traits de personnalité associant, outre une dépendance affective, un oppositionnisme. Cet objectif de responsabilisation et d'autonomie renvoie à des paradoxes multiples : dépendance thérapeutique et revendication, positionnement des soignants

5. *Ibid.*

dans une toute-puissance et d'autorité fantasmée, vécu pathologique des instances d'autorité, revendication et médiocre tolérance aux contraintes en particulier thérapeutiques. La relation médecin-malade, par essence dissymétrique, ne doit pas être infantilisante. Les évolutions sont, de ce fait, longues, rythmées par les résistances et rechutes et en particulier la difficulté à entrer dans une relation de soins. Le respect valorise l'autonomie[6]. Il s'agit pour le soignant d'un enjeu thérapeutique.

9 L'empathie

La capacité d'empathie des soignants permet la compréhension et le soutien du sujet, elle favorise la relation de soins. En addictologie, l'empathie est l'un des prérequis. Elle fait partie de la position thérapeutique du professionnel au même titre que la connaissance scientifique. Cette empathie permet de connaître le patient, de s'adapter à son niveau de motivation et de gérer les situations de crises (rechutes, complications médicales et psychiatriques). L'objectif thérapeutique est le maintien dans les soins avec une vision d'indépendance et de construction du sujet par une adhésion à la relation thérapeutique. L'empathie ne peut disqualifier le premier objectif thérapeutique qu'est l'autonomie, mais elle ne doit pas interdire, en cas de besoin, les soins et hospitalisations parfois nécessaires et même contraintes.

10 Une relation structurante

L'objectif d'une évolution du patient demande une vision thérapeutique structurée. La connaissance du trouble et de sa prise en charge est alors essentielle. Cette position doit s'accompagner d'une absence d'ambiguïté sur les drogues, les prescriptions et les aides sociales. Cette position structurée, parfois vécue comme « rejetante » par le patient intolérant aux contraintes des réalités médicales (risque de surdosage...), n'est pas un rejet du patient. Cette relation structurée s'oppose à certaines attitudes d'instrumentalisation du médecin par le patient. Ces situations de manipulation ne doivent pas être sources de rejet, elles font partie de la clinique des sujets les plus intoxiqués. La position médicale est d'éviter la rupture thérapeutique avec une ouverture vers des propositions de soins adaptées : moins bien va un patient, plus souvent il doit être vu. Permanence et disponibilité des soignants sont des facteurs de succès dans les soins.

11 L'absence de stigmatisation

Les patients rapportent un vécu de stigmatisation. L'ivrogne, le drogué sont fréquemment l'objet d'un rejet latent voire explicite. Un tiers des

6. P. Le Coz, « Les principes éthiques et les émotions dans la décision médicale », *Mt Pédiatrie*, 2009.

héroïnomanes sous méthadone disent en souffrir, le terme le plus souvent cité étant « junkie », repris pendant des années malgré une abstinence prolongée[7]. Les femmes présentant un trouble de l'usage d'alcool sont particulièrement concernées, l'alcoolisme féminin subit une forte réprobation sociale, avec un sentiment de honte prégnant[8]. Cette stigmatisation et ce vécu de honte majorent, dans une spirale pathologique, les attitudes de dénégation des consommations. Elles enferment le sujet dans sa problématique. Les conséquences en sont multiples : rejet et isolement sur le plan social, moindre accès aux soins, difficultés financières, comportements « délinquantiels » et aggravation des sanctions, pathologies comorbides moins bien diagnostiquées et traitées.

Cette position « rejetante », sous-tendue d'une vision moralisatrice, méconnaît la souffrance morale de ces sujets, leur particulière vulnérabilité et la gravité de ce trouble en termes de morbi-mortalité.

12 La détection des comportements de séduction

La position d'empathie permet une compréhension attentionnée de la problématique. Elle peut induire chez les soignants une adhésion sans recul au discours des patients et parfois même des fantasmes de toute-puissance thérapeutique ; avec l'idée d'être celui qui comprend et qui seul peut aider. Ce fonctionnement en clivage « bon objet/mauvais objet » est fréquent. Il peut infiltrer les relations entre les membres d'une même équipe de soins (médecin, infirmier, psychologue, assistant social) ou entre équipes ou intervenants divers (addictologue, psychiatre, urgentiste, soignant, police, justice, administration pénitentiaire). Cette vision est symptomatique d'entourages très protecteurs, avec parfois une dimension culturelle forte.

Cette position de complaisance renvoie à une perte de référence clinique et thérapeutique. Elle favorise les passages à l'acte hétéro-agressifs sur les soignants en position de décision vécus comme mauvais objet, mais aussi, dans un second temps, sur ceux qui se positionnent en bon objet et qui s'avéreront décevants après avoir adhéré à un jeu de surenchère revendicative. Cette position de clivage renvoie aussi, de manière plus technique, à un positionnement psychothérapeutique de disqualification des instances d'autorité et de réalité, vécue comme « sanctionnantes » et non structurantes, ce qui limite les remises en cause qui permettent aux patients d'évoluer sur le plan psychopathologique.

7. L. Schidlanski, M. Adelson, E. Peles, "Knowledge and stigma regarding methadone maintenance treatment among personnel of methadone maintenance treatment and non-methadone maintenance treatment addiction facilities in Israel", *J Addict Dis*, 2017.
8. A. Rolfe, J. Orford, S. Dalton, "Women, alcohol and femininity: A discourse analysis of women heavy drinkers accounts", *J Heath Psychology*, 2009.

Pour conclure, l'addictologie pose la question de la relation soignant-soigné. L'IPA doit être attentif à sa posture soignante dans le cadre d'une relation dissymétrique avec le patient. Il favorisera l'autonomie du sujet dépendant avec tous ses mécanismes d'opposition et fera preuve d'empathie et de respect de la personne, sous-tendue d'une connaissance clinique et thérapeutique en rapport avec la vision clinique d'un processus pathologique grave.

Bibliographie

- X. Laqueille, C. Lucet, « Aspects cliniques et positionnement thérapeutique en addictologie », *Soins Psychiatrie*, Elsevier Masson, 2020.
- X. Laqueille, A. Chassagnoux (coordonné par), « Pratiques cliniques en addictologie », *Cahiers de Sainte-Anne, Les Précis Lavoisier médecine et sciences*, 2017.

5

Conception et mise en œuvre des actions de prévention et d'éducation thérapeutique en psychiatrie et santé mentale

42. Définition de la santé et de la santé mentale 172
43. La prévention 174
44. Promotion de la santé 177
45. Concept d'éducation 179
46. Rôle de l'IPA dans l'ETP 183
47. Élaborer et réaliser des programmes de psychoéducation pour les aidants 193

42 Définition de la santé et de la santé mentale

Anne Chassagnoux

L'IPA en psychiatrie et santé mentale est un des acteurs principaux de la mise en œuvre des actions de prévention et de démarche d'éducation thérapeutique destinées au patient. Pour cela, il doit connaître certains concepts, tels que la **santé**, la **prévention**, la **promotion de la santé**, l'**éducation** afin de savoir dans quels champs il intervient.

L'Organisation mondiale de la santé (OMS) définit :

- La santé comme « un état de complet bien-être physique, mental et social, [qui] ne consiste pas seulement en une absence de maladie ou d'infirmité »[1]. La santé considérée dans sa globalité est associée à la notion de bien-être et de qualité de vie[2].
- La santé mentale comme « un état de bien-être dans lequel une personne peut se réaliser, surmonter les tensions normales de la vie, accomplir un travail productif et contribuer à la vie de sa communauté ».

L'OMS rappelle par ailleurs que :

- La santé mentale fait partie intégrante de la santé.
- La santé mentale dépasse l'absence de troubles mentaux : elle est déterminée par des facteurs socio-économiques, biologiques et environnementaux.
- La santé mentale peut bénéficier de stratégies et d'interventions d'un bon rapport coût/efficacité pour la promouvoir, la protéger et la recouvrer.
- Les troubles psychiatriques sont des troubles qui ne permettent pas à l'individu d'atteindre et/ou de se maintenir dans un état de bien-être.

Quelques chiffres[3]

- « 1 Français sur 5 est touché chaque année par un trouble psychique, soit 13 millions de Français.
- 64 % des Français ont déjà ressenti un trouble ou une souffrance psychique et 30 % ont dans leur entourage une personne concernée par une souffrance psychique.
- Le taux de suicide en France est l'un des plus élevés des pays européens de développement comparable et est la deuxième cause de mortalité entre 10 et 25 ans après les accidents de la route.

1. Préambule à la Constitution de l'OMS tel qu'adopté par la Conférence internationale sur la Santé, New York, 19 au 22 juin 1946 ; signé le 22 juillet 1946 par les représentants de 61 États (Actes officiels de l'Organisation mondiale de la Santé) et entré en vigueur le 7 avril 1948.
2. OMS, Charte d'Ottawa du 21 novembre 1986.
3. Assises de la santé mentale et de la psychiatrie, Une ambition refondée pour la santé mentale et la psychiatrie en France : Pour une société qui comprend, Pour une société qui agit, septembre 2021.

- 15 % des jeunes en France connaissent un épisode dépressif caractérisé entre 16 et 25 ans.
- Les dépenses remboursées au titre de la souffrance psychique et des maladies psychiatriques sont le premier poste de dépenses de l'Assurance maladie avec plus 23 Mds € par an, devant les cancers et les maladies cardiovasculaires. »

Pour compléter les définitions ci-dessus, l'OMS caractérise la santé par des déterminants sociaux : « circonstances dans lesquelles les individus naissent, grandissent, vivent, travaillent et vieillissent ainsi que les systèmes mis en place pour faire face à la maladie ». Ils sont évolutifs en fonction de l'âge et de l'environnement. Ils peuvent relever de la sphère médicale, pédagogique, éducative et familiale.

Dans le domaine de la psychiatrie et de la santé mentale, les troubles étant multifactoriels, il est difficile de connaître l'importance de l'effet des facteurs de risque et des déterminants sociaux de la santé à l'échelle individuelle. Cependant, leur connaissance permet de développer des moyens de prévention et de dépistage à l'échelle individuelle et à une échelle plus large, comme dans les politiques de santé publique.

Trois grands concepts émergent de cet élargissement de la définition de la santé. Il s'agit de la prévention, de la promotion et de l'éducation pour la santé.

43 La prévention

Anne Chassagnoux

En 1948, la prévention est définie par l'OMS comme « l'ensemble des mesures visant à éviter ou réduire le nombre et la gravité des maladies, des accidents et des handicaps ».

Trois modèles de prévention ont été distingués.

Prévention primaire

Elle se situe en amont des problèmes de santé. C'est l'ensemble des actes visant à diminuer l'incidence d'une maladie dans une population et à réduire les risques d'apparition. Les actions de prévention primaire sont vastes et concernent tous les domaines de l'environnement sociétal, social et culturel de l'individu. Elles ont pour objectif d'améliorer la qualité de vie et les conditions de travail des populations, lutter contre l'isolement social, le chômage, les addictions, la précarité, les inégalités, l'échec scolaire…

Prévention secondaire

Elle cherche à diminuer la prévalence d'une maladie dans une population et recouvre les actions en tout début d'apparition de la maladie. Elle vise à faire disparaître les facteurs de risques. Elle se caractérise par des actions de détection, de traitement précoce de la maladie ou d'un problème de santé dans le but d'en limiter ses conséquences. En psychiatrie, elle correspond au dépistage, à l'échelle individuelle, des troubles psychiatriques et à leur prise en charge précoce, mais également au dépistage des facteurs de risque de ces troubles et à la mise en place de mesures préventives. Elle est spécifique en fonction des différents âges de la vie.

Prévention tertiaire

Elle diminue la prévalence des incapacités chroniques ou récidives dans une population et réduit les complications, invalidités ou rechutes consécutives à la maladie avérée. Elle est la plus tardive. En psychiatrie, la prévention tertiaire se caractérise par des mesures d'aide des personnes malades ou handicapées à vivre au mieux de leurs possibilités (réhabilitation), diminue les rechutes et l'incapacité liées aux troubles psychiatriques. Elle passe par une meilleure réadaptation socio-professionnelle et une optimisation des traitements. Elle consiste principalement à diminuer les rechutes et les hospitalisations via une meilleure optimisation thérapeutique (médicamenteuse et psychothérapeutique).

Exemple de prévention en psychiatrie et santé mentale

Prévention primaire	• Campagnes de prévention et sensibilisation (cannabis, alcool, maltraitance). • Intervention en santé mentale sur le lieu de travail (programmes de prévention du stress). • Meilleur accès aux soins pour tous (CMP, CMU, protection sociale). • Renforcement de l'intégration sociale en diminuant : la baisse du niveau d'appartenance sociale, source d'isolement, la perte de sens et de cohérence, facteur d'émoussement du goût de vivre.
Prévention secondaire	**Enfant** • Dépistage précoce des situations à risque de troubles de l'attachement et de maltraitance : trouble psychiatrique chez la mère, en péripartum. • Dépistage des troubles psychiatriques débutants et prise en charge précoce. • Repérage des situations de maltraitance (PMI, consultations pédiatriques, milieu scolaire et urgences) et mise en place de mesures adaptées : si nécessaire, signalement au procureur de la République et mise en place de mesures d'aide éducative. **Adulte** • Dépistage et aide au sevrage de toute substance addictive (médecine générale, médecine du travail, milieu carcéral, services de PMI, service d'urgences). • Dépistage des troubles psychiatriques débutants et prise en charge précoce. **Personnes âgées** • Identification des situations à risque de maltraitance, d'isolement, de précarité. • Favoriser le maintien d'une vie sociale (structures d'accueil de jour). • Dépistage des troubles cognitifs débutants. • Dépistage des troubles psychiatriques débutants, en particulier les épisodes dépressifs caractérisés.
Prévention tertiaire	• Améliorer la conscience du trouble (éducation thérapeutique) et favoriser les stratégies d'ajustement du sujet face à la maladie. • Favoriser une meilleure adaptation socio-professionnelle des patients La promotion des droits et des soins pour les personnes souffrant de troubles psychiatriques. • Favoriser la réduction des risques dans le domaine de l'addiction.

Prévention quaternaire

Un quatrième modèle de prévention a été conceptualisé : c'est la prévention quaternaire.

En effet, Marc Jamoulle, médecin généraliste définit le principe de prévention quaternaire comme étant la prévention de la surmédicalisation. La finalité est de repérer un patient ou une population à risque de surmédicalisation, empêcher les interventions médicales non-nécessaires et lui proposer des procédures de soins acceptables d'un point de vue éthique et médical. La prévention quaternaire coïncide à l'adage « primum, non nocere » (d'abord, ne pas nuire), définition adoptée par l'Organisation internationale des médecins généralistes (WONCA) dès 1995.

Prévenir les troubles psychiatriques et en santé mentale fait référence à la compétence 3 « **Concevoir et mettre en œuvre des actions de prévention et d'éducation thérapeutique** », du décret de compétences de l'IPA, et est une des missions importantes de ce dernier. Pour cela, il doit être au clair avec les différents modes de prévention pour définir son champ d'intervention. Il doit aussi savoir identifier clairement, en fonction de chaque étape de la vie, les facteurs de vulnérabilités, de stress socio-économiques, environnementaux ou biologiques des patients qu'il se verra confiés, afin d'être pertinent dans les actions qu'il mettra en place.

Bibliographie

- La prévention quaternaire, une tâche explicite du médecin généraliste, Entretien conduit par Julien Nève avec Marc Jamoulle, Médecin de famille Primary Care, 2012.
- M. Jamoulle, Prévention quaternaire et limites en médecine. Médecin de famille. IRSS UCL, Bruxelles, 2013.
- M. Jamoulle, De la prévention chronologique à la prévention relationnelle ; la prévention quaternaire comme tâche du médecin de famille.

Anne Chassagnoux

La Charte d'Ottawa précise que la promotion de la santé a pour but de « donner aux individus davantage de maîtrise de leur propre santé et davantage de moyens de l'améliorer »[1].

La promotion de la santé se décline en **cinq axes** :

1. L'élaboration de politiques favorables à la santé.
2. La création d'environnements favorables.
3. Le renforcement de l'action communautaire.
4. L'acquisition d'aptitudes individuelles.
5. La réorientation des services de santé.

Axes stratégiques pour promouvoir la santé (extrait de la Charte d'Ottawa, 1986)

Stratégie	Description
1. **Élaboration de politiques pour la santé**	La promotion de la santé va bien au-delà des simples soins de santé. Elle inscrit la santé à l'ordre du jour des responsables politiques de tous les secteurs et à tous les niveaux, en les incitant à prendre conscience des conséquences de leurs décisions sur la santé et en les amenant à admettre leur responsabilité à cet égard.
2. **Création d'environnements favorables**	Nos sociétés sont complexes et interconnectées et l'on ne peut séparer la santé des autres objectifs. Les liens qui unissent de façon inextricable les individus à leur milieu constituent la base d'une approche socio-écologique à l'égard de la santé. Le grand principe directeur, pour le monde entier, comme pour les régions, les nations et les communautés, est la nécessité d'une prise de conscience des tâches qui nous incombent tous, les uns envers les autres et vis-à-vis de notre communauté et de notre milieu naturel. Il faut attirer l'attention sur le fait que la conservation des ressources naturelles, où qu'elles soient, doit être considérée comme une responsabilité mondiale.
3. **Renforcement de l'action communautaire**	La promotion de la santé passe par la participation effective et concrète de la communauté à la fixation des priorités, à la prise des décisions, à l'élaboration et à la mise en œuvre des stratégies de planification en vue d'atteindre une meilleure santé.
4. **Acquisition d'aptitudes individuelles**	La promotion de la santé appuie le développement individuel et social grâce à l'information, à l'éducation pour la santé et au perfectionnement des aptitudes indispensables à la vie. Ce faisant, elle donne aux gens davantage de possibilités de contrôle de leur propre santé et de leur environnement et les rend mieux aptes à faire des choix judicieux.

1. Extrait de la Charte Ottawa, « La Charte d'Ottawa pour la promotion de la santé : la santé pour tous d'ici l'an 2000 et au-delà », Marise Tétreault.

Stratégie	Description
5. **Réorientation des services de santé**	Dans le cadre des services de santé, la tâche de promotion est partagée entre les particuliers, les groupes communautaires, les professionnels de la santé, les établissements de services et les gouvernements. Tous doivent œuvrer ensemble à la création d'un système de soins servant au mieux les intérêts de la santé. Par-delà son mandat qui consiste à offrir des services cliniques et curatifs, le secteur de la santé doit s'orienter de plus en plus dans le sens de la promotion de la santé.

La promotion de la santé a pour finalité de renforcer les capacités des individus dans le processus de développement de leur santé. Elle agit sur les déterminants de la santé et consiste donc à aider les populations à mieux maîtriser leur santé et à l'améliorer.

Pour réaliser un état des lieux de la prise en charge de la santé mentale des Français, de l'offre de soins en psychiatrie et de l'accompagnement qui leur est proposé, le gouvernement a organisé *Les Assises de la santé mentale et de la psychiatrie des 27 et 28 septembre 2021.* Ces dernières ont permis un débat en réunissant l'ensemble des acteurs concernés dans un contexte épidémique. Un des axes de ces Assises « visent à promouvoir une politique active de communication sur la santé mentale, tant généraliste que ciblée, à faciliter l'expression des personnes les plus en détresse, à développer la prévention dans les milieux de vie et tout spécialement dans le monde du travail »[2].

Ainsi, promouvoir la santé en psychiatrie est un véritable enjeu pour l'IPA, car le sujet peut-être encore tabou. « Il est donc urgent de libérer la parole et de corriger les fausses idées sur la santé mentale. Elle est l'affaire de tous, et non des seuls spécialistes. Il n'y a ni honte ni fatalité à la maladie mentale ; lorsqu'ils sont avérés, les troubles psychiques se traitent, et, à défaut d'en guérir pour certains, on peut vivre avec et bénéficier d'une réelle qualité de vie, pour autant que le milieu de vie le permette. »[3]

2. Assises de la santé mentale et de la psychiatrie, Une ambition refondée pour la santé mentale et la psychiatrie en France : Pour une société qui comprend, Pour une société qui agit, septembre 2021.
3. *Ibid.*

Anne Chassagnoux

L'OMS distingue 3 niveaux d'éducation du patient :

1. **Éducation pour la santé du patient**.
2. **Éducation du patient à sa maladie**.
3. **Éducation thérapeutique du patient**.

1 Éducation pour la santé

A. Définition

Elle « regroupe un **ensemble d'interventions** (actions éducatives de proximité, actions de communication, information des publics, élaboration d'outils pédagogiques et formation des professionnels) qui ont pour objectif de **renforcer les compétences de la population** à opérer des choix favorables à sa santé. D'une manière générale, l'éducation pour la santé s'attache à donner des repères éducatifs aux individus, à développer leurs compétences psychosociales et à renforcer chez eux le sentiment de valorisation et d'estime de soi » (OMS).

B. Caractéristiques

Elle concerne tant la **maladie** que les **comportements de santé** et **mode de vie du patient**, même ceux non concernés par la maladie, dans une logique de culture sanitaire. Elle peut être menée par des soignants et des « éducateurs pour la santé ».

C'est un **processus d'apprentissage centré sur le patient**. Elle prend en compte l'adaptation du patient à sa maladie, ses besoins subjectifs et objectifs, sa vie quotidienne, son environnement, sa famille, son entourage proche, tout en étant intégrée aux soins, adaptée à l'évolution de la maladie, à son état de santé.

Elle nécessite de poser un **état des lieux de la situation**, de **se fixer des objectifs** et d'utiliser des **moyens méthodologiques**.

Elle vise les **notions d'autonomie** (être capable de faire ses propres choix et agir pour soi-même) et de **responsabilité** (se positionner en acteur de sa santé qui assume les conséquences positives).

Sa finalité est que le patient soit en mesure de contribuer lui-même à maintenir ou améliorer sa qualité de vie en agissant sur ses représentations et ses modes de vie.

2 Éducation du patient à sa maladie

A. Définition

C'est « un **processus par étapes, intégré dans la démarche de soins**, comprenant un ensemble d'activités organisées de sensibilisation, d'information, d'apprentissage et d'aide psychologique et sociale, concernant la maladie, les traitements, les soins, l'organisation et procédures hospitalières, les comportements de santé et ceux liés à la maladie, et destinées à aider le patient (et sa famille) à comprendre la maladie et les traitements, collaborer aux soins, prendre en charge son état de santé, et favoriser un retour aux activités normales ». (Deccache). Elle s'appuie sur la notion de *Educare* qui en latin signifie « conduire vers ». Il existe donc une notion d'accompagnement du patient dans sa maladie.

B. Caractéristiques

Elle évolue nécessairement du fait d'une transition épidémiologique (maladies chroniques), des risques liés aux modes de vie, se décentrer du traitement de la pathologie

Elle s'intéresse au mode de vie des personnes qui peuvent induire des problèmes liés à la maladie chronique et au contexte social.

Elle s'intéresse également à la maladie, au traitement, à la prévention des complications, des rechutes et aux comportements liés à l'existence de cette maladie, y compris l'impact possible sur les aspects non médicaux de la vie. Dans ce cas, l'éducation est centrée sur la maladie.

Elle concerne les comportements de santé et de maladie, liés au traitement, à la prévention des complications et rechutes et les autres comportements liés à l'existence d'une maladie, notamment l'impact que celle-ci peut avoir sur des aspects non médicaux de la vie. Les pairs des patients et groupes d'entraide y sont aussi des intervenants indispensables.

3 Éducation thérapeutique du patient (ETP)

A. Définition

L'ETP dépend du champ des éducations en santé et fait partie intégrante du soin. Elle s'adresse essentiellement aux patients atteints de maladies chroniques.

Selon la définition du **rapport OMS-Europe publié en 1996**, l'éducation thérapeutique du patient « vise à aider les patients à acquérir ou maintenir les compétences dont ils ont besoin pour gérer au mieux leur vie avec une maladie chronique. Elle fait partie intégrante et de façon permanente de la prise en charge du patient. Elle comprend des activités organisées, y compris un soutien psychosocial, conçues pour rendre les patients conscients et informés de leur maladie, des soins, de l'organisation et des procédures hospitalières, et des comportements liés à la santé et à la maladie. Ceci a pour but de les aider, ainsi que leurs familles, à comprendre leur maladie et leur traitement, à collaborer et à assumer leurs responsabilités dans leur propre prise en charge, dans le but de les aider à maintenir et améliorer leur qualité de vie. »

B. Caractéristiques

L'éducation thérapeutique du patient est un processus continu, dont le but est d'aider les patients à acquérir ou maintenir les compétences dont ils ont besoin pour gérer au mieux leur vie avec une maladie chronique. Elle fait partie intégrante et de façon permanente de la prise en charge du patient.

L'ETP a pour objectif :

- d'aménager un **environnement** favorable à l'éducation (stratégie pédagogique) ;
- de mettre en œuvre une **démarche éducative personnalisée** (rechercher la collaboration du patient, se centrer sur lui, individualiser l'action éducative à sa réalité quotidienne) ;
- d'établir des **liens avec d'autres acteurs** (processus permanent intégré au projet thérapeutique du patient sur du long terme, de ce fait plusieurs acteurs interviennent, plusieurs lieux, plusieurs moments ; il est important de rechercher les compétences de chacun pour agir en synergie).

4 Synthèse

Éducation pour la santé	Éducation du patient à sa maladie	ETP
	Cible	
Population générale.	Patient et sa famille.	Patient et sa famille ayant une pathologie chronique.
	Principes	
Ensemble d'interventions (éducation, communication, information).	Processus par étapes intégré dans la démarche de soins, comprenant un ensemble d'activités organisées de sensibilisation, d'information, d'apprentissage et d'aide psychologique et sociale, concernant la maladie, les traitements, les soins l'organisation et procédures hospitalières, les comportements de santé et ceux liés à la maladie.	• Démarche structurée et organisée après l'accord du patient selon les recommandations HAS. • Ne peut être conduite que par des professionnels de santé formés.

Objectifs		
Renforcer les compétences de la population à opérer des choix favorables à sa santé.	Comprendre la maladie et les traitements, collaborer aux soins, prendre en charge son état de santé et favoriser un retour aux activités normales.	• Aider les patients à acquérir ou maintenir les compétences dont ils ont besoin pour gérer aux mieux leur vie avec une maladie chronique. • Aider le patient et sa famille à comprendre la maladie, à collaborer et à assumer ses responsabilités dans sa propre prise en charge dans le but de l'aider à maintenir et à améliorer sa qualité de vie. • Viser l'autonomie du patient.

Bibliographie

- « La Charte d'Ottawa pour la promotion de la santé : la santé pour tous d'ici l'an 2000 et au-delà », Marise Tétreault.
- Assises de la santé mentale et de la psychiatrie, Une ambition refondée pour la santé mentale et la psychiatrie en France : Pour une société qui comprend, Pour une société qui agit, septembre 2021.
- Conseil national du réseau à l'attention des décideurs, février 2000.
- Présentation générale de la HAS.
- Recommandation HAS, Éducation thérapeutique du patient, Définition, finalités et organisation, juin 2007.

1 Proposer une offre de soins en fonction des finalités

Anne Chassagnoux

Proposer de l'éducation thérapeutique du patient fait partie intégrante des missions de l'IPA dans le cadre de la promotion et de l'éducation pour la santé. Une de ses compétences est d'ailleurs dédiée totalement à cette activité : la compétence 3 « Concevoir et mettre en œuvre des actions de prévention et d'éducation thérapeutique ».

Compétence 3 IPA : Concevoir et mettre en œuvre des actions de prévention et d'éducation thérapeutique

1. Établir un diagnostic éducatif partagé avec le patient et son entourage.
2. Concevoir des actions de prévention et d'éducation thérapeutique répondant aux besoins de santé du patient dans le cadre de son parcours de soins.
3. Identifier et mobiliser les ressources, acteurs, réseaux et structures, nécessaires à la mise en œuvre des actions.
4. Organiser et planifier les actions en fonction des besoins du patient.
5. Co-construire un plan d'actions avec le patient en établissant une relation de confiance dans la durée.
6. Accompagner l'adaptation du traitement par le patient et/ou son entourage.
7. Évaluer les actions conduites et mettre en œuvre les réajustements nécessaires.
8. Accompagner des pairs dans la conception et la mise en œuvre d'actions de prévention et d'éducation thérapeutique répondant aux besoins de santé du patient dans le cadre du parcours de soins.

L'ETP s'inscrit dans une démarche éducative bien différente d'une simple information orale ou écrite, d'un conseil de prévention délivré par un professionnel de santé à diverses occasions.

L'objectif de cette offre de soins est d'amener le patient à identifier les facteurs qui affaiblissent ses motivations du soin et ceux qui le soutiennent et le protègent. Cette prise de conscience permettra au patient de conduire son projet de vie et d'élaborer son projet thérapeutique afin d'améliorer sa qualité de vie. L'ETP doit être proposée par l'IPA au patient à un moment opportun soit dès l'annonce du diagnostic de la maladie chronique ou à un tout autre moment de la maladie. Lors de cette prise en charge l'IPA s'appuie notamment sur des activités explorant quatre types de facteurs : cognitifs, émotionnels, social et comportemental.

Différents types d'offres d'ETP existent pour accompagner le patient tout au long de la prise en charge de sa maladie chronique :
- une **offre d'éducation thérapeutique « initiale »** ;

- une **offre d'éducation thérapeutique « de suivi régulier »** (ou de « renforcement ») ;
- une **offre d'éducation thérapeutique « de suivi approfondi »** (ou « de reprise »).

Afin de choisir le type d'ETP, l'IPA réalise une évaluation des besoins éducatifs du patient qui se nomme diagnostic éducatif et décline le programme d'ETP en fonction des objectifs fixés avec le patient. La démarche d'ETP est décrite par la HAS selon une méthodologie rigoureuse.

L'ETP est considérée comme intégrée à la prise en charge thérapeutique sous certaines conditions. Elle doit :
- être complémentaire et indissociable des traitements et des soins, du soulagement des symptômes en particulier de la douleur, et de la prévention des complications ;
- tenir compte des besoins spécifiques, des comorbidités, des vulnérabilités psychologiques et sociales et des priorités définies avec le patient.

Finalités spécifiques

- **Acquisition et maintien par le patient de compétences d'auto-soins** (décisions que le patient prend avec l'intention de modifier l'effet de la maladie sur sa santé). Parmi elles, l'acquisition de compétences dites de « sécurité » vise à sauvegarder la vie du patient ;
- **Mobilisation ou acquisition de compétences d'adaptation** (compétences personnelles et interpersonnelles, cognitives et physiques qui permettent aux personnes de maîtriser et de diriger leur existence, et d'acquérir la capacité à vivre dans leur environnement et à modifier leur comportement). Elles s'appuient sur le vécu et l'expérience antérieure du patient et font partie d'un ensemble plus large de compétences psychosociales.

Compétences d'auto-soins et d'adaptation (HAS)

Les compétences d'auto-soins

- Soulager les symptômes.
- Prendre en compte les résultats d'une autosurveillance, d'une automesure.
- Adapter des doses de médicaments, commencer un auto-traitement.
- Réaliser des gestes techniques et des soins.
- Mettre en œuvre des modifications à son mode de vie (équilibre diététique, activité physique, etc.).
- Prévenir des complications évitables.
- Faire face aux problèmes occasionnés par la maladie.
- Impliquer son entourage dans la gestion de la maladie, des traitements et des répercussions qui en découlent.

Les compétences d'adaptation

- Se connaître soi-même, avoir confiance en soi.
- Savoir gérer ses émotions et maîtriser son stress.
- Développer des compétences en matière de communication et de relations interpersonnelles.
- Prendre des décisions et résoudre un problème.
- Se fixer des buts à atteindre et faire des choix.
- S'observer, s'évaluer et se renforcer.

Une des missions de l'IPA est de personnaliser cette offre de soins en considérant l'analyse des besoins, la motivation du patient et de sa réceptivité à la proposition d'une ETP. L'IPA jouera un rôle important dans la négociation des compétences à acquérir par le patient et à soutenir dans le temps, le choix des contenus des séances, des méthodes pédagogiques et d'évaluation des effets.

L'ETP s'inscrit donc dans une démarche continue qui nécessite des adaptations permanentes liées à l'évolution de la maladie, à l'expérience de sa gestion par le patient lui-même, et à ses propres demandes. C'est pourquoi l'IPA adapte le contenu de son programme d'ETP pour répondre aux besoins éducatifs de chaque patient.

Enfin, pour répondre aux besoins des patients, les programmes d'ETP doivent favoriser une approche pluridisciplinaire, associant les différents professionnels de santé (IDE, médecin, kinésithérapeute, psychologue, éducateur...) dont les compétences sont complémentaires, un des défis de l'IPA sera de veiller à cette pluriprofessionnalité pour une ETP de qualité.

2 Développer les stratégies d'adaptation du patient

Caroline Martineau

La pathologie chronique change l'identité de la personne et nécessite, le plus souvent, des modifications au mode de vie. Un des principes de l'ETP est d'accompagner la personne malade à identifier et développer des stratégies d'adaptation pour se soigner, préserver une qualité de vie, et vivre le quotidien avec la pathologie et ce qu'elle comporte : traitement, surveillance, survenue de complications, gestion de situations aiguës...

Ceci est conditionné au respect de la démarche d'ETP (voir tableau suivant). Le diagnostic éducatif permet d'identifier les freins et ressources sur lesquelles le patient pourra s'appuyer pour développer ses stratégies d'adaptation. C'est une étape essentielle, dans le parcours éducatif.

Démarche éducation thérapeutique du patient (HAS)

Mise en œuvre de l'éducation thérapeutique du patient avec son accord			
1	**2**	**3**	**4**
Élaborer un diagnostic éducatif	Définir un programme personnalisé d'ETP avec priorités d'apprentissage	Planifier et mettre en œuvre les séances d'ETP individuelles ou collectives, ou en alternance	Réaliser une évaluation des compétences acquises, du déroulement du programme

Pour que la personne soignée puisse identifier ses stratégies d'adaptation, elle devrait être positionnée comme un partenaire de soin et non comme une exécutante des directives de l'équipe médico-soignante. Pour cela, plusieurs outils sont à disposition des soignants pour guider le patient dans ses choix : entretien motivationnel, balance décisionnelle, écoute active. Par ailleurs, il est essentiel de travailler le sentiment d'efficacité personnel afin de renforcer la capacité à faire des choix, prendre des décisions et développer la confiance en soi.

Les temps d'évaluation des stratégies mises en place permettront de renforcer l'accompagnement en évaluant, entre autres, le bénéfice/risque des moyens adoptés, de les développer, les modifier ou les stopper. La valorisation des succès même s'ils semblent minimes pour le gain sur la santé, fait partie intégrante de l'accompagnement dans une conduite de changement de comportement de santé.

Avant de développer des stratégies d'adaptation, le patient traverse des phases de « deuil » de santé imposé par le diagnostic d'une maladie chronique. Ce processus et ses temps, sont bien connus par les experts de l'ETP. Ce deuil comprend plusieurs étapes que chacun passe à son rythme, et pour certains resteront à un stade donné sans jamais atteindre la pseudo-acceptation. Il paraît nécessaire d'évaluer l'évolution du processus de deuil dans lequel se situe le patient, afin d'adopter une posture adéquate, et l'accompagner dans la gestion de sa maladie en préservant sa qualité de vie.

Cet accompagnement pour le développement des stratégies d'adaptation s'appuie également sur le processus du changement de comportement en santé.

3 Contribuer à la prévention des rechutes

Caroline Martineau

Ainsi que l'ont montré Prochaska et Di Clemente, la rechute est fréquente dans le changement de comportement de santé. Aussi, les soignants sont prévenus, le risque existe même après plusieurs années de vie avec une maladie chronique. De fait, une attention particulière sur la prévention d'une rechute sous forme de rupture de suivi, de surveillance, de traitement, etc. semble être nécessaire.

L'accompagnement d'une personne vivant avec une maladie chronique nécessite une évaluation du stade de changement du cycle de Prochaska et Di Clemente (voir image suivante) dans laquelle elle se situe au temps *t*. Ceci permettra au soignant d'adapter son comportement en fonction de la motivation à changer que présentera le patient (voir tableau suivant).

Modèle de Prochaska & Di Clemente

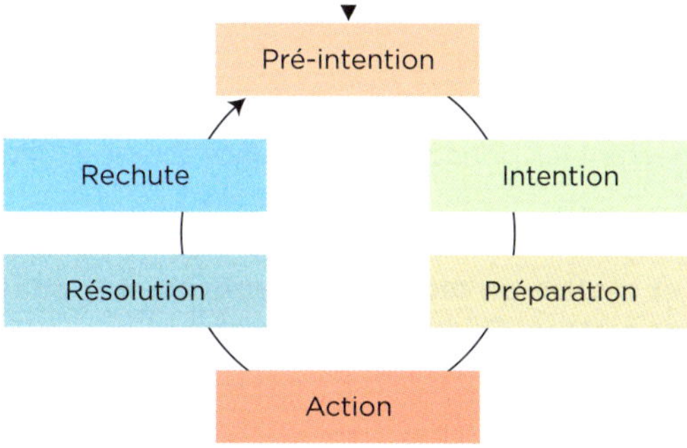

Stade de changement	Attitude du patient	Posture du soignant à adopter
Pré-intention	Pas d'intention de changer, pas de conscience du problème.	Sans conscience du besoin de changer, susciter la réflexion.
Intention	Conscience du problème mais n'est pas prêt s'engager dans un changement durable.	Proposer une balance décisionnelle ou mener un entretien motivationnel (travailler l'ambivalence).
Préparation	Décision de changer.	Accompagner les stratégies d'adaptation et la planification des actions.
Action	Temps effectif du changement.	Renforcer le sentiment d'efficacité personnel, renforcer l'accompagnement.
Résolution	Maintien des acquis.	Évaluer les bénéfices, renforcer la motivation, valoriser.
Rechute	Non systématique, mais fréquente.	Analyser les causes, valoriser ce qui a été mis en place, évaluer la capacité à se remettre en action, poursuivre l'accompagnement.

La **rechute** suit le stade de l'action, elle est fréquente mais non systématique. Bien entendu, la culpabilité et la dévalorisation dues au sentiment d'échec sont prégnantes à ce moment-là chez le patient. La valorisation de ce qui a été malgré tout accompli semble être la posture la plus adaptée pour le soignant. Accompagner le patient dans une analyse des causes de l'échec et l'engager dans un processus actif à nouveau est nécessaire. La technique des petits pas ou encore objectifs intermédiaires peut être adaptée dans ce cas de figure. L'essentiel est de ne pas rompre le suivi et l'accompagnement dans une séquence probablement mal vécue par le patient.

À ce stade, il est utile que le soignant et l'équipe médico-soignante analysent le parcours du patient et s'interrogent sur la définition du parcours éducatif. Le diagnostic éducatif du patient a-t-il été posé de façon satisfaisante ? Les ressources et freins ont-ils été identifiés ? Les objectifs ont-ils été négociés avec le patient ? Étaient-ils SMART ?

Ainsi, la prévention des rechutes débute par une démarche d'ETP bien menée, respectant les principes de l'alliance thérapeutique et du partenariat dans le soin.

4 Concevoir et mettre en œuvre des programmes adaptés d'éducation thérapeutique et/ou d'éducation à la maladie

Caroline Martineau

Depuis le 1er janvier 2021, les règles relatives à l'ETP ont été simplifiées, le régime d'autorisation a été remplacé par la déclaration, en lien avec les missions des ARS. Cependant les dispositions antérieures découlant de la loi HPST demeurent, le programme d'ETP :

- S'adresse à des patients bénéficiaires d'une ALD ou en lien avec une priorité régionale de santé.
- Répond à un cahier des charges national.
- Respecte le référentiel de la HAS.
- Est mené en pluridisciplinarité avec au moins deux professionnels de santé dont un médecin.
- Est coordonné par une personne désignée lors de la déclaration.
- Les intervenants sont formés à l'ETP avec une formation de niveau 1 (40 heures).

La conception

Avant de concevoir un programme d'ETP, il est nécessaire de consulter le cahier des charges régional, puisqu'il peut exister des différences sur les attendus d'une région à l'autre, en particulier sur les priorités régionales de santé.

La constitution d'emblée d'une équipe pluridisciplinaire est importante afin de concevoir un programme cohérent, et que chaque intervenant puisse avoir connaissance du parcours global.

La durée du programme, la notion d'ateliers collectif ou individuel, de la taille des groupes ne constituent pas des éléments du cahier des charges. C'est aux concepteurs de les définir selon le public cible, les objectifs du programme, les moyens de l'équipe…

En revanche, le programme doit débuter par l'élaboration d'un diagnostic éducatif et être clos par une évaluation de fin de programme avec le bénéficiaire et/ou son entourage.

Les ateliers d'apprentissages collectifs et/ou individuels doivent être organisés, et faire l'objet de fiches de séance définissant la ou les compétences à travailler dans la séquence d'apprentissage ainsi que les objectifs secondaires, les méthodes et outils utilisés. Les programmes d'ETP intègrent de plus en plus le numérique dont les séances doivent être définies selon la même méthodologie, le tableau suivant peut aider à la conception de séance :

Objectif principal : compétence				
Objectif intermédiaire	**Méthode**	**Outil**	**Évaluation**	**Temps**

La mise en œuvre

La démarche d'ETP requiert une négociation des objectifs d'apprentissage entre le patient et/ou son entourage et l'équipe médico-soignante. Ainsi, le parcours éducatif sera visible dans sa globalité pour la bénéficiaire. Les besoins du patient, l'évaluation de fin de programme et celle menée au cours des séances permettront de réguler le programme.

De fait, la programmation des séances devrait être effectuée avec de la visibilité sur plusieurs mois. Ceci nécessite d'organiser l'activité en amont, en particulier la gestion des locaux, des outils, du matériel…

La coordination est essentielle dans la mise en œuvre d'un programme d'ETP. Comme pour tout apprentissage, la cohérence pédagogique est primordiale. Elle intègre l'harmonisation des messages dont un travail spécifique est nécessaire dans une collaboration pluridisciplinaire requise pour l'ETP.

Ainsi, les évaluations périodiques pourront être supports pour ajuster les organisations, messages, compétences, etc. Les évaluations annuelle et quadriennale sont obligatoires dans le cadre législatif. Les ARS peuvent définir leurs propres indicateurs d'évaluation, il est donc judicieux de les connaître dès la conception du programme. En effet, de même que pour les séquences d'apprentissage, les outils, critères et indicateurs d'évaluation doivent être définis simultanément aux objectifs, méthodes et outils.

5 Utiliser différentes techniques et outils lors de séances d'ETP

Caroline Martineau

Techniques

L'IPA peut s'appuyer sur différentes techniques pour dispenser l'ETP :

- Des **techniques de communication centrées sur le patient** (écoute active, entretien motivationnel à utiliser en particulier au moment de l'élaboration du diagnostic éducatif, au cours du suivi éducatif et du suivi médical, pour commencer un changement chez le patient, soutenir sa motivation au fil du temps).
- De **techniques pédagogiques** telles des exposés interactifs, des études de cas, des tables rondes, des simulations à partir de l'analyse d'une situation ou d'un carnet de surveillance, des travaux pratiques, atelier, simulations de gestes et de techniques, des activités sportives, des jeux de rôle, des témoignages documentaires.

Outils

Il peut également utiliser deux grands types d'outils en ETP et qui peuvent prendre plusieurs formes :

- Les **outils d'informations visant des objectifs cognitifs** (film, dépliant, brochures, livrets, quizz, supports numériques...).
- Les **outils d'éducation visant plutôt des objectifs gestuels ou psychoaffectifs** (matériels d'autosurveillance, de soins, aides techniques, jeux, films...).

Les outils d'informations sont en général, les plus courants et les plus faciles à créer, il faut veiller néanmoins à ce qu'ils soient adaptés au public cible. Pour une thématique, il peut être intéressant de décliner un outil selon les capacités des patients et leur envie de savoir beaucoup ou peu de choses. Le plus important est de présenter et accompagner le document, et ne pas le donner sans être expliqué ou présenté.

Les meilleurs outils d'éducation et les plus communs, sont ceux qui serviront au patient au quotidien dans la gestion de sa maladie (boîte de médicaments, ordonnance, matériel de soins, d'autosurveillance, carnet de suivi, agenda, objets du quotidien...). La méthode la plus adaptée pour l'apprentissage en lien avec ces outils est la mise en pratique, l'idéale étant une mise en situation réelle, c'est-à-dire dans le contexte de vie du patient. Ce point est rarement possible dans les prises en soins « classiques ». Seuls les soignants qui exercent en milieu ouvert peuvent travailler les apprentissages en ce sens. Dans ce cas, il est également possible de fixer des objectifs d'adaptation. Le cas échéant, les stratégies d'adaptation peuvent être travaillées avec de nombreux outils : jeux, cartes, cas cliniques, retour d'expériences...

Remarque Tous les outils évoqués sont utiles à l'apprentissage et peuvent (doivent) également être utilisés dans les temps d'évaluation. Aucun soignant de diabétologie imaginerait évaluer les pratiques d'autosurveillance glycémique d'un patient avec un matériel qu'il n'utilise pas au quotidien. Aussi, les outils d'évaluation des compétences, les plus adaptés sont ceux qui ont servi à l'apprentissage.

Par ailleurs, il existe d'autres outils d'évaluation utiles aux équipes médico-soignantes que sont les grilles d'évaluation de l'estime de soi, du sentiment d'efficacité personnelle, de profil de santé, ou encore de la qualité de vie, dont la préservation est un objectif majeur en ETP.

Enfin, un mot sur l'**outil numérique en ETP**. Il peut être fort utile pour réduire l'inégalité d'accès à l'offre éducative, permettre des temps de contacts plus courts mais plus réguliers entre les soignants et les patients, ou encore proposer aux patients des activités asynchrones. Cependant, il faut du temps soignant pour élaborer les activités numériques et être souvent derrière les écrans. Mais l'écueil majeur serait de faire des outils numériques uniquement informatifs avec lesquels le patient serait passif. Il est alors essentiel pour que ce soit un outil éducatif que le support numérique permette au patient de s'engager dans un apprentissage actif à travers des activités dynamiques. Avec la crise sanitaire, de nombreuses plateformes numériques sont proposées aux équipes soignantes pour développer l'e-ETP. Il est primordial dans le choix à faire que l'outil ne soit pas qu'un serveur à stocker des données de santé, mais qu'il offre aussi la possibilité de proposer au patient de réelles activités éducatives. Autrement dit que le patient soit engager dans une réflexion, une résolution de problème, le développement de stratégie, et qu'il ait à faire une action, pas seulement écouter et regarder.

6 Évaluer la qualité de l'ETP

Anne Chassagnoux

L'évaluation des programmes d'ETP fait partie des missions de l'IPA. Cette activité est primordiale car elle va déterminer le renouvellement de l'autorisation du programme d'ETP auprès de l'ARS. Il existe deux types d'évaluation : l'**évaluation annuelle** et **quadriennale**.

Ces évaluations ont une dimension quantitative et qualitative. Il s'agit de montrer, sur une période donnée, l'activité réalisée à partir de critères pertinents. Ce recueil doit éviter une consommation de temps trop importante pour rassembler les informations nécessaires, c'est pourquoi l'IPA doit le réaliser régulièrement et annuellement en l'intégrant dans l'organisation même du travail. Le dossier d'éducation des patients, dès lors qu'il est informatisé, peut-être d'une grande utilité. L'IPA doit ainsi dès la conceptualisation du programme déterminer des critères qualitatifs et quantitatifs en matière d'éducation thérapeutique du patient et peut s'appuyer sur l'encadré suivant.

Qu'est-ce qu'une éducation thérapeutique de qualité ? (HAS)

- Être centrée sur le patient : intérêt porté à la personne dans son ensemble, prise de décision partagée, respect des préférences.
- Être scientifiquement fondée et enrichie par les retours d'expérience des patients et de leurs proches pour ce qui est du contenu et des ressources éducatives.
- Faire partie intégrante du traitement et de la prise en charge.
- Concerner la vie quotidienne du patient, les facteurs sociaux, psychologiques et environnementaux.
- Être un processus permanent, qui est adapté à l'évolution de la maladie et au mode de vie du patient ; elle fait partie de la prise en charge à long terme.
- Être réalisée par des professionnels de santé formés à la démarche d'éducation thérapeutique du patient et aux techniques pédagogiques, engagés dans un travail en équipe dans la coordination des actions.
- S'appuyer sur une évaluation des besoins et de l'environnement du patient (diagnostic éducatif) et être construite sur des priorités d'apprentissage perçues par le patient et le professionnel de santé.
- Se construire avec le patient, et impliquer autant que possible les proches du patient.
- S'adapter au profil éducatif et culturel du patient, et respecter ses préférences, son style et rythme d'apprentissage.
- Être définie en termes d'activités et de contenu, être organisée dans le temps, réalisée par divers moyens éducatifs :
  - utilisation de techniques de communication centrées sur le patient ;
  - séances collectives ou individuelles, ou en alternance, fondées sur les principes de l'apprentissage chez l'adulte (ou l'enfant) ;
  - accessibilité à une variété de publics, en tenant compte de leur culture, origine, situation de handicap, éloignement géographique, ressources locales et du stade d'évolution de la maladie ;
  - utilisation de techniques pédagogiques variées, qui engagent les patients dans un processus actif d'apprentissage et de mise en lien du contenu des programmes avec l'expérience personnelle de chaque patient.
- Être multiprofessionnelle, interdisciplinaire et intersectorielle, intégrer le travail en réseau.
- Inclure une évaluation individuelle de l'ETP et du déroulement du programme.

Bibliographie

- Arrêté du 12 août 2019 relatif au régime des études en vue du diplôme d'État d'infirmier en pratique avancée.
- Recommandations HAS, Éducation thérapeutique du patient – Définition, finalités et organisation, juin 2007.
- B. Silvia, *Vivre la maladie – Ces liens qui me rattachent à la vie*, De Boeck, 2008.
- W. Miller et S. Rollnick, L'*entretien motivationnel – Aider la personne à engager le changement*, 2e ed. InterdEditions, 2019.
- C. Philippe, *De l'apprentissage social au sentiment d'efficacité personnel – Autour de l'œuvre de Bandura*, L'Harmattan, 2004.
- A. Lacoix, *Bulletin d'Éducation du patient*, 1996.
- J. Prochaska *et al.*, "In Search of How People Change: Applications to Addictive Behaviors", *Addictions nursing Network*, 1993.
- Ordonnance n° 2020-1407 du 18 novembre 2020.
- M.-C. Llorca, « Pédagogie et numérique », *Médecine des maladies métaboliques*, 2020.
- Guide Méthodologique HAS, Structuration d'un programme d'éducation thérapeutique du patient dans le champ des maladies chroniques.
- Évaluation quadriennale d'un programme d'éducation thérapeutique du patient : une démarche d'auto-évaluation, Guide méthodologique pour les coordonnateurs et les équipes, 2014.

Élaborer et réaliser des programmes de psychoéducation pour les aidants

Dominique Willard

1 Définition

Aujourd'hui, la psychoéducation en psychiatrie est largement utilisée dans le champ des approches psychosociales. « Initialement proposée aux patients psychotiques chroniques, elle s'est peu à peu étendue à d'autres types de pathologies chroniques, tels que les troubles bipolaires, les schizophrénies. Dès les années 1970, des cliniciens spécialisés dans les démarches thérapeutiques comportementales et cognitives enrichissent les programmes de psychoéducation avec des composantes propres aux thérapies comportementales et cognitives (TCC) pour devenir des programmes de réhabilitation du psychotique chronique. Il faudra attendre les années 1990 pour voir apparaître la même combinaison d'intervention psychoéducation plus TCC pour des patients souffrant d'addictions, de troubles de l'humeur récurrents tels que les troubles bipolaires. »[1]

La psychoéducation est donc une pratique récente. Elle est un corollaire des progrès de la médecine, avec des prises en charge plus complexes dont la logique des différentes articulations n'est pas d'emblée perceptible. Elle est aussi la conséquence de progrès dans la compréhension des mécanismes contribuant à la santé, pour permettre aux usagers (patients et familles) de gagner en maîtrise et en liberté sur la gestion des problèmes de santé. Cependant même si elle se développe dans le domaine de la psychiatrie, elle n'est pas encore systématisée notamment auprès des patients schizophréniques, contrairement aux pratiques dans les soins somatiques auprès des patients diabétiques, ou atteints du SIDA, par exemple.

Par ailleurs, l'intérêt de l'intégration des familles dans cette offre de soin a été mis en évidence, il y a près de 40 ans par une étude retentissante sur la psychoéducation des familles. Cette étude datant de 1980[2] a fait grand bruit, car pour la première fois une intervention non médicamenteuse démontrait un effet net sur la réduction de la fréquence des rechutes psychotiques chez les patients souffrant de schizophrénie. De plus, JP Assal conforte cette théorie : « Le patient n'est pas seul à maitriser les objets même de son apprentissage, parce que l'entourage est d'une certaine manière partie prenante de la maladie par ses réactions, ses comportements. Ainsi toute

1. C. Mirabel-Sarrona, A. Docteur, E. Siobud-Dorocant, R. Dardennes, P. Gorwood, F. Rouillon, « Psychoéducation et TCC – Psychoéducation and CBT », *Annales Médico-psychologiques, revue psychiatrique*, 2015.
2. Anderson, Hogarty et Reiss, *Schizophrenia Bulletin*.

décision du patient sur lui intègre l'analyse des effets de sa décision sur la représentation de son entourage de sa maladie[3]. »

L'ETP quant à elle est introduite par la loi portant sur la réforme de l'hôpital et relative aux patients, à la santé et aux territoires (loi HPST, 2009). Elle est destinée à aider les patients et leur famille à comprendre la maladie, le traitement et à collaborer avec les soignants. Le patient doit prendre conscience que l'ETP fait partie de son traitement. Cependant certains patients connaissent déjà bien leur pathologie et peuvent même être experts en la matière. Ainsi, évaluer le degré de connaissance du patient est indispensable pour adapter le contenu des séances. Il peut être aussi une personne-ressource dans le programme d'ETP. En effet, grâce à son expertise et son expérience, il apporte un autre point de vue pertinent sur la pathologie, les traitements, les symptômes et sur tous les aspects de la vie en général.

La psychoéducation, la thérapie comportementale et l'ETP comportent certains points communs et il est compliqué de les différencier. Le tableau suivant a pour objectifs de montrer les ressemblances et divergences de ces trois approches thérapeutiques.

Comparatif ETP, psychoéducation et TCC

	ETP	TCC	Psychoéducation
Domaines d'intervention	Maladies chroniques	Conduites addictives, TCA, troubles de l'humeur, troubles anxieux	Pathologies comportementales (jeunes et adolescents) conduites addictives schizophrénie troubles bipolaires…
Équipe	Multidisciplinaire	Médecin, psychologue	Psychiatre, psychologue, infirmière
Formation	Formation spécifique (> 40 heures)	Diplôme universitaire	Formation spécifique
Incluse dans le processus de soins	Oui	Pas toujours	Oui
Processus d'analyse	Diagnostic éducatif	Analyse fonctionnelle	
Projet	Éducatif et thérapeutique	Thérapeutique	Thérapeutique
Norme	Intérieure	Intérieure	Extérieure
Co-construction	Oui +++++	Oui +++	Oui +

3. D. Simon, P. Y. Traynard, F. Bourdillon, R. Gagnayre, A. Grimaldi, J. P. Assal, *Éducation thérapeutique prévention et maladie chronique*, Elsevier Masson, 2013.

	ETP	TCC	Psychoéducation
Évaluation initiale	Ligne de base	Ligne de base (+ humeur et anxiété)	Ligne de base (+ humeur et anxiété)
Intervention	Individuelle et collective	Individuelle et collective	Collective
Entourage	Patients et entourage, pairs	Patients	Patients et/ou entourage, pairs
Partage de l'information	Oui +++++	Oui +++	Oui +
Évaluation finale	Objectifs atteints, *empowerment*, suivi au long cours	Objectifs atteints, *empowerment*, arrêt de prise en charge (fin de cycle) si objectifs non ou partiellement atteints, nouvelle analyse fonctionnelle	Objectifs atteints, *empowerment*, arrêt de prise en charge (fin de cycle) si objectifs non ou partiellement atteints, nouveau cycle

2 Quel est l'intérêt de la psychoéducation familiale

Depuis 1980, une abondante littérature scientifique est venue démontrer l'intérêt de la psychoéducation des familles et de très nombreuses sociétés savantes en psychiatrie la recommandent depuis plus de 20 ans. En effet, intégrer l'entourage dans ces programmes présente plusieurs avantages pour le patient.

S'appuyer sur un soutien primordial

Les familles que l'on appelle aussi aidants naturels sont très souvent impliquées dans la vie du patient, principalement les parents dans le cas de troubles schizophréniques. Même si le malade ne vit pas chez ses parents, il a des liens fréquents avec eux. L'environnement familial est un soutien primordial pour de nombreux patients. Cette pratique reste à développer en psychiatrie car il existe encore une méfiance des équipes soignantes envers les familles.

Éviter les rechutes

Vaughn et Leff (1976) ont montré :

- que l'attitude des proches peut affecter l'évolution des personnes déjà malades ;
- qu'un haut niveau d'émotions exprimées est un facteur important de rechute. Ainsi le taux de rechute est de 50 % dans les 9 mois après une hospitalisation dans les familles à fort niveau d'émotions exprimées et n'est que de 13 % dans les familles à faible niveau d'émotions exprimées.

Il est donc important de proposer des interventions pouvant réduire ce niveau d'émotions exprimées en intégrant les familles au programme de psychoéducation ou d'ETP. D'ailleurs Anderson et Hogarty publient un article pionnier sur la psychoéducation des familles dans ce sens. Ils ont démontré que l'association d'un traitement antipsychotique adapté à une intervention psychoéducative de la famille permet de réduire d'un facteur 2 le taux de rechute des patients.

Aider les aidants

Les aidants sont fortement impactés dans leur santé lorsqu'ils accompagnent un proche dans une maladie chronique. Ainsi, s'occuper des aidants n'est pas seulement un enjeu par rapport au patient mais c'est aussi un enjeu pour la santé de l'aidant lui-même.

L'intérêt d'intégrer les proches dans les programmes de psychoéducations et d'ETP a été également prouvé par une métanalyse de tous les essais randomisés contrôlés publiés entre 1998 et 2009 (44 études) sur la psychoéducation dans la schizophrénie. Elle montre que les programmes psychoéducatifs améliorent l'observance du traitement, la qualité de vie, et le fonctionnement social[4] du patient, mais qu'elle est plus efficace si elle considère les proches des patients.

L'étude de Feldmann R *et al.*, en 2002, a ainsi comparé un programme psychoéducatif ne concernant que des patients avec un programme psychoéducatif impliquant aussi les proches. L'absence des proches donne des résultats moins favorables :

- Les familles sont condamnées à une double peine :
  - elles ont un proche qui a une maladie grave et souvent handicapante ;
  - plus de la moitié d'entre elles ont des répercussions dépressives qui augmentent leurs problèmes somatiques et leur risque de mortalité d'un facteur 2.
- Les aidants sont exposés à un risque de surmortalité de 60 % dans les 3 ans qui suivent le début de la maladie de leur proche DRESS Études et résultats n°799, 02/2012.
- Comme tout citoyen, l'entourage a le droit d'être pris en charge pour ce risque accru, et ne doit pas être discriminé.

Plus récemment, Rodolico, dans un article du *Lancet* en 2022, a fait une métanalyse sur 28 395 études et n'a finalement gardé que 90 essais randomisés contrôles regroupant 10 340 participants. Il conclut que : « Presque tous les modèles d'intervention familiale ont été efficaces pour prévenir les rechutes dans la schizophrénie. La psychoéducation familiale seule, [...] était supérieure aux modèles plus complexes. Nos résultats

4. Xia J et al, 2011.

suggèrent que dans les contextes où il existe des contraintes financières, la psychoéducation familiale seule devrait être mise en œuvre. »

Enfin, le but de la démarche psychoéducative et de l'ETP est :

- D'amener progressivement le patient et sa famille à passer d'un sentiment d'impuissance et d'une position de passivité ou de révolte face à la maladie à une position de **collaboration active** à travers une vision réaliste de la maladie des moyens d'y faire face au quotidien, des possibilités de traitement et des perspectives d'avenir, avoir des projets, des désirs, d'être motivé.
- Prendre en compte les compétences des familles et leur donner une place active dans l'accompagnement de leur proche.

3 Comment intervenir en psychoéducation familiale ?

La psychoéducation auprès des familles cherche surtout à fournir aux participants des outils pour mieux s'adapter. Elle se réalise en groupe et vise à la fois à donner des informations, à agir sur les émotions, à développer l'***empowerment*** et à améliorer les habiletés de communication.

De nombreux types de programmes psychoéducatifs sont proposés avec des modalités qui vont différer d'un programme à un autre :

- Soit sur la **composition du groupe** : il existe des modèles mono-familiaux et des modèles multifamiliaux (avec ou sans présence du malade). Il n'y a pas de claire différence d'efficacité entre ces modèles, chacun ayant ses avantages et ses inconvénients.
- Soit sur le **contenu** : les interventions limitées à la transmission d'information sur la maladie, le traitement et les aides sociales sont sans impact sur l'évolution du malade. Pour être efficace, il est nécessaire d'inclure des apprentissages portant sur les habiletés de communication, de gestion du stress et de résolution de problèmes.
- Soit sur la **durée** : une durée supérieure à un an semble nécessaire pour observer un effet sur le malade, certains programmes atteignant une durée de trois ans.

4 Exemple de programmes psychoéducatifs

A. Programme PROFAMILLE

La schizophrénie est aujourd'hui un problème majeur de santé publique. En plus de subir une stigmatisation injuste, elle représente un coût non négligeable pour notre société. La psychoéducation des familles de personnes souffrant de schizophrénie fait donc partie des **recommandations de bonnes pratiques cliniques** dans tous les guides de références cliniques internationaux (ex : NICE, PORT).

Ainsi, le programme PROFAMILLE s'inscrit dans ces recommandations. C'est un programme psychoéducatif destiné aux personnes ayant un proche souffrant de troubles schizophréniques ou troubles apparentés. Il a été créé en 1987 par le Pr Hugues Cormier et son équipe au Québec et s'est développé en France à partir des années 2000. Il s'agit d'un programme qui a été co-construit par des familles militantes et des professionnels de santé mentale. En 2003, le réseau s'internationalise et devient francophone avec le Dr Y Hode, Pierre et Monique Pasche[5]. La mise en place d'un processus régulier d'amélioration du programme grâce à des rencontres annuelles des équipes avec partage des résultats et des expériences entraîne des versions différentes amenant la version actuelle, bien plus performante.

C'est le programme le plus utilisé dans le monde francophone, et il est recommandé explicitement par M. Laforcade dans le rapport du ministère de la Santé en France en 2016. Son efficacité, tant par rapport à l'évolution du malade que par rapport à la qualité de vie de la famille, a été démontrée par de nombreuses études contrôlées. Cette efficacité est conditionnée au fait que le contenu et la durée du programme respectent certains critères publiés dans la littérature scientifique internationale.

PROFAMILLE est un programme multifamilial où le patient ne participe pas.

L'hypothèse sous-jacente de ce programme est qu'il existe souvent une inadaptation cognitive et/ou émotionnelle et/ou comportementale de certains membres de la famille du patient :

- d'une part, liée au stress d'avoir un proche atteint de schizophrénie, 30 % à 60 % des familles ayant un niveau de détresse significatif ;
- d'autre part, au caractère déroutant et non familier des troubles observés dans la schizophrénie.

Cette inadaptation a des conséquences néfastes pour le patient et pour sa famille. Le but est de modifier cela par l'apprentissage d'autres réactions adaptatives. Pour modifier cette situation il faut une intervention cognitive, émotionnelle et comportementale afin d'entraîner de nouvelles modalités adaptatives.

C'est un programme éducatif où sont données des informations sur la maladie, mais pas seulement car l'information seule est peu efficace. Les programmes purement éducatifs ne réduisent pas le taux de rechute si l'information présentée n'est pas accompagnée par des exercices d'entraînement, une guidance pour aider à gérer le malade et un soutien émotionnel (psychologique) (Greenberg et al, 1995).

5. Monique Pasche est présidente de l'association des familles de malades souffrant de schizophrénie Berne francophone et mère d'une personne souffrant de schizophrénie.

La modification des comportements nécessite une action directe au niveau des comportements c'est-à-dire faire faire !

PROFAMILLE vise donc à développer :

- Des savoir-faire chez les familles ayant un proche atteint de schizophrénie, pour réduire les conséquences de la maladie : réduction des tentatives de suicide, réduction des jours d'hospitalisation, réduction des coûts, réduction des troubles dépressifs, réduction du nombre de jours d'arrêt de travail…
- Des critères d'augmentation de l'*empowerment* des familles.

En pratique

Le programme est composé de 2 modules :

- Le **module 1** comporte 14 séances et se développe en 4 étapes dont l'ordre est étudié pour que chaque étape prépare l'étape suivante :
  - Éducation sur la maladie : modifier les attributions, permettre de comprendre.
  - Développer des habiletés relationnelles : améliorer sa relation avec le malade, baisser la tension, mieux aider le malade.
  - Gérer les émotions et développer les cognitions adaptées pour prendre plus de plaisir.
  - Développer des ressources : tenir sur la durée et pouvoir faire face à des aléas et préparer l'avenir.
- Le **module 2** est un module d'approfondissement comportant 4 séances avec les animateurs (3 mois, 6 mois, 1 an et 2 ans), 4 séances sans les animateurs et des exercices envoyés tous les mois.

PROFAMILLE est actuellement le seul programme à bénéficier d'une **validation scientifique** internationale. Son efficacité a été prouvée et l'on observe grâce à lui :

- Une réduction des ré-hospitalisations des malades.
- Un accès favorisé à l'emploi.
- L'amélioration de la qualité de vie et la santé des familles.
- Une diminution du nombre de tentatives de suicide des malades.

PROFAMILLE vise à développer l'*empowerment* des familles, tant dans leur capacité, désir et efficacité à aider leur proche. PROFAMILLE s'inscrit aussi dans une action citoyenne pour faire changer les représentations et les pratiques dans le domaine des pathologies mentales et du handicap psychique. Ses résultats démontrent l'efficacité de la formation des proches dans la **lutte contre la schizophrénie et sa stigmatisation**.

B. Programme AVEC

Le programme AVEC (Accompagner, Valider, Échanger et Comprendre) est proposé au Canada par Tania Lecomte[6]. Il est proposé en complémentarité d'un programme TCC destiné aux proches ayant des troubles psychotiques.

Ce programme est inspiré de TCC et de techniques psychoéducatives.

En pratique

Il comprend **8 séances** de deux heures et est divisé en **4 sections** :

- Gestion du stress.
- Recherche d'alternatives.
- Prises de substances.
- Coping et compétence.
  Ce programme a deux caractéristiques :
  - une approche couplée famille et proche souffrant pour améliorer la communication intrafamiliale ;
  - un abord de chaque thématique par l'expérience du participant dans un objectif de différentiation.

Il montre une diminution des symptômes dépressifs chez les aidants et une réduction des rechutes[7]. Le programme AVEC doit être proposé en parallèle avec le programme TCC psychose.

C. Programme BREF

Le programme BREF est un programme à destination des proches de personnes prises en charge en psychiatrie. Le programme se conçoit comme une étape initiale dans le parcours des aidants vers la psychoéducation. Chaque famille est reçue individuellement par une équipe soignante n'intervenant pas dans le suivi du patient.

BREF a été construit conjointement par l'unité de psychoéducation et psychothérapie du centre hospitalier Le Vinatier de Bron et l'Unafam 69.

Le programme BREF permet un premier contact, une accroche. Le but est de renseigner les aidants sur les dispositifs existants, permettant ainsi d'amoindrir le fardeau ressenti et d'avoir le plus tôt et le plus systématiquement des outils adaptés dans cette période de vie difficile qu'ils traversent.

Objectifs

- Motiver les participants à se faire aider et informer sur les dispositifs d'aide.
- Amener les informations prioritaires pour la famille.
- Développer l'**alliance thérapeutique** et individualiser l'accueil des familles.
- Dédramatiser l'hospitalisation.

---

6. Lecomte et Leclerc, 2008.
7. Lecomte et Leclerc, 2012.

- Déculpabiliser les aidants.
- Connecter à la suite du parcours aidant/aidé.

En pratique

Le programme se compose de :

- 3 séances d'une heure : ces séances sont animées par un binôme de soignants (psychologue, infirmier...), accompagné de façon systématique par un intervenant Unafam, PromesseS (ou autre association) pour la troisième séance.
- 2 séances d'1 heure animées par 2 soignants (formés) ne prenant pas en charge le patient.
- 1 séance d'1 h 30 animée par les 2 soignants et 1 bénévole (formé) d'une association (UNAFAM, PromesseS...).

D. Programme I CARE/YOU CARE

Il existe plusieurs programmes d'ETP chez des patients atteints de schizophrénie ou de troubles bipolaires, mais qui ne sont pas adaptés aux **premiers épisodes psychotiques (PEP)**.

Ces programmes, grâce à un traitement intensif durant les 2 à 5 premières années, pourraient améliorer le pronostic en prévenant l'émergence de déficits psychosociaux et éviter une transition vers un trouble chronique.

La survenue d'un PEP constitue une importante rupture dans la vie d'un individu, tant sur le plan social, affectif, scolaire que familial. Outre un traitement médicamenteux efficace, les recommandations internationales citent comme essentiel l'éducation thérapeutique du patient, l'intervention familiale et les thérapies cognitives et comportementales.

Le programme I CARE/YOU CARE intègre ces trois prises en charge en proposant un groupe aux jeunes ayant vécu un PEP et parallèlement un groupe est proposé aux parents de ces jeunes. Ce programme permet ainsi de fournir au jeune ayant un PEP et à son entourage une meilleure compréhension des difficultés rencontrées ainsi qu'un ensemble d'outils afin d'y faire face.

En pratique

I CARE/YOU CARE :

- A été élaboré sur la base de programmes existants avec une combinaison entre une approche psychoéducative et TCC.
- Se déroule sur 12 séances de 2 heures, à raison d'une séance par semaine.
- Est constitué de 2 groupes proposés en parallèle :
  - un groupe pour les jeunes (16/30 ans) ayant un premier épisode psychotique ;
  - un groupe pour leurs parents.

- A été créé par C. Jantac (neuropsychologue), C. Daban Huard (psychologue), M.-A. Meyer (infirmière) et D. Willard (psychologue) et validé ETP par l'ARS.

Bibliographie

- C. M. Anderson, G. E. Hogarty, D. J. Reiss, "Family treatment of adult schizophrenic patients: a psycho-educational approach", *Schizophr Bull.*, 1980.
- J. Xia, L. B. Merinder, M.R. Belgamwar, "Psychoeducation for schizophrenia", *Cochrane Database Syst Rev.*, 2011.
- A. Rodolico, I. Bighelli, C. Avanzato, C. Concerto, P. Cutrufelli, L. Mineo, J. Schneider-Thoma, S. Siafis, M. Salvina Signorelli, H. Wu, D. Wang, T. A Furukawa, G. Pitschel-Walz, E. Aguglia, S. Leucht, "Family interventions for relapse prevention in schizophrenia: a systematic review and network meta-analysis", *Lancet Psychiatry*, 2022.
- R. Feldmann, W. P. Hornung, B. Prein *et al.*, "Timing of psychoeducational psycho-therapeutic interventions in schizophrenic patients", *Eur Arch Psychiatry Clin Neurosci.*, 2002.
- C. Vaughn et J. P. Leff, "The influence of family and social factors on the course of psychiatric illness: a comparison of schizophrenic and depressed neurotic patients", *British journal of Psychiatry*, 1976.
- Y. Hodé et D. Willard, « Psychoéducation des familles », *Traité de réhabilitation sociale*, Elsevier, 2018.
- Y. Hodé et D. Willard, « Prévention du risque suicidaire dans la schizophrénie : importance de la psychoéducation des familles », *Encéphale*, 2020.

6

Organisation des parcours de soins et de santé des patients en collaboration avec l'ensemble des acteurs concernés

48. L'organisation des soins en psychiatrie 204

49. Les différents modes d'hospitalisation en soins psychiatriques 206

50. Les cas spécifiques 208

51. Les droits des patients 210

52. Les mesures d'isolement et de contention 216

53. Les mesures de protection juridique pour les patients en psychiatrie 220

54. Les autorités compétentes à saisir pour garantir le respect des droits du patient 223

55. La pair-aidance en psychiatrie et santé mentale 227

56. Organisation des soins psychiatriques pour les personnes détenues 229

57. Les soins pénalement ordonnés (SPO) 232

58. Le secret professionnel en psychiatrie 235

59. Les parcours de soins en psychiatrie et santé mentale 238

60. Le Plan territorial de santé mentale 240

61. Dispositif de soins en addictologie 243

62. Les dispositifs de soins partagés avec la médecine générale et le rôle de l'IPA 248

48 L'organisation des soins en psychiatrie

Julie Malaterre

1 La sectorisation psychiatrique

A. Définition

À la différence des autres disciplines médicale, la psychiatrie dispose d'une organisation de l'offre de soins particulière : la **sectorisation psychiatrique**. La circulaire du 15 mars 1960 est à l'origine de la création du secteur. Par trois lois successives en 1985, celui-ci a été légalisé[1].

> L'article L. 3221-4 du Code de santé publique définit le secteur en ces termes :
> « Chaque établissement autorisé en psychiatrie et participant à la lutte contre les maladies mentales est responsable de celle-ci dans les secteurs psychiatriques qui lui sont rattachés. Il met à la disposition de la population, dans ces secteurs, des services et des équipements de prévention, de diagnostic, de soins, de réadaptation et de réinsertion sociale. Ces services exercent leurs activités non seulement à l'intérieur de l'établissement mais aussi en dehors de celui-ci. »

Le secteur est reconnu comme une zone géographique déterminée (comprenant environ 70 000 habitants) et il est rattaché à un centre hospitalier de référence, soit un **centre hospitalier spécialisé** (CHS) soit un **centre hospitalier général** (CHG).

Le secteur est doté d'une équipe pluridisciplinaire intervenant en intra et en extra-hospitalier.

Cette équipe prend en charge le patient tout au long de sa maladie dans les diverses structures du secteur.

Rappel Chaque secteur dispose d'un service d'hospitalisation complète, d'un **centre médico-psychologique** (CMP) et d'autres structures ambulatoires telles qu'un hôpital de jour, un **CATTP** (centre d'activité thérapeutique à temps partiel), des appartements thérapeutiques ou des familles d'accueil, etc.

B. Principes et missions du secteur

Le secteur repose sur plusieurs principes sanitaires tels que la gratuité des soins, l'égal accès aux soins et la continuité des soins au plus près du domicile du patient.

Les missions du secteur sont les suivantes : assurer la prévention, le dépistage et la continuité des soins des troubles psychiatriques de l'ensemble de la population.

1. Article 8 de la loi n° 85-572 du 25 juillet 1985 ; article 79 de la loi n° 85-140 du 30 décembre 1985 ; loi n° 85-1468 du 31 décembre 1985.

C. Dispositifs particuliers

En **psychiatrie infanto-juvénile**, le dispositif se décline en intersecteurs, c'est-à-dire l'équivalent d'un ou plusieurs secteurs adultes. Plus précisément, un secteur de psychiatrie infanto-juvénile correspond à trois secteurs de psychiatrie adultes.

En **milieu pénitentiaire**, le secteur prend en charge la population incarcérée dans les établissements appartenant à une région pénitentiaire.

2 La notion de filière de soins en psychiatrie

La notion de « **filière de soins** » est apparue dans les textes avec les ordonnances Juppé. Elle représente une trajectoire de soins empruntée par le patient en fonction de sa pathologie ou de son statut, impliquant une organisation graduée des soins au niveau territorial.

Les filières répondent donc à des besoins identifiés pour des populations en particulier ou pour des pathologies singulières qui méritent une prise en charge adaptée et des soins spécialisés tels que le psycho-traumatisme, les troubles du comportement alimentaire ou encore les psychoses émergentes.

Parallèlement aux services de psychiatrie générale, émergent au niveau national des filières psychiatriques prenant en charge particulièrement les personnes âgées, les mineurs, les publics précaires, les personnes souffrant de pathologies duelles et d'autres publics spécifiques.

Il ressort en effet du rapport d'information de l'Assemblée nationale en date du 18 septembre 2019 un manque d'orientations politiques claires à ce sujet, ce qui engendrerait alors le développement de soins spécialisés de manière illégale sur le territoire. La « feuille de route de la santé mentale et de la psychiatrie », lancée en 2018 et enrichie en 2021, souligne la nécessité d'accorder une attention particulière aux populations les plus fragiles.

Bibliographie

- Loi n° 2002-2 du 2 janvier 2002 rénovant l'action sociale et médico-sociale.
- Circulaire DHOS/02/DGS/SD5DN 2002-157 du 18 mars 2002 relative à l'amélioration de la filière de soins gériatriques.
- Décret n° 2017-1200 du 27 juillet 2017 relatif au projet territorial de santé mentale.
- Assemblée nationale, rapport d'information du 18 septembre 2019, en conclusion des travaux de la mission relative à l'organisation de la santé mentale, n° 2249.
- Sénat, rapport d'information n° 494 (2016-2017) de Michel Amiel, fait au nom de la MI situation psychiatrie mineurs en France, déposé le 4 avril 2017.
- Feuille de route – Santé mentale et psychiatrie, 28 juin 2018. Disponible sur : https://sante.gouv.fr/IMG/pdf/180628_-_dossier_de_presse_-_comite_strategie_sante_mentale.pdf.
- Synthèse du bilan de la feuille de route santé mentale et psychiatrie au 3 mars 2023. Disponible sur https://sante.gouv.fr/actualites/presse/dossiers-de-presse/article/synthese-du-bilan-de-la-feuille-de-route-sante-mentale-et-psychiatrie-au-3-mars.

49 Les différents modes d'hospitalisation en soins psychiatriques

Julie Malaterre

En psychiatrie, il est possible d'admettre une personne en hospitalisation complète avec ou sans son consentement.

À titre dérogatoire, le législateur a prévu différentes modalités de soins afin d'hospitaliser une personne sans son consentement.

1 Le principe : soins libres

En psychiatrie, le principe est l'admission en soins libres après avoir recueilli le consentement du patient.

> **Article L. 3211-2 du Code de santé publique**
>
> « Une personne faisant l'objet de soins psychiatriques avec son consentement pour des troubles mentaux est dite en soins psychiatriques libres ».

2 Les dérogations : soins sans consentement

A. Modes d'hospitalisation

Trois modes d'hospitalisation sans consentement sont reconnus par le législateur.

Sur décision du directeur d'établissement

- Se déclinent trois types d'admission :
  - sur demande d'un tiers (**SDT**) ;
  - sur demande d'un tiers en urgence (**SDTU**) ;
  - en cas de péril imminent (**SPI**).

Pour ces trois types d'admission sur décision du directeur d'établissement, les conditions de fond et les modalités de suivi du patient sont similaires. Toutefois, les conditions de forme sont distinctes.

Sur décision du Préfet

- Se déclinent deux types d'admission :
  - une procédure de droit commun nécessitant un arrêté préfectoral (**SDRE**) ;
  - une procédure d'urgence nécessitant un arrêté municipal provisoire qui doit être confirmé dans les 48 heures par un arrêté préfectoral.

Pour ces deux types d'admission sur décision du Préfet, les conditions de fond et les modalités de suivi du patient sont similaires. Cependant, les conditions de formes sont distinctes.

Sur décision judiciaire

- Se déclinent deux types d'admissions :
  - sur décision du Préfet sur saisine de l'Autorité judiciaire ;
  - sur décision de l'Autorité judiciaire.

La mise en œuvre de ces deux types d'admission est possible à la suite d'une déclaration d'irresponsabilité pénale de la personne.

B. Le cas du programme de soins

Le **programme de soins (PDS)** est une alternative à l'hospitalisation complète, c'est une modalité de soins sans consentement. Ce dernier est établi et modifié par le psychiatre de l'établissement d'accueil participant à la prise en charge du patient.

L'avis du patient doit être recueilli lors de l'élaboration du PDS et avant toute modification.

Le PDS détermine les modalités de soins, les lieux de leur réalisation ainsi que leur périodicité. Ce dernier doit préciser si la prise en charge du patient nécessite des hospitalisations à temps partiel, des soins à domicile, des soins ambulatoires. Ce PDS est transmis au directeur de l'établissement prenant en charge le patient.

Si l'état clinique du patient ne lui permet plus de respecter le programme de soins il est alors possible de le réintégrer en hospitalisation complète.

Le psychiatre transmet alors au directeur un certificat médical circonstancié afin de procéder à la modification de la prise en charge.

Rappel

- Le tiers peut être un membre de la famille, une personne proche susceptible d'agir dans l'intérêt du patient (curateur, amis, tuteur...). Le rôle de tiers est défini comme tel dans le Code de la santé publique : « Lorsqu'une personne n'est pas en mesure de consentir à des soins psychiatriques dont elle a besoin, un parent ou un proche peut établir une demande de soins en sa faveur, par sollicitation d'un médecin. Cette personne devient alors le tiers. »
- Il faut pouvoir justifier de relations antérieures à l'hospitalisation. Ainsi, un IPA exerçant en libéral et suivant un patient depuis plusieurs années pourrait tout à fait être à l'origine de la demande de soins psychiatriques en tant que tiers.
- L'IPA comme toute autre personne peut prévenir les forces de l'ordre si l'état de santé de la personne suivie nécessite une prise en charge en soins psychiatriques sous la forme d'une hospitalisation complète. Par la suite, un transfert vers le service des urgences psychiatriques sera réalisé.

50 Les cas spécifiques

Julie Malaterre

1 Le cas des mineurs

Le principe est l'**admission en soins libres** après avoir obtenu le consentement des titulaires de l'autorité parentale. En principe, l'autorité parentale appartient aux parents jusqu'à la majorité ou l'émancipation de l'enfant. Elle consiste en trois choses : le protéger, l'entretenir et assurer son éducation. Dans certains cas, l'autorité parentale peut être déléguée à un tiers. La délégation d'autorité parentale peut être forcée ou volontaire. Lorsque les circonstances l'exigent, l'exercice de l'autorité parentale peut être délégué à un tiers ou à un organisme spécialisé (membre de la famille, service de l'aide sociale à l'enfance...). Elle a pour but d'aider les parents à élever leur enfant. Elle est prononcée par le juge aux affaires familiales (JAF) et est provisoire.

En cas de **refus d'hospitalisation des détenteurs de l'autorité parentale** ou dans l'impossibilité d'obtenir leur consentement, le mineur ne pourra pas être pris en charge par le service de psychiatrie infanto-juvénile.

L'admission d'un mineur relevant de l'ASE peut être prononcée à la demande de ce service sauf si le mineur a été confié par ses père, mère ou tuteur.

Il est possible d'admettre **un mineur en soins sans consentement**, le régime des adultes s'applique alors pour les mineurs concernant les **SDRE** et à la suite d'une déclaration d'irresponsabilité pénale. Dans ces cas, il n'y a pas besoin de recueillir le consentement des titulaires de l'autorité parentale.

Rappel Les soins à la demande d'un tiers ne peuvent pas s'appliquer aux mineurs.

Un mineur peut également être hospitalisé en service de psychiatrie infanto-juvénile à la suite d'une **décision du juge des enfants**.

> Dans cette hypothèse, en cas de carence parentale, le juge peut se substituer aux parents pour demander des soins. L'hospitalisation est alors possible sur le fondement d'une **ordonnance de placement provisoire (OPP)**, après un avis médical circonstancié d'un médecin n'exerçant pas dans l'établissement d'accueil, pour une durée ne pouvant excéder quinze jours[1].

2 Le cas des personnes détenues

Le principe du consentement aux soins prévaut également pour les personnes détenues. Ils peuvent donc être admis en soins psychiatriques libres.

1. Article 375-9 du Code civil.

Il existe des unités hospitalières spécialement aménagées pour hospitaliser les personnes détenues en soins psychiatriques avec ou sans leur consentement : les **UHSA**.

À défaut de disponibilité ou dans l'attente d'une place au sein de l'UHSA, les personnes détenues peuvent être hospitalisées à titre dérogatoire dans les services de psychiatrie générale. Ce mode d'hospitalisation suit la même procédure que pour le **SDRE**, conformément à l'article L. 3214 du Code de la santé publique.

Bibliographie

- Avis relatif à la prise en charge des personnes détenues atteintes de troubles mentaux, CGLPL, 22 novembre 2019.
- Décret n° 2022-855 du 7 juin 2022 relatif à la modification du Code de procédure pénale, du Code de la justice pénale des mineurs et de diverses dispositions (décrets simples) rendue nécessaire par l'entrée en vigueur du Code pénitentiaire et portant modifications du nouveau Code.
- Rapport sur la santé mentale en population carcérale : Résultats de l'étude nationale et perspectives du 20 février 2023.

Les droits des patients

Julie Malaterre

Le patient en soins psychiatriques bénéficie de **droits et libertés** comme tout autre patient et il conserve ses droits et devoirs de citoyen tout au long de son hospitalisation conformément aux articles L. 3211-2 et L. 3211-3 du Code de la santé publique.

La loi du 4 mars 2002 a consacré expressément ces droits du patient.

La loi du 5 juillet 2011 et celle du 27 septembre 2013 ont alors renforcé les droits des patients hospitalisés en soins sans consentement

1 Le respect du consentement et le droit à l'information

> Selon l'article L. 1111-4 du Code de la santé publique : « Aucun acte médical ni aucun traitement ne peut être pratiqué sans le consentement libre et éclairé de la personne et ce consentement peut être retiré à tout moment. »

Afin d'obtenir le consentement aux soins du patient, il convient de lui délivrer au préalable une information claire, loyale et adaptée à son degré de maturité et à son état clinique.

Au-delà de l'information médicale, il convient également de délivrer au patient en psychiatrie une information sur ses droits, sur sa situation juridique et les voies de recours mises à sa disposition notamment pour le patient admis en soins sans consentement.

La décision du directeur et la notification des droits du patient doivent être signées dans les 24 heures. À défaut la mesure peut être levée pour défaut d'information lors du contrôle devant le juge de la liberté et de la détention (JLD).

2 Le libre choix du praticien et de l'établissement de santé

Cette liberté est protégée à l'article L. 1110-8 du Code de la santé publique. Elle doit être garantie au patient en psychiatrie selon l'article L. 3211-1 du même Code. Toutefois, cette liberté doit se combiner avec les règles de la sectorisation qui est une organisation spécifique des soins pour la psychiatrie publique et aux réalités de terrain.

A. La désignation d'une personne de confiance

> En vertu de l'article L. 1111-6 du Code de la santé publique, toute personne majeure peut désigner une personne de confiance. Elle peut être soit un parent, un proche ou le médecin traitant. Le rôle de la personne de confiance dépendra de l'état de santé de la personne.

Si le patient peut exprimer sa volonté, la personne de confiance l'assiste et l'accompagne dans sa prise de décision médicale.

Si le patient n'est pas apte à manifester sa volonté, dans ce cas, la personne de confiance est le porte-parole de la volonté du patient.

En psychiatrie, le patient peut également désigner une personne de confiance. Celle-ci peut être différente du tiers, personne à l'origine de la demande d'admission en soins sans consentement (SDT/SDTU), elle peut être différente lors de chaque hospitalisation.

De même, la personne de confiance peut être le tiers à l'origine d'une demande en soins sans consentement (SDT/SDTU) et peut être distincte du tuteur, du curateur ou mandataire.

La désignation de la personne de confiance doit se faire lorsque l'état clinique du patient est stabilisé afin de l'informer du rôle et des missions de cette personne.

Attention La personne de confiance prévaut sur les volontés de la famille du patient.

B. Les directives anticipées

Toute personne peut donner des directives sur les décisions médicales à prendre pour le cas où elle serait un jour dans l'incapacité de s'exprimer.

Exemple Autres traitements ou actes médicaux, sur le maintien artificiel de vos fonctions vitales et sur vos attentes.

Toute personne majeure peut les rédiger, mais ce n'est pas une obligation.

Elles sont valables sans limite de temps mais vous pouvez les modifier ou les annuler à tout moment.

C'est également l'occasion de désigner une personne de confiance : elle sera consultée en premier si vous n'avez pas rédigé vos directives anticipées ou si elles se trouvaient difficilement accessibles à ce moment.

Il est important d'en informer son médecin et ses proches de leur existence et de leur lieu de conservation, afin qu'elles soient facilement accessibles.

Les directives anticipées peuvent être rédigées soit sur papier libre soit sur un document institutionnel. Dans les deux cas, les directives anticipées doivent être insérées dans le dossier médical du patient. Le soignant doit informer le patient de ce droit, il peut également l'aider à les rédiger. À défaut, il peut l'orienter vers son médecin référent pour réaliser cette démarche.

C. Le respect de la dignité humaine

Ce principe est protégé par diverses sources internationales, européennes et en droit français. C'est un principe à valeur constitutionnelle depuis une décision du Conseil constitutionnel en date du 27 juillet 1994.

Il est rappelé en matière médicale à l'article L. 1110-2 du Code de la santé publique : « La personne malade a droit au respect de sa dignité » et ce jusqu'à sa mort en vertu de l'article L. 1110-5 du Code de la santé publique. Il est rappelé spécifiquement pour les patients admis en soins sans consentement à l'article L. 3211-3 du Code de la santé publique.

La dignité humaine comprend le respect de la personne humaine dès le commencement de sa vie et le respect de son intégrité physique et psychique tout au long de sa vie. Elle doit être protégée en toutes circonstances et en particulier lors d'une hospitalisation complète en garantissant des conditions de séjour dignes (locaux adaptés, sanitaires individuels, etc.) ainsi que lors de la mise en œuvre de mesures restrictives telles que l'isolement ou la contention.

D. Le respect de la vie privée

Elle est protégée par l'article 8 de la Convention européenne des droits de l'homme et l'article 9 du Code Civil. Toute personne hospitalisée ou accueillie a droit au respect de sa vie privée.

De plus, la chambre est considérée comme le domicile durant le séjour de la personne hospitalisée. À ce titre, elle bénéficie d'une protection en ce lieu privé.

Le secret médical, composante de la vie privée

Le secret médical est proclamé à l'article L. 1110-4 du Code de santé publique. Toute atteinte au secret médical est sanctionnée par le Code pénal.

Il couvre l'ensemble des informations médicales et administratives que le patient délivre directement à l'équipe soignante au cours de sa prise en charge, mais aussi toutes les informations qui viennent à la connaissance de l'équipe par d'autres moyens.

Cas dérogatoires du secret (art. 226-14 du Code pénal)

« 1° À celui qui informe les autorités judiciaires, médicales ou administratives de privations ou de sévices, y compris lorsqu'il s'agit d'atteintes ou mutilations sexuelles, dont il a eu connaissance et qui ont été infligées à un mineur ou à une personne qui n'est pas en mesure de se protéger en raison de son âge ou de son incapacité physique ou psychique ;

2° Au médecin ou à tout autre professionnel de santé qui, avec l'accord de la victime, porte à la connaissance du procureur de la République ou de la cellule de recueil, de traitement et d'évaluation des informations préoccupantes relatives aux mineurs en danger ou qui risquent de l'être, mentionnée au deuxième alinéa de l'article L. 226-3 du Code de l'action sociale et des familles, les sévices ou privations qu'il a constatés, sur le plan physique ou psychique, dans l'exercice de sa profession et qui lui permettent de présumer que des violences physiques, sexuelles ou psychiques de toute nature ont été commises. Lorsque la victime est un mineur ou une personne qui n'est pas en mesure de se protéger en raison de son âge ou de son incapacité physique ou psychique, son accord n'est pas nécessaire ;

3° Au médecin ou à tout autre professionnel de santé qui porte à la connaissance du procureur de la République une information relative à des violences exercées au sein du couple relevant de l'article 132-80 du présent Code, lorsqu'il estime en conscience que ces violences mettent la vie de la victime majeure en danger immédiat et que celle-ci n'est pas en mesure de se protéger en raison de la contrainte morale résultant de l'emprise exercée par l'auteur des violences. Le médecin ou le professionnel de santé doit s'efforcer d'obtenir l'accord de la victime majeure ; en cas d'impossibilité d'obtenir cet accord, il doit l'informer du signalement fait au procureur de la République ;

4° Aux professionnels de la santé ou de l'action sociale qui informent le préfet et, à Paris, le préfet de police du caractère dangereux pour elles-mêmes ou pour autrui des personnes qui les consultent et dont ils savent qu'elles détiennent une arme ou qu'elles ont manifesté leur intention d'en acquérir une ;

5° Au vétérinaire qui porte à la connaissance du procureur de la République toute information relative à des sévices graves, à un acte de cruauté ou à une atteinte sexuelle sur un animal mentionnés aux articles 521-1 et 521-1-1 et toute information relative à des mauvais traitements sur un animal, constatés dans le cadre de son exercice professionnel. Cette information ne lève pas l'obligation du vétérinaire sanitaire prévue à l'article L. 203-6 du Code rural et de la pêche maritime.

Le signalement aux autorités compétentes effectué dans les conditions prévues au présent article ne peut engager la responsabilité civile, pénale ou disciplinaire de son auteur, sauf s'il est établi qu'il n'a pas agi de bonne foi. »

Quelles modalités de consultation ?

Si le patient choisit de consulter son dossier sur place, la consultation est gratuite.

Si le patient souhaite obtenir copie de tout ou partie des éléments de son dossier, les frais, limités au coût de reproduction (et d'envoi s'il souhaite un envoi à domicile) sont à sa charge.

À des fins de protection, le patient n'a pas accès à la totalité du dossier. En effet, certaines parties ne sont pas consultables et doivent être retirées du dossier, par exemple les informations relatives au tiers demandeur ou encore les entretiens avec des tiers.

Autres composantes de la vie privée

Le **respect de la liberté religieuse** doit être assuré au patient. L'organisation du service doit lui permettre d'exercer ses convictions religieuses dans un espace privé ou un lieu dédié à cet effet. Toutefois, dans l'exercice de ses convictions religieuses, le patient ne doit ni perturber le bon fonctionnement du service ni troubler la tranquillité des autres patients.

Rappel Dans un établissement de santé public, le principe de **laïcité** s'applique, en ce sens, les agents du service public hospitalier ont une obligation de neutralité. Par conséquent, en stage ou au cours de leur exercice, les professionnels de santé ne peuvent manifester de signe d'appartenance à une religion.

La **liberté sexuelle**, composante de la vie privée, doit être respectée pour le patient. Il est possible de mettre en œuvre des limitations individuelles nécessaires, adaptées et proportionnées à des fins de protection pour certains patients.

Exemple Mettre en œuvre une surveillance particulière pour un patient présentant une certaine fragilité pour une durée déterminée. Cette surveillance doit être réévaluée en équipe pluridisciplinaire.

Le **droit à l'image et la protection de la voix** sont des éléments de la personnalité du patient et sont donc protégés au titre de la vie privée. Toute captation au sein d'un service ou toute diffusion à l'extérieur doivent faire l'objet d'un accord préalable du patient et de la direction.

E. La liberté d'aller et venir

En France

Cette liberté est protégée par de multiples sources tant au niveau international qu'européen (*cf.* **pyramide de Kelsen**). L'article 66 de la Constitution du 4 octobre 1958 donne compétence au juge judiciaire en matière de liberté individuelle dont la liberté d'aller et venir est une des composantes. Elle est considérée comme l'un des premiers droits des usagers affirmés par la loi du 4 mars 2002. Elle a valeur constitutionnelle depuis une décision du Conseil constitutionnel en date du 12 juillet 1979.

Cette liberté est inhérente à toute personne, elle permet à chacun de se mouvoir et se déplacer librement à l'hôpital.

Un **patient en soins libres** peut quitter l'établissement à tout moment, toutefois, si le médecin atteste que son état est incompatible avec une sortie, le patient signera un document attestant de l'existence d'une contre-indication médicale. Ce document permet de démontrer que l'établissement de santé a bien délivré une information au patient en ce sens.

Un **patient en soins sans consentement**, du fait de la nature de la mesure de soins et de son état clinique, voit sa liberté de circulation restreinte, conformément à l'article L. 3211-3 du Code de santé publique :

« Lorsqu'une personne atteinte de troubles mentaux fait l'objet de soins psychiatriques en application des dispositions des chapitres II et III du présent titre ou est transportée en vue de ces soins, les restrictions à l'exercice de ses libertés individuelles doivent être adaptées, nécessaires et proportionnées à son état mental et à la mise en œuvre du traitement requis ».

3 Les spécificités des droits des patients hospitalisés en soins sans consentement

Les droits du patient précités sont reconnus au patient hospitalisé en soins sans consentement. Le législateur a cependant rappelé à l'article L. 3211-3 du Code de santé publique que certains droits sont protégés en toutes circonstances :

> « De communiquer avec les autorités mentionnées à l'article L. 3222-4 : le représentant de l'État dans le département ou son représentant, le président du tribunal judiciaire ou son délégué, le procureur de la République dans le ressort duquel sont situés l'établissement et le maire de la commune ou son représentant.
> - De saisir la commission prévue à l'article L. 3222-5 et, lorsqu'elle est hospitalisée, la commission des usagers (**CDU**) ;
> - De porter à la connaissance du Contrôleur général des lieux de privation de liberté des faits ou situations susceptibles de relever de sa compétence ;
> - De prendre conseil d'un médecin ou d'un avocat de son choix ;
> - D'émettre ou de recevoir des courriers ;
> - De consulter le règlement intérieur de l'établissement et de recevoir les explications qui s'y rapportent ;
> - D'exercer son droit de vote ;
> - De se livrer aux activités religieuses ou philosophiques de son choix ».

Rappel Le patient a la faculté de recourir au Juge des libertés et de la détention (JLD) à tout moment de son hospitalisation :

- Procédure à l'initiative des personnes prévues à l'article L. 3211-12 du Code de la santé publique : patient, parent, tuteur, conjoint, concubin, pacs, tiers, procureur, etc.
- Cette demande doit être adressée directement au JLD ou au directeur de l'établissement qui le transmet. Elle peut également être exprimée oralement auprès d'un soignant qui en atteste par écrit et transmet au directeur.
- Toute ordonnance du JLD est susceptible d'un appel.
- Choix du patient concernant l'assistance d'un avocat autrement dit choisi ou commis d'office car l'assistance ou la représentation d'un avis lors du contrôle du JLD est désormais obligatoire.

#PDF

Les différents modes d'hospitalisation en soins psychiatriques

foucherconnect.fr/ 24ipa03

52 Les mesures d'isolement et de contention

Julie Malaterre

1 Définitions

Isolement

L'isolement est le placement d'un patient à des fins de protection, lors d'une phase critique de sa prise en charge thérapeutique, dans un espace dont il ne peut sortir librement et qui est séparé des autres patients. Tout isolement ne peut se faire que dans un lieu dédié et adapté.

L'isolement est une mesure limitée dans le temps, sur décision d'un psychiatre dans le cadre d'une démarche thérapeutique, après concertation pluriprofessionnelle, qui impose la prescription d'une surveillance et d'un accompagnement intensifs. L'utilisation de l'isolement représente une procédure complexe, de dernier recours, justifié par une situation clinique. Le processus comprend lui-même de nombreux éléments, décision, accompagnement du patient, délivrance de soins, surveillance... réalisés par les différents professionnels d'une équipe de soins, selon leurs champs de compétence et de responsabilité.

Apaisement

Un espace d'apaisement est un espace dédié, spécialement aménagé, pour permettre aux patients hospitalisés en psychiatrie de s'isoler et de retrouver leur calme lorsqu'ils reconnaissent les signes avant-coureurs d'une perte de contrôle pouvant provoquer des comportements violents (auto-agressifs ou hétéro-agressifs). Les patients accèdent à cet espace de manière volontaire. L'accès à cet espace est libre, dans le respect du cadre défini pour son utilisation. Un espace d'apaisement n'est donc pas une chambre d'isolement.

Contention

Il existe plusieurs types de contentions :

- **Contention physique** : maintien ou immobilisation du patient en ayant recours à la force physique.
- **Contention mécanique** : utilisation de tous moyens, méthodes, matériels ou vêtements empêchant ou limitant les capacités de mobilisation volontaire de tout ou partie du corps dans un but de sécurité pour un patient dont le comportement présente un risque grave pour son intégrité ou celle d'autrui.

La contention mécanique est une mesure d'exception, limitée dans le temps, sur décision d'un psychiatre, dans le cadre d'une démarche thérapeutique, après concertation pluriprofessionnelle, qui impose la prescription d'une surveillance et d'un accompagnement intensifs. La contention mécanique est associée à une mise en isolement. Il est recommandé qu'elle n'ait lieu que dans un espace dédié.

Rappel Tout isolement ne peut se faire que dans un lieu dédié et adapté. À titre exceptionnel, il est possible d'isoler et/ou de contentionner dans un espace non dédié.

2 Cadre juridique des mesures d'isolement et de contention

Pour la première fois en France, la loi Santé du 26 janvier 2016 a posé un cadre juridique relatif aux mesures d'isolement et de contention en psychiatrie. L'objectif de cet encadrement étant la réduction de ces pratiques au niveau national.

La loi du 22 janvier 2022 renforçant les outils de gestion de la crise sanitaire modifie ainsi l'article L. 3222-5-1 du Code de la santé publique.

Il précise tout d'abord que ce sont des mesures de derniers recours

« I.- L'isolement et la contention sont des pratiques de dernier recours et ne peuvent concerner que des patients en hospitalisation complète sans consentement. Il ne peut y être procédé que pour prévenir un dommage immédiat ou imminent pour le patient ou autrui, sur décision motivée d'un psychiatre et uniquement de manière adaptée, nécessaire et proportionnée au risque après évaluation du patient. Leur mise en œuvre doit faire l'objet d'une surveillance stricte, somatique et psychiatrique, confiée par l'établissement à des professionnels de santé désignés à cette fin et tracée dans le dossier médical.

La mesure d'isolement est prise pour une durée maximale de douze heures. Si l'état de santé du patient le nécessite, elle peut être renouvelée, dans les conditions et selon les modalités prévues au premier alinéa du présent I, dans la limite d'une durée totale de quarante-huit heures, et fait l'objet de deux évaluations par vingt-quatre heures.

La mesure de contention est prise dans le cadre d'une mesure d'isolement pour une durée maximale de six heures. Si l'état de santé du patient le nécessite, elle peut être renouvelée, dans les conditions et selon les modalités prévues au même premier alinéa, dans la limite d'une durée totale de vingt-quatre heures, et fait l'objet de deux évaluations par douze heures. »

À présent, le renouvellement de ces mesures est conditionné

« II.- À titre exceptionnel, le médecin peut renouveler, au-delà des durées totales prévues au I, les mesures d'isolement et de contention, dans le respect des conditions prévues au même I.

Le directeur de l'établissement informe sans délai le juge des libertés et de la détention du renouvellement de ces mesures. Le juge des libertés et de la détention peut se saisir d'office pour y mettre fin. Le médecin informe du renouvellement de ces mesures au moins un membre de la famille du patient, en priorité son conjoint, le partenaire lié à lui par un pacte civil de solidarité ou son concubin, ou une personne susceptible d'agir dans son intérêt dès lors qu'une telle personne est identifiée, dans le respect de la volonté du patient et du secret médical.

Le directeur de l'établissement saisit le juge des libertés et de la détention avant l'expiration de la soixante-douzième heure d'isolement ou de la quarante-huitième heure de contention, si l'état de santé du patient rend nécessaire le renouvellement de la mesure au-delà de ces durées.

Le juge des libertés et de la détention statue dans un délai de vingt-quatre heures à compter du terme des durées prévues au deuxième alinéa du présent II.

Si les conditions prévues au I ne sont plus réunies, il ordonne la mainlevée de la mesure. Dans ce cas, aucune nouvelle mesure ne peut être prise avant l'expiration d'un délai de quarante-huit heures à compter de la mainlevée de la mesure, sauf survenance d'éléments nouveaux dans la situation du patient qui rendent impossibles d'autres modalités de prise en charge permettant d'assurer sa sécurité ou celle d'autrui. Le directeur de l'établissement informe sans délai le juge des libertés et de la détention, qui peut se saisir d'office pour mettre fin à la nouvelle mesure.

Si les conditions prévues au même I sont toujours réunies, le juge des libertés et de la détention autorise le maintien de la mesure d'isolement ou de contention. Dans ce cas, le médecin peut la renouveler dans les conditions prévues audit I et aux deux premiers alinéas du présent II. Toutefois, si le renouvellement d'une mesure d'isolement est encore nécessaire après deux décisions de maintien prises par le juge des libertés et de la détention, celui-ci est saisi au moins vingt-quatre heures avant l'expiration d'un délai de sept jours à compter de sa précédente décision et le médecin informe du renouvellement de ces mesures au moins un membre de la famille du patient, en priorité son conjoint, le partenaire lié à lui par un pacte civil de solidarité ou son concubin, ou une personne susceptible d'agir dans son intérêt dès lors qu'une telle personne est identifiée, dans le respect de la volonté du patient et du secret médical. Le juge des libertés et de la détention statue avant l'expiration de ce délai de sept jours. Le cas échéant, il est à nouveau saisi au moins vingt-quatre heures avant l'expiration de chaque nouveau délai de sept jours et statue dans les mêmes conditions. Le médecin réitère l'information susmentionnée lors de chaque saisine du juge des libertés et de la détention.

Pour l'application des deux premiers alinéas du présent II, lorsqu'une mesure d'isolement ou de contention est prise moins de quarante-huit heures après qu'une précédente mesure d'isolement ou de contention a pris fin, sa durée s'ajoute à celle des mesures d'isolement ou de contention qui la précèdent.

Les mêmes deux premiers alinéas s'appliquent lorsque le médecin prend plusieurs mesures dont la durée cumulée sur une période de quinze jours atteint les durées prévues auxdits deux premiers alinéas.

Les mesures d'isolement et de contention peuvent également faire l'objet d'un contrôle par le juge des libertés et de la détention en application du IV de l'article L. 3211-12-1. »

Enfin, la traçabilité de ces mesures se fait dans un registre numérique

« III.- Un registre est tenu dans chaque établissement de santé autorisé en psychiatrie et désigné par le directeur général de l'agence régionale de santé pour assurer des soins psychiatriques sans consentement en application du I de l'article L. 3222-1. Pour chaque mesure d'isolement ou de contention, ce registre mentionne le nom du psychiatre ayant décidé cette mesure, un identifiant du patient concerné ainsi que son âge, son mode d'hospitalisation, la date et l'heure de début de la mesure, sa durée et le nom des professionnels de santé l'ayant surveillée. Le registre, établi sous forme numérique, doit être présenté, sur leur demande, à la commission départementale des soins psychiatriques, au Contrôleur général des lieux de privation de liberté ou à ses délégués et aux parlementaires.

L'établissement établit annuellement un rapport rendant compte des pratiques d'admission en chambre d'isolement et de contention, la politique défi nie pour limiter le recours à ces pratiques et l'évaluation de sa mise en œuvre. Ce rapport est transmis pour avis à la commission des usagers prévue à l'article L. 1112-3 et au conseil de surveillance prévu à l'article L. 6143-1. »

Mise en œuvre de cette réforme au sein des établissements de santé

Plusieurs actions vont garantir le respect d'une politique d'amélioration de la qualité des prises en charge et sécurité des soins :

- Identifier et soutenir des binômes médecin/IDE référents.
- Définir et affirmer une politique de moindre recours dans le projet d'établissement et l'inscrire en tant que priorité dans le plan de formation du personnel médico-soignant.
- **Adopter une approche territorialisée et homogène des pratiques et des organisations** notamment par la création des espaces d'échanges, de recherche clinique et de séminaires.
- **Concerter et réunir les commissions des usagers**, associer les représentants des usagers aux travaux.

3 Rôle de l'infirmier lors du recours à ces mesures

> L'article R. 4311-6 du Code de la santé publique dispose que, dans le domaine de la santé mentale, outre les actes et soins infirmiers mentionnés à l'article R. 4311-5 du Code de la santé publique, l'infirmier est tenu d'accomplir « la surveillance des personnes en chambre d'isolement ».
>
> De plus, l'article R. 4311-7 du Code de la santé publique précise que l'infirmier est chargé de mettre en œuvre les « protocoles d'isolement » décidés par le psychiatre.

La surveillance médicale et infirmière de ces mesures

Leur mise en œuvre implique le respect de la dignité humaine, de la sécurité, du confort du patient et nécessite une surveillance clinique attentive et continue.

Le placement en chambre d'isolement

- Assurer la sécurité de la chambre (retrait de tout objet dangereux dans la chambre et sur le patient).
- Obligation d'informer le patient sur les motifs à l'origine de cette mesure, le but thérapeutique et les modalités.

Bibliographie

- HAS, Recommandations de bonnes pratiques, février 2017.
- Loi n° 2016-41 du 26 janvier 2016 de modernisation de notre système de santé.
- Loi n° 2020-1576 du 14 décembre 2020 de financement de la sécurité sociale pour 2021, article 84.
- Conseil Constitutionnel, Décision n° 2020-844 QPC du 19 juin 2020.
- Conseil constitutionnel, Décision n° 2021-912/913/914 QPC du 4 juin 2021.
- Loi n° 2022-46 du 22 janvier 2022 renforçant les outils de gestion de la crise sanitaire et modifiant le Code de la santé publique.
- Décret n° 2022-419 du 23 mars 2022 modifiant la procédure applicable devant le juge des libertés et de la détention en matière d'isolement et de contention mis en œuvre dans le cadre de soins psychiatriques sans consentement.
- Conseil constitutionnel, Décision n° 2023-1040/1041 QPC du 31 mars 2023.

Les mesures de protection juridique pour les patients en psychiatrie

Julie Malaterre

1 Présentation

La pathologie psychiatrique peut altérer les facultés mentales d'une personne et la rendre dans l'incapacité de protéger ses intérêts personnels et/ou patrimoniaux.

En France, il existe une graduation des mesures de protection en fonction de l'altération des facultés mentales plus ou moins profonde et donc d'une incapacité juridique plus ou moins étendue.

> **Article 425 du Code civil**
>
> « Toute personne dans l'impossibilité de pourvoir seule à ses intérêts en raison d'une altération, médicalement constatée, soit de ses facultés mentales, soit de ses facultés corporelles de nature à empêcher l'expression de sa volonté peut bénéficier d'une mesure de protection juridique prévue au présent chapitre.
>
> S'il n'en est disposé autrement, la mesure est destinée à la protection tant de la personne que des intérêts patrimoniaux de celle-ci. Elle peut toutefois être limitée expressément à l'une de ces deux missions. »

2 Définitions des mesures de protection juridique

Trois mesures de protection peuvent être mises en place pour le patient en psychiatrie.

Ces mesures font l'objet d'une gradation en fonction de l'état de santé de la personne.

A. La mise sous sauvegarde de justice

La mise sous sauvegarde de justice est une mesure judiciaire temporaire pour les majeurs dont les facultés ne sont pas suffisamment altérées pour faire l'objet d'un placement sous curatelle ou tutelle.

Elle sera ouverte pour un acte déterminé ou dans l'attente de la mise en place d'une autre mesure plus restrictive (tutelle ou curatelle) pour protéger une personne momentanément.

Le patient majeur protégé conserve l'exercice de ses droits, sauf exception.

Cette mesure concerne les personnes majeures souffrant d'une altération de leurs facultés mentales par une maladie, d'une infirmité ou un affaiblissement dû à l'âge ou d'une altération de leurs facultés physiques et/ou psychiques empêchant l'expression de leur volonté.

Il existe 2 types de mesures de sauvegarde de justice : **judiciaire** ou **médicale.**

- **Sauvegarde par déclaration médicale** : elle résulte d'une déclaration faite au procureur de la République :
  - soit par le médecin de la personne, accompagnée de l'avis conforme d'un psychiatre ;
  - soit par le médecin de l'établissement de santé où se trouve la personne[1].
- **Sauvegarde de justice sur décision du juge des tutelles** : elle ne peut être demandée au juge que par certaines personnes, à savoir le patient lui-même, son conjoint, un parent, une personne ayant des relations étroites ou son représentant légal. Le procureur de la République peut également formuler cette demande ou suite à la demande d'un tiers (un médecin, un directeur d'établissement de santé ou un travailleur social).

La durée de la sauvegarde de justice est d'un an (renouvelable une fois par le juge des tutelles).

La sauvegarde de justice cesse pour plusieurs motifs notamment à l'expiration du délai, soit à la levée de la mesure par le juge des tutelles, soit la mise en œuvre d'une curatelle ou tutelle.

B. La curatelle

Cette mesure judiciaire est mise en place afin de protéger un majeur qui a besoin d'être conseillé, assisté ou surveillé dans certains actes de la vie courante. La curatelle n'est prononcée que s'il est établi que la mesure de sauvegarde de justice serait une protection insuffisante[2].

Les différents degrés de curatelle

- **Curatelle simple** : dans ce cas, le patient assure la gestion de son compte bancaire mais dans l'hypothèse où il souhaite emprunter, il devra obtenir obligatoirement l'accord du curateur.
- **Curatelle renforcée** : dans ce cas, le curateur perçoit les ressources du patient et gère ses dépenses.
- **Curatelle aménagée** : le juge définit les actes que le patient pourra réaliser seul ou accompagné.

La durée de la mesure est de 5 ans maximum (renouvelable pour une même durée).

La mesure peut prendre fin pour les mêmes motifs que pour la tutelle. Cependant, elle prendra systématiquement fin si une mesure de tutelle la remplace afin de renforcer la protection du patient.

1. Article L 3211-6 du Code de santé publique.
2. Articles 467 à 472 du Code civil et articles 1220 à 1257 du Code de procédure civile.

C. La tutelle

Cette mesure judiciaire est mise en œuvre afin de protéger une personne majeure lorsque celle-ci se trouve dans l'incapacité de veiller à ses propres intérêts. Un tuteur la représente dans les divers actes de la vie civile. Le juge peut énumérer, à tout moment de la procédure, les actes que la personne peut réaliser seule ou non[3].

L'ouverture d'une tutelle peut être demandée au **juge des tutelles** par plusieurs personnes : le patient lui-même, son conjoint, un parent ou une personne entretenant des relations étroites avec le patient. Un tiers peut également être à l'origine de cette demande : un médecin, un travailleur social ou un directeur d'établissement de santé ou médico-social.

Le dossier est transmis au juge des tutelles du Tribunal d'Instance du domicile de la personne à protéger. Le juge détermine la durée de la mesure (limitée à 5 ans ou 10 ans).

Plusieurs motifs peuvent mettre fin à cette mesure, notamment si le juge estime qu'elle n'est plus nécessaire au regard de l'évolution de l'état clinique du patient. La mesure peut prendre fin à la demande du majeur ou d'un proche habilité (exemple : un parent).

D. Le mandat de protection future

Le mandat de protection future est introduit par la loi du 5 mars 2007.

Cette convention permet à toute personne majeure n'étant pas sous tutelle de définir et de désigner une ou plusieurs personnes par avance afin de la représenter le jour où elle ne pourra plus pourvoir seule à ses intérêts personnels et/ou patrimoniaux ; plus précisément, le jour où une altération des facultés mentales ou physiques apparaîtra.

Le mandat prendra effet uniquement lorsque la personne ne peut plus pourvoir seule à ses intérêts.

Bibliographie

- Loi n° 2007-308 du 5 mars 2007 portant réforme de la protection juridique des majeurs.
- Loi n° 68-5 du 3 janvier 1968 portant réforme du droit des incapables majeurs.
- Ordonnance n° 2020-232 du 11 mars 2020 relative au régime des décisions prises en matière de santé, de prise en charge ou d'accompagnement social ou médico-social à l'égard des personnes majeures faisant l'objet d'une mesure de protection juridique.
- Défenseur des droits, rapport « Protection juridique des majeurs vulnérables », septembre 2016.
- T. Verheyde, Dossier « Hospitalisation sans consentement », « Personnes faisant l'objet de soins psychiatriques : dispositions particulières concernant les majeurs protégés », *AJ Famille*, 2016.
- A. Batteur, *Droit des personnes, des familles et des majeurs protégés*, 10e édition, LGDJ, 2019.

3. Articles 425 à 427 du Code civil et articles 1211 à 1216 du Code de procédure civile.

Julie Malaterre

1 Responsabilité et compétences des juridictions

Des voies de recours contentieuses

Tant le patient hospitalisé en soins libres que le patient admis en soins sans consentement peuvent engager la responsabilité de l'établissement de santé. En effet, si le patient estime avoir subi des préjudices au cours de son séjour, il peut déposer un recours devant le tribunal compétent et obtenir des dommages-intérêts.

Exemple S'il estime avoir subi des traitements inhumains et dégradants lors de la mise en chambre d'isolement, un défaut de surveillance, un manquement à l'obligation de bon fonctionnement du service, etc.

En fonction de la nature de l'établissement de santé (public ou privé), soit le juge administratif soit le juge civil sera compétent :

- Si l'établissement de santé en question est un établissement public (exemple : CHU, centre hospitalier spécialisé), le **juge administratif** sera compétent pour juger cette affaire.
- Si l'établissement de santé en question est un établissement privé (exemple : clinique privée), le **juge civil** sera compétent pour juger cette affaire.

Dans le cas d'une faute ayant entraîné des blessures ou le décès du patient, il est possible de porter plainte devant le procureur de la République et de se porter partie civile devant le tribunal correctionnel.

L'acte du professionnel de santé ou de l'établissement de santé (public ou privé) mis en cause doit cependant présenter une certaine gravité (exemple : l'exercice illégal de la médecine, blessure ou homicide involontaire, etc.).

La compétence spécifique du juge des libertés et de la détention pour les patients en soins sans consentement

Pour rappel, afin d'éviter une hospitalisation arbitraire ou irrégulière, la loi du 5 juillet 2011 modifiée par la loi du 27 septembre 2013 a institué un contrôle du juge judiciaire : le **juge des libertés et de la détention (JLD)**.

En vertu de l'article 66 de la Constitution, il est reconnu comme le garant des libertés individuelles.

Les trois modes de saisine

1. Saisine obligatoire par le directeur d'établissement d'accueil ou le préfet selon le mode d'admission des soins sans consentement ; nécessairement accompagné d'un avis motivé rédigé par un psychiatre de l'établissement d'accueil.

Cette saisine a lieu dans un délai de 12 jours à compter de l'admission du patient ou lorsque l'on modifie la prise en charge sans consentement du patient.

Également, au plus tard deux semaines avant l'expiration du délai de 6 mois suivant la décision judiciaire prononçant l'hospitalisation et si le patient a été maintenu en hospitalisation complète continue depuis cette décision.

2. Saisine facultative par le patient ou un tiers agissant dans son intérêt. Le tiers peut être le titulaire de l'autorité parentale, le tuteur ou le curateur, le conjoint, la personne à l'origine de la demande de soins ou le procureur de la République.

3. Le JLD peut se saisir d'office à tout moment. Toute personne ayant connaissance de faits portant atteinte aux droits du patient doit les lui faire parvenir.

Dans ce cadre, le contrôle du JLD porte sur la régularité de la procédure et l'opportunité du maintien de la mesure de soins sans consentement. Tous les certificats et avis médicaux sont transmis au JLD et sont communiqués par la suite au patient et à son avocat.

Les irrégularités de procédure à l'origine de la mainlevée de la mesure de soins sont les suivantes : un non-respect des délais légaux, une carence de certificat médical à l'échéance (certificats des 24 heures et 72 heures), des modalités d'admission irrégulières (lettre du tiers manuscrite incomplète).

Le JLD peut lever la mesure de soins sans consentement sur avis médical. Depuis le 1er septembre 2014, la représentation par avocat est devenue obligatoire lors du contrôle obligatoire du JLD (contrôle des douze jours et six mois).

Lors de ce contrôle, l'assistance et la représentation par un avocat sont obligatoires. Ce dernier est choisi par le patient ou désigné au titre de l'aide juridictionnelle, ou commis d'office par le juge.

2 Les autorités et commissions de contrôle du respect des droits

A. Les autorités administratives indépendantes au niveau national

Le contrôleur général des lieux de privation de liberté (CGLPL)

La loi du 30 octobre 2007 a institué cette autorité administrative indépendante : le contrôleur général des lieux de privation de liberté s'appuie sur une réflexion commencée en France à la fin des années 1990 sur le contrôle des prisons et, au niveau international, sur le protocole facultatif à la Convention des Nations unies contre la torture et autres peines ou traitements cruels, inhumains ou dégradants du 18 décembre 2002.

Le contrôleur visite au cours de l'année plusieurs établissements de santé du territoire national dans lesquels des personnes sont privées de liberté (exemple : des établissements de santé autorisés à recevoir des patients en soins sans consentement, des locaux de garde à vue, des établissements pénitentiaires, des centres de rétention administrative des étrangers, etc.).

Il a pour mission de veiller au respect des droits fondamentaux de ces personnes.

À l'issue de la visite d'un établissement de santé, il transmet un rapport au(x) ministre(s) concerné(s). Ces rapports, accompagnés des éventuelles observations du ou des ministres, sont publiés sur le site internet du contrôleur. À la suite de ses visites, le CGLPL peut également décider de publier au Journal officiel des recommandations spécifiques à un ou plusieurs établissements ou des avis sur des problématiques transversales.

S'il a connaissance de faits laissant présumer l'existence d'une infraction pénale, il en saisit le procureur de la République. Il informe l'autorité investie du pouvoir disciplinaire des faits de nature à entraîner des poursuites disciplinaires.

Selon l'article L. 3211-3 du Code de la santé publique, un patient ou toute autre personne physique (y compris le personnel de l'établissement de santé), voire une association, peut saisir le CGLPL pour l'informer d'une situation qui porterait atteinte aux droits fondamentaux de la personne privée de liberté.

Exemple Des conditions d'hospitalisation indignes, des locaux insalubres, des mesures d'isolement injustifiées...

Le défenseur des droits

Le défenseur des droits est une autorité indépendante de l'État, elle a été créée par la loi du 23 juillet 2008.

Ses deux missions

- **Défendre les personnes dont les droits et libertés ne sont pas respectés** (défense des droits des usagers des services publics ; défense et promotion des droits de l'enfant).
- **Promouvoir l'égalité de tous dans l'accès aux droits.**

Concernant la saisine, il peut être saisi gratuitement, d'une part, par toute personne qui s'estime victime d'un dysfonctionnement d'un service public ou d'une atteinte à l'un de ses droits et, d'autre part, par toute personne tierce ayant connaissance d'une telle situation.

Le défenseur des droits dispose de prérogatives importantes notamment d'un pouvoir d'enquête étendu, d'un pouvoir d'injonction et de rédaction de recommandations ou de rapports qui peuvent en cas d'inertie être rendus public.

B. Les commissions de contrôle au niveau local

La Commission des usagers (CDU)

Une CDU est installée dans chaque établissement de santé afin de représenter les patients et leur famille. Elle remplace la CRUQPC et renforce la place des usagers dans ce secteur. Elle a pour mission de veiller au respect des droits des usagers et de contribuer à l'amélioration de la qualité de l'accueil des personnes malades et de leurs proches et de la prise en charge. À tout moment, le patient hospitalisé en soins libres ou en soins sans consentement ainsi que sa famille peuvent communiquer et/ou saisir cette commission. Ils doivent être informés des suites de leurs demandes.

La Commission départementale des soins en psychiatrie (CDSP)

Cette commission a été créée par la loi du 27 juin 1990, renommée par la loi du 5 juillet 2011.

Sa mission est d'examiner et de contrôler la situation des patients en soins sans consentement au regard des droits fondamentaux qui leur sont reconnus.

Cette commission doit être informée de toutes les admissions, les maintiens, les modifications de prise en charge et de la fin de celles-ci dans le ressort du département.

L'article L. 3211-3 du Code de la santé publique garantit au patient en soins sans consentement un droit de communiquer avec le président de la CDSP en toutes circonstances.

La saisine spécifique de certaines autorités administratives locales pour le patient hospitalisé en soins sans consentement

Le législateur a prévu à l'article L. 3211-3 du Code de la santé publique, la possibilité pour le patient admis en soins sans consentement de communiquer avec les autorités suivantes :

- Le représentant de l'État dans le département ou son représentant.
- Le président du tribunal de grande instance ou son délégué.
- Le procureur de la République dans le ressort duquel est situé l'établissement.
- Le maire de la commune ou son représentant.

Ce droit est garanti en tout état de cause durant son hospitalisation en psychiatrie.

55 La pair-aidance en psychiatrie et santé mentale

Julie Malaterre

La **pair-aidance** repose sur l'entraide entre personnes souffrantes ou ayant souffert d'une maladie psychiatrique. Elle a une vocation de réhabilitation psychosociale, permet de favoriser l'inclusion sociale et de réduire la stigmatisation. Cette démarche d'entraide offre à des personnes fragilisées la possibilité d'exprimer leur potentiel, leurs aptitudes, de s'inscrire dans une citoyenneté participative et de se soutenir entre elles. Elle a pour finalité de faire entrer la psychiatrie dans la communauté et la communauté dans la psychiatrie, comme l'a recommandé l'OMS lors de sa conférence européenne de 2006. Tant la participation à des groupes d'entraide mutuelle que l'intégration de pairs-aidants bénévoles ou professionnels dans les établissements autorisés en psychiatrie doivent être étudiées.

1 Les groupes d'entraide mutuelle

Michel Laforcade propose dans son rapport relatif à la santé mentale en date du mois d'octobre 2016 la création des associations d'anciens usagers sur le principe de l'entraide par les pairs usagers ou familles. Par la loi *Handicap* en date du 11 février 2005, les groupes d'entraide mutuelle (**GEM**) ont été mis en place, structurés sous forme associative ayant pour objectif d'assurer le maintien du lien social et de lutter contre l'isolement des personnes souffrant de troubles psychiatriques. Les GEM constituent un lieu d'échanges et d'écoute. À travers le partage d'expériences, les personnes malades récupéreraient une certaine autonomie. Selon une étude qualitative menée en 2017, ils sont considérés comme un véritable outil thérapeutique : la parole des personnes malades est prise en compte et celles-ci retrouveraient progressivement, grâce à leur implication, leur qualité « d'acteur de leur propre santé ».

La feuille de route *Santé mentale et psychiatrie* du 28 juin 2018 propose l'élargissement de l'offre des GEM sur le territoire et leur diversification auprès de différents publics. En effet, le GEM est un outil de réinsertion sociale et citoyenne qui doit être développé et doit profiter tant au patient suivi en ambulatoire qu'au patient hospitalisé.

2 Les médiateurs de santé pairs

Les médiateurs de santé pairs sont des personnes qui ont souffert de troubles psychiques et ont pu bénéficier à un moment donné d'un projet de rétablissement leur ayant permis de prendre du recul sur leur parcours de soins. À l'initiative du centre collaborateur de l'Organisation mondiale de la santé pour la recherche et la formation en santé mentale (CCOMS), la formation des médiateurs de santé pairs a pu être lancée en France. Leur formation a été développée en 2011 par la Fédération Nationale des Associations d'usagers en Psychiatrie à l'université Paris VIII et le ministère de la Santé qui leur délivrent un diplôme de « sciences sanitaire et sociale mention médiateurs ».

Après l'obtention de leur diplôme, ils sont employés par les établissements du secteur sanitaire, social ou médico-social ou exercent cette mission à titre bénévole. Dans tous les cas, ils font partie intégrante d'une équipe de soins. Leur immersion au sein des services hospitaliers est un véritable atout car ils peuvent partager leur vécu de la maladie mentale tant auprès des soignants que des patients et ils jouent un rôle essentiel dans la diminution de la stigmatisation.

La feuille de route *Santé mentale et psychiatrie* rappelle la nécessité d'engager une réflexion quant à leur rôle et leurs missions afin de les déployer progressivement sur l'ensemble du territoire national.

Bibliographie

- Loi n° 2005-102 du 11 février 2005 pour l'égalité des droits et des chances, la participation et la citoyenneté des personnes handicapées.
- Feuille de route santé mentale et psychiatrie, action n° 34, 28 juin 2018.
- M. Laforcade, *Rapport relatif à la santé mentale*, 2016.

Julien Da Costa

Depuis la loi du **18 janvier 1994**, les soins aux personnes détenues en France sont sous la responsabilité du ministère de la Santé. Cette compétence est déléguée aux établissements de santé publics qui assurent les missions de soins à toute personne qui recourt à leurs services (en milieu pénitentiaire comme en milieu hospitalier). Ils mènent par ailleurs des actions de prévention et d'éducation à la santé et peuvent participer à la formation, à l'enseignement et à la recherche.

1 Les types d'établissements pénitentiaires

On distingue en France, plusieurs types d'établissements pénitentiaires :

- **Les maisons d'arrêt** (MA) : qui accueillent les prévenus (en détention provisoire) et les personnes condamnées dont la peine ou le reliquat de peine n'excède pas deux ans.
- **Les centres de détention** : qui accueillent les condamnés dont la peine est supérieure ou égale à un an. Leur régime de détention est principalement orienté vers la réinsertion.
- **Les maisons centrales** : qui accueillent les condamnés à une longue peine et/ou présentant des risques. Leur régime de détention est essentiellement axé sur la sécurité.
- **Les établissements pénitentiaires pour mineurs** (EPM), qui accueillent les détenus mineurs.
- **Les autres types d'établissements pénitentiaires** où les soins s'effectuent en milieu libre : les centres de semi-liberté (CSL) ou les quartiers de semi-liberté (QSL), ainsi que les centres pour peines aménagées (CPA) ou quartiers pour peines aménagées (QPA).

2 La santé mentale des personnes détenues, un enjeu majeur de santé publique

De nombreuses études ont pu montrer que la prévalence des troubles mentaux et addictifs en milieu pénitentiaire dépassait de loin celle retrouvée en population générale. À titre d'exemple, les prévalences des troubles de l'humeur, des troubles psychotiques ainsi que les troubles anxieux sont jusqu'à trois fois plus élevées en milieu pénitentiaire qu'en population générale. Pour ce qui est des abus de substance, la littérature retrouve des prévalences allant de 8 (toutes substances confondues) à pas loin de 50 fois plus élevées (trouble lié à l'usage d'opiacés) qu'en population générale.

A. Les grands principes de la prise en charge sanitaire

- Accès aux mêmes modalités de soins qu'en milieu libre.
- Affiliation obligatoire, dès le début de l'incarcération, au régime général de l'assurance maladie.
- Respect du secret médical et de la confidentialité des échanges avec les professionnels de santé rencontrés.
- Possibilité de réaliser un bilan relatif aux conduites addictives.
- Droit à une visite médicale avant la libération.

B. Les étapes de la prise en charge sanitaire

À l'arrivée en détention

Chaque personne détenue est reçue en consultation par un professionnel de santé afin de réaliser un repérage des éventuelles pathologies somatiques et psychiatriques et de proposer un suivi sanitaire adapté à l'état de santé du patient.

Pendant l'incarcération

Les soins psychiatriques aux personnes détenues se divisent en 3 niveaux :

- **Niveau 1** : consultations ambulatoires et ateliers thérapeutiques (type CMP et CATTP) au sein des **unités sanitaires** de chaque centre pénitentiaire.
- **Niveau 2** : prise en charge type hôpital de jour dans les locaux de la prison au sein des **services médico-psychologiques régionaux (SMPR)**. Il existe actuellement 26 SMPR sur le territoire français.
- **Niveau 3** : prise en charge en hospitalisation temps plein au sein des **unités hospitalières spécialement aménagées (UHSA)**. Ces structures hospitalières sont au nombre de 9 en France et sont amenées à prendre en charge des personnes détenues de tous sexes et âges, sous la forme d'hospitalisation consentie ou d'hospitalisation en soins sous consentement (soins psychiatriques à la demande du représentant de l'État).

Au moment de la libération (ou levée d'écrou)

Les soins psychiatriques peuvent se poursuivre dans les structures de soins classiques existants en milieu libre.

C. Les différentes prises en charge sanitaires

La justice peut-elle imposer des soins aux personnes détenues ?

En théorie non ! Hormis le cas bien particulier des hospitalisations sans consentement, la justice ne peut prononcer une mesure de soins psychiatriques imposée à une personne détenue. Cependant, elle peut proposer une incitation aux soins dans le cadre de l'obtention de remise de peines supplémentaires (RPS) ou d'un aménagement de peine.

Quid de la prise en charge des conduites addictives ?

La prise en charge des pathologies addictives est assurée par les unités sanitaires, ou, lorsque l'établissement pénitentiaire bénéficie d'un SMPR, cette compétence peut lui être déléguée. À noter que dans certains territoires, les **centres de soins, d'accompagnement et de prévention en addictologie (CSAPA)** peuvent intervenir en milieu pénitentiaire via des permanences.

Quid de la prise en charge des pathologies somatiques ?

L'organisation des soins somatiques suit une logique similaire à celle pour les soins psychiatriques. Les personnes détenues peuvent alors bénéficier de soins ambulatoires au sein des unités de consultations spécialisées ambulatoires (UCSA) ou hospitaliers en **unité hospitalière sécurisée interrégionale (UHSI)**.

En cas de manque de place dans les UHSA, qu'advient-il d'une personne nécessitant une hospitalisation temps plein ?

Si une personne détenue nécessite des soins urgents en milieu hospitalier et qu'aucune place n'est disponible en UHSA, les patients sont alors admis au sein de l'hôpital psychiatrique de rattachement selon les modalités définies à l'article D. 398 du Code de procédure pénale. Un transfert vers l'UHSA de rattachement pourra alors s'effectuer dès qu'une place sera disponible.

Bibliographie

- Direction Générale de l'Offre de Soins, Prise en charge sanitaire des personnes placées sous main de justice, ministère des Solidarités et de la Santé, 2021.
- B. Falissard, J.-Y. Loze, I. Gasquet, A. Duburc, C. de Beaurepaire, F. Fagnani et *al.*, "Prevalence of mental disorders in French prisons for men", *BMC Psychiatry*, 2006.
- S. Fazel, A. J. Hayes, K. Bartellas, M. Clerici, R. Trestman, "Mental health of prisoners: prevalence, adverse outcomes, and interventions", *The Lancet Psychiatry*, 2016.
- T. Fovet, L. Plancke, A. Amariei, I. Benradia, F. Carton, A. Sy et *al.*, "Mental disorders on admission to jail: A study of prevalence and a comparison with a community sample in the north of France", *Eur Psychiatr*, 2020.
- T. Fovet, P. Thomas, A. Amad , « Psychiatrie en milieu pénitentiaire : une sémiologie à part ? », *Annales Médico-psychologiques, revue psychiatrique*. 2015.
- Observatoire Français des Drogues et des Toxicomanies, Addictions en milieu carcéral – Synthèse des connaissances.

57 Les soins pénalement ordonnés (SPO)

Julien Da Costa

À ne pas confondre avec les soins psychiatriques sans consentement, les **soins pénalement ordonnés** sont des dispositifs prononcés par un magistrat à différents stades d'une procédure pénale.

Actuellement au nombre de trois (**obligation de soins**, **injonction thérapeutique** et **injonction de soins**), il s'agira essentiellement de prévenir la récidive en tentant d'inscrire la personne condamnée dans un parcours de soins.

Contrairement aux soins psychiatriques sans consentement, ces dispositifs nécessitent le consentement de la **personne placée sous main de justice (PPSMJ)**, qui peut s'exposer en cas de non-consentement (ou de non suivi de la mesure) à une peine d'emprisonnement !

1 L'obligation de soins

L'obligation de soins consiste à enjoindre une personne à « se soumettre à des mesures d'examen médical, de traitement ou de soins, même sous le régime de l'hospitalisation ». Il s'agit de la mesure de SPO la plus fréquemment prononcée. Elle ne nécessite pas d'expertise psychiatrique préalable et peut être prononcée à différents stades d'une procédure pénale.

2 L'injonction thérapeutique

L'injonction thérapeutique s'adresse au sujet toxicodépendant. Elle peut constituer une alternative aux poursuites judiciaires, permettant, dans ce cas, l'extinction de l'action publique. Elle peut être une alternative au placement en détention provisoire lors de la procédure pénale, ou être prononcée comme peine complémentaire. Cette mesure est peu utilisée par les autorités judiciaires.

3 L'injonction de soins

Créée par la loi n° 98-468 du 17 juin 1998 relative à la prévention et à la répression des infractions sexuelles ainsi qu'à la protection des mineurs, l'injonction de soins est initialement une mesure de soins ordonnée dans le cadre du **suivi socio-judiciaire (SSJ)**. À l'origine, elle s'adressait uniquement aux auteurs d'infractions à caractère sexuel avant d'être élargie à d'autres types d'infractions. L'injonction de soins ne peut être prononcée qu'à l'issue d'une expertise psychiatrique et fait intervenir un **médecin coordonnateur** chargé de veiller à l'articulation psychiatrie-justice tout en veillant au respect du secret professionnel de chacun.

4 Transmissions d'informations entre les différents acteurs de la prise en charge

A. Dans l'obligation de soins

Justice → Santé

La communication d'élément se réalisera selon l'appréciation des acteurs de terrain concernés.

Santé → Justice

Le respect strict du secret professionnel prévaut. Le thérapeute aura seulement pour mission de délivrer des attestations de suivi à la personne condamnée.

B. Dans l'injonction de soins

Justice → Santé

Les informations entre le judiciaire et le sanitaire transitent via le médecin coordonnateur. Le juge d'application des peines pourra alors transmettre différents éléments de la procédure pénale (rapports d'expertises, délibéré, etc.) au médecin coordonnateur qui pourra les diffuser au thérapeute.

Santé → Justice

Le thérapeute (qui peut être un psychiatre ou un psychologue) délivre des attestations de suivi à la personne condamnée afin qu'elle puisse justifier auprès du service pénitentiaire d'insertion et de probation de son suivi sanitaire. En outre, le thérapeute peut prendre attache auprès du médecin coordonnateur afin d'obtenir un éclairage clinique sur la personne condamnée.

Enfin, dans certaines situations, le thérapeute (soumis à son secret professionnel « classique ») peut, dans certaines situations définies par le Code de la santé publique, déroger à son secret professionnel. Il s'agira par exemple des situations où la personne condamnée refuserait ou arrêterait la prise en charge ou dans les cas où le thérapeute serait en difficulté dans l'application du suivi de la personne. Ces situations dérogatoires au secret professionnel sont détaillées dans l'article L. 3711-3 du Code de la santé publique.

En dernier lieu, le médecin coordonnateur sera chargé de recevoir plusieurs fois par an la personne condamnée à une injonction de soins et devra rédiger un rapport annuel (ou biannuel) à destination du juge d'application des peines dressant un bilan précis de la mise en œuvre de la mesure.

Zoom sur les CRIAVS

Un CRIAVS, c'est quoi ?

Les **centres ressources pour les intervenants auprès d'auteurs de violences sexuelles (CRIAVS)** sont des équipes pluridisciplinaires de service public placées sous la responsabilité du ministère des Solidarités et de la Santé et sont rattachés à des établissements de santé. Leurs équipes sont essentiellement composées de professionnels de la santé mentale. Leurs actions s'adressent à tout professionnel ou toute institution concernés par la problématique des violences sexuelles, notamment dans les champs suivants : santé, justice, socio-éducatif, Éducation nationale, formation, enseignement supérieur, sécurité publique, etc.

Quelles sont ses missions ?

- **Formation** : impulser la formation initiale et développer la formation continue auprès de tous les professionnels impliqués dans la prise en charge des auteurs de violences sexuelles.
- **Recherche** : encourager, favoriser, initier le développement de nouvelles recherches et réflexions sur l'amélioration de l'évaluation, des traitements, et des suivis des auteurs de violences sexuelles.
- **Prévention** : participer au développement des principes et actions de prévention des violences sexuelles aux niveaux primaire, secondaire, et tertiaire.
- **Animation de réseau** : animer le réseau santé-justice, recenser les ressources et les compétences régionales, dans l'objectif d'une collaboration étroite entre acteurs des champs de la santé, de la justice et du social.
- **Espace expert** : fournir un espace de réflexion et d'élaboration autour des difficultés inhérentes aux pratiques professionnelles des intervenants auprès des auteurs de violences sexuelles.
- **Documentation** : mettre à disposition des documents de références, des avancées de la recherche et de l'évolution des connaissances par l'intermédiaire d'une base de données documentaire nationale accessible en ligne.

Bibliographie

- J.-M. Delarue et *al.*, *Auteurs de violences sexuelles : prévention, évaluation, prise en charge*. Rapport de la Commission d'audition du 17 juin 2018. Paris : Audition Publique, 14 au 15 juin 2018, Auteurs de Violences Sexuelles : Prévention, évaluation, prise en charge.
- Ministère de la Santé et des Sports, ministère de la Justice, *Guide de l'injonction de soins*, ministère de la Santé, 2009.
- www.ffcriavs.org.
- J. Da Costa, S. Mouchet-Mages, C. Miele, C. Arbus, M. Lacambre, A.-H. Moncany. « Secrets professionnels et soins pénalement ordonnés », *Revue de la littérature juridique et sanitaire française depuis 1998*, 2021.

Julien Da Costa

Le secret professionnel est un principe fondamental de la relation soignant-soigné. Ce principe a été réaffirmé dans plusieurs textes de loi et est considéré comme absolu et couvrant tout ce qui a été « vu, entendu ou compris » par le professionnel. Il ne peut être opposable au patient et celui-ci ne peut délier le professionnel de santé du secret.

1 Le cadre légal

Le secret professionnel

Plusieurs textes de loi prévoient des sanctions pénales, civiles ou disciplinaires en cas de non-respect du secret professionnel.

Exemple Le Code pénal prévoit une peine d'un an d'emprisonnement et 15 000 euros d'amende en cas de non-respect du secret professionnel (article 226-13 du Code pénal).

Dérogations au secret professionnel

La loi prévoit 4 situations lors desquelles les professionnels sont autorisés à rompre le secret professionnel auquel ils sont soumis (article 226-14 du Code pénal) :

1. À celui qui informe les autorités judiciaires, médicales ou administratives de privations ou de sévices, y compris lorsqu'il s'agit d'atteintes ou mutilations sexuelles, dont il a eu connaissance et qui ont été infligées à un mineur ou à une personne qui n'est pas en mesure de se protéger en raison de son âge ou de son incapacité physique ou psychique.
2. Au professionnel de santé qui, avec l'accord de la victime, porte à la connaissance du procureur de la République ou de la cellule de recueil, de traitement et d'évaluation des informations préoccupantes relatives aux mineurs en danger ou qui risquent de l'être, les sévices ou privations qu'il a constatés, sur le plan physique ou psychique, dans l'exercice de sa profession et qui lui permettent de présumer que des violences physiques, sexuelles ou psychiques de toute nature ont été commises. Lorsque la victime est un mineur ou une personne qui n'est pas en mesure de se protéger en raison de son âge ou de son incapacité physique ou psychique, son accord n'est pas nécessaire.
3. Au professionnel de santé qui porte à la connaissance du procureur de la République une information relative à des violences exercées au sein du couple, lorsqu'il estime en conscience que ces violences mettent la vie de la victime majeure en danger immédiat et que celle-ci n'est pas en mesure de se protéger en raison de la contrainte morale résultant de l'emprise exercée par l'auteur des violences. Le médecin ou le professionnel de

santé doit s'efforcer d'obtenir l'accord de la victime majeure ; en cas d'impossibilité d'obtenir cet accord, il doit l'informer du signalement fait au procureur de la République.

4. Aux professionnels de santé qui informent le préfet et, à Paris, le préfet de police, du caractère dangereux pour elles-mêmes ou pour autrui des personnes qui les consultent et dont ils savent qu'elles détiennent une arme ou qu'elles ont manifesté leur intention d'en acquérir une.

Obligation d'alerter

Il s'agira du cas de la non-assistance à personne en péril telle que définie par l'article 223-6 du Code pénal. Cette obligation d'alerter ou de porter secours s'applique à tous citoyens, qu'il soit ou non soumis au secret professionnel. Sa violation est passible d'une peine de cinq à sept ans d'emprisonnement et de 75 000 à 100 000 euros d'amende.

2 La transmission du dossier du patient

Depuis la loi du 4 mars 2002 (**loi Kouchner**), le dossier médical du patient, bien que sous la responsabilité du médecin, appartient… au patient ! Ceci implique donc que les professionnels doivent être au fait que les informations inscrites au dossier sont susceptibles d'être connues par le patient. Il s'agira alors d'obéir aux règles de bonnes pratiques de rédaction des observations médico-soignantes (emploi du conditionnel, adopter une posture non jugeante, être le plus factuel possible, etc.). En outre, un magistrat a la possibilité de saisir le dossier du patient dans le cadre d'une enquête de justice. Les informations transmissibles seront donc différentes selon la personne demandant un accès au dossier du patient.

À la demande du patient

Accès à tous les éléments du dossier excepté les notes personnelles ainsi que les informations données par un tiers. Cet accès pourra se réaliser en présence du médecin responsable du dossier du patient et les frais d'impression du dossier seront à la charge du demandeur après sollicitation du directeur de l'établissement de santé.

À la demande des ayants droit

La consultation du dossier d'un patient par ses ayants droit n'est possible que si celui-ci n'a pas exprimé son désaccord de son vivant. Les ayants droit auront alors la possibilité d'avoir un accès restreint à certaines informations afin de leur permettre de connaître les causes de la mort, de défendre la mémoire du défunt ou de faire valoir leurs droits.

À la demande de la justice

Accès à tous les éléments du dossier sans exception. À noter cependant que la saisie d'un dossier n'est possible que sur réquisition d'un magistrat. La transmission du dossier médical du patient se fera alors en présence d'un officier de police judiciaire, du médecin référent de la prise en charge du patient, du directeur de l'établissement de santé (ou de son représentant) ainsi que d'un représentant de l'ordre des médecins.

En cas de difficulté rencontrée sur la possibilité ou non de partager des informations couvertes par le secret professionnel, l'essentiel sera de pouvoir en discuter en équipe afin de déterminer la meilleure conduite à tenir !

Deux professionnels soumis au secret professionnel peuvent-ils échanger des informations au sujet d'un même patient ?

Oui... et non ! La transmission d'informations est autorisée afin d'assurer la continuité des soins et ce partage sera strictement limité aux données nécessaires à la continuité des soins. En revanche, un professionnel de santé ne sera pas autorisé à transmettre des informations à un avocat ou un gendarme, quand bien même ceux-ci sont soumis au secret professionnel.

Quid de la transmission d'informations entre les professionnels du sanitaire et du médico-social ?

L'article L.1110-4 du Code de la santé publique autorise la transmission d'informations entre les acteurs du sanitaire et du médico-social dès lors que le patient est informé et donne son accord pour ce partage d'informations et que celles-ci permettent une meilleure coordination des prises en charge sanitaires, sociales et médico-sociales.

Bibliographie

- Article 226-13 du Code pénal.
- Article 226-14 du Code pénal.
- Article 223-6 du Code pénal.
- Article L. 1110-4 du Code de la santé publique.
- Site internet de la Commission d'accès aux documents administratifs : www.cada.fr.
- Sur la transmission d'informations au tuteur/curateur : https://www.servicepublic.fr/particuliers/vosdroits/F33899.
- J. Da Costa, S. Mouchet-Mages, C. Miele, C. Arbus, M. Lacambre, A.-H. Moncany. « Secrets professionnels et soins pénalement ordonnés », *Revue de la littérature juridique et sanitaire française depuis 1998*, 2021.

59 Les parcours de soins en psychiatrie et santé mentale

Julie Malaterre

1 Les parcours de soins en psychiatrie et leur modélisation par la mise à disposition d'outils territoriaux

Par la loi de modernisation de notre système de santé en date du 26 janvier 2016, de nouveaux **outils territoriaux** ont vu le jour afin de mieux structurer les parcours de soins sur un territoire donné. Cette loi vient modifier la logique de coopération hospitalière afin de mieux coordonner l'ensemble des acteurs de santé dans l'intérêt du patient.

2 Le groupement hospitalier de territoire (GHT)

Le groupement hospitalier de territoire a été créé par la loi du 26 janvier 2016 : « Chaque établissement public de santé, sauf dérogation tenant à sa spécificité dans l'offre de soins territoriale, est partie à une convention de groupement hospitalier de territoire. »

L'objectif du GHT est de mutualiser les moyens de plusieurs établissements publics de santé sur un même territoire afin d'assurer une égalité d'accès à des soins sécurisés et de qualité à toutes les populations.

Missions du GHT

- D'une part, il s'agit d'augmenter l'efficacité de l'offre de soins publique, avec la mise en œuvre d'une stratégie de prise en charge commune et graduée du patient.
- D'autre part, il s'agit de rechercher une optimisation des modes de gestion par une mise en commun de fonctions ou par des transferts d'activités entre établissements parties au GHT.

Les projets du GHT sont formalisés dans un « projet médical partagé » conçu par les professionnels de santé pour leurs patients et qui garantit une offre de proximité, de référence et de recours. Le GHT permet également de mettre en place une politique de qualité partagée pour améliorer le service rendu au patient.

3 La communauté psychiatrique de territoire (CPT)

La communauté psychiatrique de territoire, structure innovante créée également par la loi du 16 janvier 2016 pour prendre en compte les spécificités de la psychiatrie au sein des groupements hospitaliers de territoire. La CPT a vocation à décliner l'axe psychiatrie et santé mentale du projet médical partagé du GHT et à en assurer l'animation territoriale.

Elle fédère les acteurs de la psychiatrie et de la santé mentale qui la composent pour offrir aux patients des parcours de prévention, de soins, de réadaptation et de réinsertion sociale coordonnés et sans rupture.

Ainsi, elle constitue un espace de discussion, d'expression et de proposition ayant vocation à rassembler l'ensemble des acteurs du territoire.

Conformément à l'article D 6136-1 du Code de la santé publique, la CPT a pour mission de contribuer à l'élaboration et à la déclinaison du projet territorial de santé mentale (**PTSM**). Elle concourt à la mise en œuvre opérationnelle des actions prévues par le PTSM, au suivi et à l'évaluation de sa mise en œuvre.

Pour aller plus loin

- Selon les termes de l'article D 6136-2 du Code de la santé publique :« Sont membres de la communauté psychiatrique de territoire les établissements du service public hospitalier autorisés en psychiatrie et les hôpitaux des armées signataires d'un même contrat territorial de santé mentale et volontaires pour la constituer. Les autres signataires du contrat territorial de santé mentale, notamment les représentants des patients et des familles, les professionnels et les établissements de santé, les établissements et les services sociaux et médico-sociaux, peuvent être associés à la communauté psychiatrique de territoire pour la déclinaison des actions du projet territorial de santé mentale auxquelles ils participent. La communauté psychiatrique de territoire peut coopérer avec des établissements et structures n'appartenant pas géographiquement au territoire de santé mentale mais identifiés par le projet territorial de santé mentale pour leur rôle de recours, selon les modalités définies par la convention constitutive de la communauté psychiatrique ».
- Cour des comptes, rapport « Les groupements hospitaliers de territoire. Exercices 2014 à 2019. », octobre 2020.

60 Le Plan territorial de santé mentale

Julie Malaterre

1 Projet territorial de santé mentale

Principes

La loi de modernisation de notre système de santé en date du 26 janvier 2016 reconnaît le caractère transversal de la santé mentale et prévoit la mise en œuvre dans les territoires de **projets territoriaux de santé mentale (PTSM)** construits par l'ensemble des acteurs de santé.

Le PTSM concourt au développement d'une approche globale dans le cadre d'un parcours repéré, coordonné, gradué et fluide entre les acteurs intervenants des différents secteurs avec la participation de la personne souffrant de troubles psychiques afin qu'elle soit véritablement acteur de sa santé.

Objectifs

- Favoriser la prise en charge sanitaire et l'accompagnement social et médico-social de la personne au plus près de son environnement.
- Permettre la structuration et la coordination de l'offre sanitaire, sociale et médico-sociale.
- Organiser le parcours de santé et de vie du patient.

Priorités

La finalité du PTSM est de mieux répondre aux besoins des usagers en santé mentale en travaillant sur 6 priorités définies par décret en date du 27 juillet 2017.

Les 6 priorités

- Le repérage précoce des troubles psychiques, l'accès au diagnostic, aux soins et aux accompagnements conformément aux données actualisées de la science et aux bonnes pratiques professionnelles.
- Le parcours de santé et de vie de qualité et sans rupture, notamment pour les personnes présentant des troubles psychiques graves et s'inscrivant dans la durée, en situation ou à risque de handicap psychique, en vue de leur rétablissement et de leur insertion sociale.
- L'accès des personnes présentant des troubles psychiques à des soins somatiques adaptés à leurs besoins.
- La prévention et la prise en charge des situations de crise et d'urgence.
- Le respect et la promotion des droits des personnes présentant des troubles psychiques, le renforcement de leur pouvoir de décider et d'agir et de la lutte contre la stigmatisation des troubles psychiques.
- L'action sur les déterminants sociaux, environnementaux et territoriaux de la santé mentale.

Il est construit à partir d'un diagnostic territorial partagé élaboré en démarche collaborative par les acteurs intervenant dans ces parcours et mis en œuvre par ceux-ci. Il se traduit par un **contrat territorial de santé mentale (CTSM)** signé avec le directeur général de l'agence régionale de santé et l'ensemble des acteurs du territoire.

2 Contrat territorial de santé mentale

Principes

Le CTSM a pour objectif de structurer la mise en œuvre opérationnelle du PTSM. Il permet de définir les actions définies par les signataires, les missions et les moyens qu'ils y consacrent ainsi que les modalités de mises en œuvre (financement, indicateurs de suivi et d'évaluation).

Le CTSM doit en principe être écrit dans les six mois suivant la parution de l'arrêté du PTSM.

Phase d'élaboration

- Identification des modalités de gouvernance.
- Identification des signataires.
- Identification des actions à faire figurer dans le CTSM.
- Définition des indicateurs d'évaluation, des modalités de suivi du CTSM au regard du PTSM.
- Écriture du CTSM et sa validation.

Signataires

Les signataires du CTSM sont :

- Les organisations partenariales existantes sur le département regroupant un semblant d'acteurs sanitaires, sociaux et médico-sociaux.
- Les associations représentants d'usagers et/ou de familles.
- Les institutions engagées dans la gouvernance institutionnelle telles que le Conseil département, l'Éducation nationale.
- Les structures pilotes des actions qui ne sont pas représentées par une organisation partenariale existante.

Il doit être signé entre le directeur général de l'agence régionale de santé (ARS) et les signataires précités.

Sa mise en œuvre consiste en la mise en place d'un comité de suivi et la déclinaison dans les **CPOM**, contrats **FIR** et projet médical.

3 Le coordonnateur du PTSM

Le coordonnateur garantit la mise en œuvre des actions identifiées dans le CTSM.

Missions

- Participer à la coordination des parcours de vie, de santé et de soins des usagers et au décloisonnement des prises en charge.
- Contribuer au développement et à la promotion d'une culture commune pour tous les partenaires du territoire.
- Rendre compte de l'avancée des travaux au comité de suivi du CTSM et contribuer à la préparation du programme annuel d'actions.
- Établir un rapport d'activité annuel.
- Transmettre les données chiffrées nécessaires à l'évaluation des actions du PTSM.

Bibliographie

- Loi n° 2016-41 du 26 janvier 2016 relative à la modernisation de notre système de santé.
- Articles L. 3221-1 et suivants du Code de la santé publique.
- Décret n° 2017-1200 du 27 juillet 2017 relatif au projet territorial de santé mentale.
- Article R. 3224-1 et suivants du Code de la santé publique.
- Feuille de route santé mentale et psychiatrie, janvier 2019, ministère de la Santé.

Virginie Tardivel

Repérer, prendre en charge, orienter : des ressources pour les professionnels de santé

Les consommations de tabac, d'alcool, de cannabis ou d'autres drogues représentent un enjeu majeur de santé publique. L'offre de soins en addictologie est aujourd'hui structurée au sein de différents dispositifs qu'il est important de connaître pour organiser des parcours de soins plus adaptés à chaque personne.

1 Le secteur médico-social spécialisé en addictologie

Le secteur est caractérisé par une pluridisciplinarité, une proximité pour permettre un accès simple et proche du patient, la précocité et l'accompagnement dans la durée, la diversité des prises en charge et de l'accompagnement psychosocial, et l'aide à l'insertion, gratuité et possibilité d'anonymat.

Ses pratiques professionnelles sont pluridisciplinaires (médicales, paramédicales, psychosociales, éducatives).

Il est financé par l'Assurance maladie et géré soit par des associations, soit par des établissements publics de santé.

A. Les CSAPA (centres de soins, d'accompagnement et de prévention en addictologie)

Les coordonnées des 385 CSAPA sont accessibles sur drogues-info-service.fr. Ils s'adressent aux personnes ayant une consommation à risque, un usage nocif ou présentant une addiction (avec ou sans substance) ainsi qu'à leur entourage. Les équipes pluridisciplinaires (médecins, infirmiers, psychologues, professionnels socio-éducatifs) des CSAPA assurent des missions :

- D'accueil, d'information et de prévention, d'évaluation médicale, psychologique et sociale et d'orientation pour le patient ou son entourage.
- De réduction des risques associés à la consommation de substances psychoactives.
- De prise en charge médicale, psychologique, sociale et éducative.

La majorité des CSAPA accueille les usagers en ambulatoire.

B. Les CJC (consultations jeunes consommateurs)

Il existe 540 lieux de consultations répartis dans tous les départements, leurs coordonnées sont accessibles sur drogues-info-service.fr. L'objectif de ces consultations gratuites et anonymes et d'accueillir des jeunes consommateurs de moins de 25 ans ainsi que leur entourage. Différents professionnels sont mobilisés : médecins, assistants sociaux, thérapeutes familiaux, sophrologues, conseiller/ère en intervention précoce et majoritairement des enducteurs et infirmiers. Toutes les conduites addictives peuvent être abordées dans ces lieux qu'elles soient en rapport avec l'alcool, le cannabis, le tabac, les jeux vidéo ou Internet... Les jeunes peuvent s'y rendre seuls ou accompagnés de leurs parents ou d'un proche. Les parents peuvent également être reçus sans le jeune concerné. Ces consultations se déroulent principalement dans des CSAPA ou dans des centres hospitaliers mais aussi parfois dans d'autres lieux, en particulier ceux spécialisés dans l'accueil des jeunes. Elles proposent une évaluation des consommations, des risques associés, un accompagnement pour prévenir une consommation problématique ainsi que des aides à l'arrêt ou à la réduction des consommations ou pratiques.

C. Les CAARUD (centres d'accueil et d'accompagnement à la réduction des risques chez les usagers de drogues)

Ces 146 centres assurent des actions de réduction des risques et des dommages (RdRD) à destination des consommateurs de substances psychoactives. Ces actions (accueil collectif et individuel, information et conseil, soutien aux usagers dans l'accès aux soins et à l'hygiène) visent à limiter les effets négatifs des usages de drogues, notamment en matière d'infections virales, et à informer sur les risques liés à l'usage et aux pratiques d'usage des substances psychoactives (et leurs associations en cas de polyusage). Les usagers reçus dans les CAARUD ont des conditions de vie généralement très dégradées (beaucoup vivent dans la rue) et des usages de drogues problématiques (consommations souvent importantes, fréquemment quotidiennes, et moins « maîtrisées » que chez les autres consommateurs). Une attention particulière est portée aux usagers les plus marginalisés. Les usagers peuvent y trouver du matériel de réduction des risques et un accompagnement pour favoriser l'accès aux soins. Les CAARUD ont également pour mission de soutenir les usagers dans l'accès aux droits, notamment en matière de logement et d'insertion sociale et professionnelle. L'accueil des usagers dans ces centres est inconditionnel et la réduction ou l'arrêt des consommations ne sont pas exigés.

D. Les structures de soins résidentiels

L'arrêt de la consommation de drogues représente un grand changement de vie d'une personne dépendante. Cette rupture avec le produit peut nécessiter un accompagnement au long cours, le temps de consolider l'arrêt et de retrouver un équilibre ainsi que certains repères qui ont manqué durant les années d'addiction. C'est pour répondre à ce besoin que différents types de structures proposent un hébergement aux personnes en difficulté après leur sevrage.

- **Appartement thérapeutique (AT)**

  Dépendant d'un hôpital psychiatrique, implanté en ville, et proposant un hébergement temporaire à des patientes et patients nécessitant des soins et un suivi médical. Il s'agit d'une unité de soins axée sur la réinsertion sociale.

- **Famille d'accueil (FA)**

  L'assistant familial (famille d'accueil) héberge à son domicile des personnes en difficultés moyennant une rémunération. L'assistant familial doit suivre une formation.

- **Centre thérapeutique résidentiel (CTR)**

  Le centre thérapeutique résidentiel est un lieu d'hébergement collectif. Il prend en charge des personnes dépendantes qui souhaitent vivre sans produit toxique. C'est un lieu de transition. La durée de la prise en charge est variable pour chaque résident mais ne peut excéder un an. Elle exige une implication personnelle dans les activités proposées et dans la vie en collectivité. L'institution permet de vivre un temps protégé des sollicitations environnement grâce à un accompagnement pluridisciplinaire permanent.

- **Communauté thérapeutique (CT)**

  Elle constitue une méthode permettant à chacun de s'inscrire dans une démarche de changement. Cette démarche de changement repose sur l'engagement personnel de l'usager et ne peut se limiter à la seule problématique de consommation de substances psychoactives ; il s'agit de développer ou de restaurer des capacités relationnelles : l'aptitude à prendre et assumer des responsabilités, et de développer un « rapport au monde » permettant à chacun de trouver une place satisfaisante dans la collectivité.

2 Le secteur hospitalier

La filière hospitalière assure la coordination des soins tout au long du parcours hospitalier des patients et organise en lien avec le patient son projet thérapeutique individualisé après la sortie, avec les intervenants du secteur médico-social et libéral. Les spécificités sont la permanence des soins, accès au plateau technique, interdisciplinarité. Il relève d'un financement de droit commun. Selon les territoires, les compétences addictologiques sont présentes dans différents types d'établissements et le patient peut y recourir spontanément ou dans le cadre de son parcours de soins.

A. Les consultations d'addictologie

Certaines consultations sont spécialisées en tabacologie.

B. Les équipes de liaison et de soins en addictologie (ELSA)

Elles ont pour missions de sensibiliser et former les équipes hospitalières à l'addictologie, de les aider lors de la prise en charge des patients (contribution à l'évaluation, à la mise en place d'un projet de soins, aide à la prescription d'un traitement de substitution, organisation de la sortie...) et de favoriser le repérage précoce des conduites addictives et cela quel que soit le motif du recours à l'hôpital. Les ELSA interviennent aux urgences, dans les maternités et dans l'ensemble des unités d'hospitalisation. Elles favorisent les interfaces entre la ville, l'hôpital et les autres partenaires.

Ce dispositif est gradué en trois niveaux.

- **Niveau I : niveau de proximité**

  Le niveau 1 permet d'assurer les réponses de proximité, y compris les sevrages simples.

- **Niveau II : niveau de recours**

  Niveau spécifiquement d'addictologique, il comprend des structures bénéficiant de personnel former à l'addictologie et proposant des prises en charge spécialisées à des patients posant des problèmes particuliers tels que des complications somatiques, psychiatriques et ou comorbidités associées.

- **Niveau III : centre d'addictologie universitaire régional**

  Le centre régional est doté des mêmes moyens que les structures de niveau 2, ce qui lui permet de proposer les mêmes prises en charge que ces dernières. Il travaille en partenariat avec les deux autres niveaux et les réseaux de santé donc il fait partie. Par ailleurs, ce centre constitue un niveau de référence régional addictologie en assurant la coordination de l'enseignement, de la formation et de la recherche. Il assure une véritable interphase entre la clinique et la recherche fondamentale.

C. L'hospitalisation de jour en addictologie

Elle permet l'évaluation pluridisciplinaire, l'élaboration de projets thérapeutiques individualisés et la prise en charge addictologique adaptée, de prime intention ou au décours d'une hospitalisation, y compris en situation de crise pour des patients connus, dans un accompagnement qui favorise le lien environnemental et familial.

D. L'hospitalisation complète en addictologie

Elle assure une prise en charge, en urgence ou programmée, pour un sevrage, une évaluation ou pour des complications et/ou des comorbidités somatiques/psychiatriques.

E. Les services de soins de suite et de réadaptation en addictologie

Ils peuvent accueillir, en relais d'une hospitalisation ou en accès direct, afin de réduire ou prévenir les conséquences fonctionnelles, physiques, cognitives, psychologiques et sociales pour les patients et de faciliter leur réadaptation.

3 La ville

Les médecins généralistes et les centres de santé sont en première ligne face aux addictions de points pour le repérage des risques et l'intervention, bref, pour l'aide aux personnes présentant des difficultés et à leur entourage. Il assure également des suivis au long cours des personnes dépendantes, à la condition d'avoir été formé et de pouvoir s'appuyer sur des structures spécialisées et sur des réseaux de santé.

4 Les associations de patients

Les **associations d'usagers et mouvements d'entraide** proposent des modalités variées d'accompagnement aux usagers ainsi qu'à leurs proches. Ils peuvent proposer des ressources d'auto-support, de l'écoute sans jugement, du soutien même en dehors des heures ouvrées, des groupes de parole spécifiques, des dynamiques citoyennes... Fondés sur l'expérience de leurs membres, leur connaissance de la maladie, des structures de soins, des réseaux d'addictologie, ces mouvements peuvent être une ressource complémentaire pour réduire les risques liés aux consommations ou prévenir les ruptures de parcours. Leurs membres sont souvent formés spécifiquement.

Des **patients experts** et des **usagers santé pairs** spécifiquement formés et intégrés à des unités de soins ou des services de santé se développent.

Bibliographie

- Annuaires de structures et de professionnels géolocalisés dans chaque département à retrouver notamment sur drogues-info-service.fr.
- Questionnaires de repérage à utiliser pendant la consultation ou des outils d'auto-évaluation des consommations utilisables par les patients en pré ou post-consultation etc., à télécharger gratuitement, notamment sur intervenir-addictions.fr.
- Sites dédiés aux professionnels de premier recours (et que les patients peuvent aussi consulter) comme : intervenir-addictions.fr dédié aux professionnels de 1er recours.
- Plateforme addictaide.fr : le village des addictions.
- Sites publics d'information (qui disposent d'un volet « Pros ») : alcool-infoservice.fr, tabac-info-service.fr, drogues-info-service.fr, joueurs-info-service.fr.
- Activités de télémédecine possibles selon les régions et permettant un travail conjoint avec le patient, associant médecins généralistes et professionnels des structures d'addictologie. Rapprochez-vous de votre ARS ou de l'URPS de votre région pour avoir plus d'informations.

62 Les dispositifs de soins partagés avec la médecine générale et le rôle de l'IPA

Marion Lasserre

1 Les dispositifs de soins partagés en psychiatrie (DSPP)

Les **DSPP** proposent des consultations d'avis et de suivi conjoint pour aider les **médecins généralistes** (MG) dans la prise en charge des troubles mentaux, notamment des troubles mentaux fréquents.

Ces dispositifs visent à améliorer l'accès aux soins spécialisés avec pour objectif d'être un dispositif apprenant pour les MG. Dans ce type de dispositifs, le MG reste le plus souvent chargé du suivi du patient et de la mise en œuvre de la stratégie thérapeutique adaptée après l'adressage[1].

Ces dispositifs proposent donc des consultations d'avis spécialisés de psychiatrie pour les patients adressés par leur médecin généraliste. Lorsqu'un MG sollicite le DSPP pour son patient, un temps d'échange (téléphonique ou mail) avec une infirmière du DSPP a lieu afin de recueillir les informations cliniques concernant le patient et de préciser la demande du MG. Puis se déroule une évaluation infirmière par téléphone avec le patient permettant de reprendre globalement les éléments de vie, les symptômes et les antécédents du patient. Les consultations psychiatriques visent, par une évaluation soigneuse de la situation, après avoir mis en exergue les questions du MG, à répondre à celles-ci avant de décliner une démarche diagnostique, thérapeutique ou d'aide dans l'élaboration d'un parcours de soins. Un soin particulier est mis dans le retour d'information que le psychiatre fait au médecin généraliste après la ou les consultations psychiatriques. Le patient est ensuite, selon les situations, pris en charge par son MG avec l'appui du DSPP (« soins partagés ») ou accompagné vers un suivi spécialisé.

Remarque Par « **soins partagés** », il faut entendre que le médecin généraliste reste le référent du suivi psychiatrique du patient et chargé de la mise en place du projet de soin pour son patient.

En fonction de l'évolution clinique, il peut être amené à solliciter à nouveau l'aide du DSPP. Pour les pathologies qui nécessitent un suivi spécialisé, le projet de soins peut s'accompagner d'une orientation vers la filière psychiatrique avec un adressage spécifique, adapté aux situations (psychiatres libéraux, CMP, équipes mobiles, équipes dédiées, etc.)[2].

1. Coordination entre le médecin généraliste et les différents acteurs de soins dans la prise en charge des patients adultes souffrant de troubles mentaux, 2018.
2. *Ibid.*

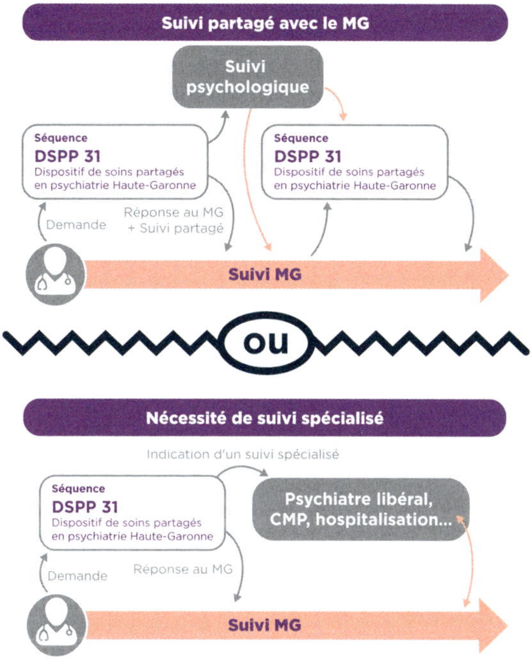

Le DSPP de Toulouse a été créé en 2017. Il a montré sa pertinence en proposant des consultations psychiatriques d'avis et de suivis partagés, le MG restant chargé le plus souvent de la mise en place de la stratégie thérapeutique. Initialement expérimental, ce dispositif partenarial entre les médecins libéraux (généralistes et psychiatres), le centre hospitalier universitaire de Toulouse et le centre hospitalier G. Marchant se constitue en un groupement de coopération sanitaire depuis janvier 2021. Il est un interlocuteur privilégié des médecins généralistes de l'agglomération toulousaine (près de 800 MG utilisateurs du DSPP) et est accessible à l'ensemble des MG de Haute-Garonne. Dans le parcours de soins, le DSPP est un recours pour le MG qui aurait besoin d'un avis psychiatrique pour l'aider à suivre son patient ou qui souhaiterait avoir une aide pour un adressage éclairé de son patient vers la filière psychiatrique. Le DSPP ne remplace donc pas les structures de soins existantes de la filière psychiatrique ni la place des psychiatres libéraux mais il permet de participer à en réguler l'accès.

2 Le rôle de l'IPA au sein du DSPP

L'exercice de l'IPA au sein du DSPP peut avoir un intérêt dans une visée collaborative du soin entre médecin généraliste, psychiatre et infirmière, chaque intervenant ayant une place définie et différenciée dans le parcours de soins du patient.

A. Missions cliniques

Les missions cliniques du poste d'IPA sont de renforcer les médecins généralistes dans leurs suivis des patients souffrant de troubles mentaux fréquents. Il s'agit d'apporter une évaluation à 3 mois de la dernière consultation avec le psychiatre au sein du DSPP. Cette évaluation a pour but de s'assurer de l'évolution de l'état de santé du patient, de la mise en place du projet de soin qui avait été co-construit avec lui et d'effectuer un travail collaboratif avec les différents acteurs de soins entourant le patient (psychologue, médecin généraliste). En effet, des discontinuités de parcours sont fréquentes même dans cette population avec des troubles mentaux dits fréquents. À partir d'une grille d'évaluation, l'IPA s'enquiert de l'effectivité du suivi avec son médecin généraliste, du suivi des préconisations médicamenteuses et psychothérapeutiques et remobilise les acteurs de la prise en charge quand cela semble opportun.

B. Activité de coordination et missions de recherche

L'IPA ayant une formation poussée en éducation à la santé peut développer des actions d'information et de prévention en santé mentale, sans compter son implication dans des actions d'éducation thérapeutique des patients. L'IPA au sein du DSPP a une mission dans l'élaboration de programmes de psychoéducation spécifiques à destination de la population souffrant de troubles mentaux légers à modérés suivis en médecine générale et en assure l'évaluation par des études cliniques. Un programme de psychoéducation sur la dépression a été construit en collaboration avec les psychiatres, les médecins généralistes, les infirmières et l'IPA du DSPP. Un travail de recherche sur ce programme est en cours. En fonction des résultats, le programme de psychoéducation pourrait être généralisé sur le territoire national afin de favoriser l'amélioration de la prise en charge de la dépression en soins primaires. En fonction de chaque territoire de santé, l'IPA pourrait assurer par exemple la diffusion du programme de psychoéducation au sein de la Communauté professionnelle territoriale de santé. Cela pourrait être un premier pas dans la perspective pour une IPA mention psychiatrie et santé mentale d'aller sur les territoires accompagner des projets de santé pour améliorer par la psychoéducation les prises en charge de la souffrance psychique et des troubles légers à modérés.

Le poste d'IPA au sein du DSPP a été pensé comme s'intégrant à l'interface du psychiatre et du médecin généraliste. Il a pour objectif de permettre une amélioration de la prise en charge des personnes souffrant de troubles psychiques suivis par le médecin généraliste.

7

Mise en place et conduite des actions d'évaluation et d'amélioration des pratiques professionnelles en exerçant le leadership clinique

63. L'équipe en psychiatrie 252

64. La conduite de projet 260

65. Le leadership 266

66. La prise de décision éthique 273

67. La gestion des risques 277

63 L'équipe en psychiatrie

Christophe Malinowski

1 + 1 + 1 + 1 + 1 ... = 1

Si la HAS décrit l'équipe comme étant « un groupe de professionnels qui s'engagent à travailler ensemble autour d'un projet commun centré sur le patient »[1], Robert Lafon, médecin, précise que le mot équipe « viendrait du vieux français « esquif », qui désignait à l'origine une suite de chalands attachés les uns aux autres et tirés par des hommes (tels les bateliers de la Volga) ou des chevaux en attendant l'époque des remorqueurs. Est-ce l'image des bateliers tirant sur la même corde ou celle des bateaux attachés ensemble... toujours est-il qu'on a parlé un jour d'équipe de travailleurs pour réaliser une œuvre commune, puis d'équipe de sportifs pour gagner un match. Il y a donc dans ce mot un lien, un but commun, une organisation, un double dynamisme venant aussi bien de la tête que de l'ensemble, une victoire à gagner ensemble. »[2]

La métaphore maritime semble ici tout à fait pertinente, car l'équipe d'un service de psychiatrie est très proche de l'équipage d'un navire. Son voyage est souvent long et incertain, parfois pavé d'imprévus. Elle anticipe alors au mieux, observe, adapte sa trajectoire pour mener à bien son projet. Plurielle, elle est composée d'une multitude d'individus, de métiers, d'expériences, d'âges, de visions et de sensibilités.

L'équipe est pluridisciplinaire. Chacun à sa place, dans sa spécialité, apporte au patient un service particulier et une expertise qui lui est propre. Ainsi, l'équipe offre à ceux dont elle prend soin un panel de compétences qui se conjuguent et se complètent pour garantir une prise en charge globale, dans toutes les dimensions du soin.

Dans cette pluralité, de nombreux et réguliers échanges entre tous les acteurs du soin sont nécessaires. Ils permettent de confronter les regards, les ressentis, d'optimiser les compétences, d'allier les fonctions de chacun, puis d'élaborer et adapter au mieux les objectifs de soins en fonction des besoins du patient.

1 Les objectifs et les fonctions de l'équipe

Bien entendu, au cœur du soin, se trouve le patient, et ce, quels que soient le dispositif de soin qui l'accueille et les modalités de sa prise en charge. Depuis son accueil et tout au long de son **accompagnement**, l'équipe définit pour lui et avec lui un ou des objectifs de soins.

1. HAS, Programme d'amélioration continue du travail d'équipe.
2. « Les mécanismes des relations humaines dans le travail en équipe » (Robert Lafon, 18ᵉ congrès de l'ANAS, 1962) cité dans R. Mucchielli, *Le travail en équipe*, ESF éditions, 1996.

L'objectif de soins correspond souvent à une amélioration clinique attendue et tient compte des ressources du patient et de l'équipe pour être accessible. Il est adapté à la situation clinique et doit être régulièrement réévalué et ajusté en fonction de l'évolution de l'état de santé du patient.

Pour atteindre cet objectif, ou du moins s'en approcher au plus près, l'équipe utilise les ressources à sa disposition, ses compétences, et active ses **fonctions soignantes**.

Nous distinguerons ici deux types de fonctions d'équipe. D'abord les fonctions de soins à proprement parler, en lien direct avec le patient. Puis celles qui agissent sur l'équipe elle-même, car si la mission première de l'équipe est la prise en soins du malade, elle n'y parviendra que si elle prend soin d'elle-même.

Les fonctions d'équipe sont nombreuses et régulièrement décrites dans la littérature.

Arrêtons-nous sur quelques-unes d'entre elles, essentielles.

A. Fonctions d'équipe pour le patient

La fonction d'accueil

La première fonction, primordiale, est celle de l'**Accueil**. Notons le « A » majuscule de cet Accueil qui n'est pas seulement celui de la première rencontre, du premier bonjour. Nous parlons bien ici de l'Accueil, celui de chaque jour auprès du patient, qui rapproche, resserre, unit.

L'asile... n'oublions pas qu'autrefois l'hôpital psychiatrique était ainsi dénommé. Si cette ancienne appellation, malheureusement aujourd'hui, dans le sens psychiatrique du terme, revêt une connotation péjorative, souvenons-nous de la belle et noble étymologie du mot.

L'asile désigne le refuge, l'abri... Dans ce contexte, le mot « Accueil » prend tout son sens. Il implique dès l'admission, l'accompagnement bienveillant et la protection de la personne soignée. Il permet la création de l'indispensable lien de confiance sur lequel le patient s'appuiera. Et s'il appartient à chaque acteur de le tisser, l'équipe doit dans son ensemble s'assurer de la qualité de ce lien qui l'engage en tant qu'accueillant protecteur et empathique.

L'Accueil est ensuite la réception de la souffrance du patient, de ses troubles, de ses symptômes quelles que soient leur forme et leur intensité. L'équipe agit en « toile absorbante » et doit veiller activement à ne pas se dissoudre sous la force des projections envoyées, au risque de voir son intégrité s'altérer et son lien fondamental avec le patient se distendre. La cohésion et l'unité sont à cet endroit nécessaires.

Enfin, dans cet Accueil qu'elle veut généreux et empathique, l'équipe construit « sur mesure » des ponts la reliant à chaque patient de telle sorte que la rencontre s'opère, indépendamment des troubles de chacun.

La fonction créative

L'équipe, du fait de ses capacités d'observation et son expérience, perçoit la singularité et l'évolution de chaque patient, mais aussi les caractéristiques dynamiques et émotionnelles du groupe de patients, c'est-à-dire l'**ambiance** au sein de ce dernier. Elle considère et accompagne le patient et le groupe, l'un agissant sur l'autre et inversement. Dans le soin individualisé comme dans le soin groupal, elle observe, s'adapte et crée un soin adéquat. C'est la fonction créative.

La **créativité** dont nous parlons ici est celle de l'initiative soignante, de l'inventivité et de la « réinventivité » permanente. Elle est une proposition de soin originale qui ne suit aucun protocole, ni aucune habitude. Elle est à destination du patient ou du groupe de patients. Elle a pour vocation de produire du lien, de l'apaisement, du soin.

Dans *Le carnet du Soclecare* qui décrit 139 fonctions de soins informels en psychiatrie, Jean-Paul Lanquetin, Sophie Tchukriel et Éric Pierrard écrivent que « l'ensemble des professionnels présents, l'équipe interdisciplinaire de soins représente le véritable terreau pour le "SOIGNER". Les capacités de questionnements dont elle fait preuve, le choix pour telle ou telle intervention stratégique, les facultés d'expérimenter de nouvelles interactions soignants/patients, de soutenir celles-ci ou d'activer leur questionnement toujours plus avant sont autant d'éléments pour la "qualité au cœur des pratiques". Le degré de confiance partagé doit pouvoir susciter des prises de parole innovantes & singulièrement critiques en son sein en l'empêchant de se ranger sur le rectiligne de l'unique discours ambiant. »[3]

Une des responsabilités de l'équipe est ici. Elle peut, en conscience, faire le choix d'activer sa créativité et instaurer une ambiance favorable au soin apaisé et apaisant, cela diminuera les incompréhensions, les frustrations, la **violence** et limitera ainsi les recours aux outils de contraintes (isolement, contention, etc.). Si l'équipe se veut créative, elle doit accepter et encourager aussi la créativité individuelle de ses membres.

B. Fonctions de l'équipe pour l'équipe

L'équipe est une entité vivante dotée d'une sensibilité qui lui est propre. Elle apprend de ses expériences et évolue.

L'équipe est confrontée à des attaques externes et internes desquelles elle doit se protéger en absorbant, en évitant, en s'adaptant, pour résister. De fait, elle développe nombre de capacités (ou fonctions) pour survivre et rester soignante.

---

3. É. Pierrard, J.-P. Lanquetin, S. Tchukriel, *Le carnet du Soclecare*, Groupe de coordination des initiatives Soclecare, 2015. Source : Jodoigne : Axedis, 3e éd. revue et augmentée, 2016, www.soclecare.fr.

Fonction d'accueil et d'intégration de nouveaux membres

Les effectifs de l'équipe se renouvellent sans cesse. L'intensité de ce turnover est variable selon les périodes. Il peut être déstabilisant et en partie le reflet de la qualité de l'ambiance au sein d'un service.

L'accueil des nouveaux arrivants est un temps sensible et essentiel car aux effets multiples pour la personne et l'équipe. Si la **transmission** des règles de fonctionnement du service est nécessaire et évidente, l'intégration du nouveau venu doit être une préoccupation du collectif et une attention particulière de chacun. Un accueil hâtif et impersonnel sera insécurisant et peut-être vécu comme hostile.

Dans la durée, l'équipe lui relatera son histoire, ses expériences, lui décrira ses forces et ses limites, lui présentera dans le détail ses nouveaux collègues. Elle apprendra à le connaître, lui témoignera sa confiance.

Ainsi, intégré chaleureusement dans cette entité bienveillante, ce nouvel élément apportera de nouvelles compétences, ses qualités et sa valeur à l'équipe.

Fonction de veille de l'équipe sentinelle

Il s'agit là de vigilance et de prévenance. L'équipe veille car chacun veille sur l'autre, perçoit les difficultés de son collègue, prend soin de lui, le soulage quand il est potentiellement fragilisé pour des raisons personnelles, en difficulté dans une situation particulière ou devant un patient difficile.

Au sein du groupe gravitent des soignants, des hommes, des femmes, avec leur histoire, leurs doutes, leurs blessures et leurs limites parfois imperceptibles, mais qui un jour peuvent affleurer. Il convient alors d'être attentif aux difficultés émotionnelles de certains collègues pour les soutenir, jusqu'à prendre leur relais si nécessaire. D'une part, cela protège et peut soulager la personne en souffrance. Et, d'autre part, cela préserve l'équipe d'une éventuelle blessure interne qui la contrarierait dans la réalisation de sa mission et la maintient ainsi opérationnelle et concentrée.

Si l'on revient à la métaphore navale, prendre soin des matelots, c'est prendre soin du bateau, c'est prendre soin du voyage.

La fonction de veille, c'est donc l'attention bienveillante que l'équipe, dans son rôle de sentinelle, porte aux siens, dans un esprit de corps.

Fonction de tolérance des différences

Le groupe est une somme d'individus uniques. Réunis malgré leurs différences, ils forment un collectif qui prend en considération les personnalités, atouts et limites de chaque membre. Les aptitudes particulières de chacun sont valorisées et utilisées en fonction des besoins de l'instant. Ceci permettant de tolérer et compenser des limites personnelles.

À ce propos, Marc Loriol, sociologue et directeur de recherche, rappelle que « dans un collectif où les agents se connaissent bien et ont l'habitude de travailler ensemble, ils connaissent les aptitudes relationnelles des uns ou des autres et savent que tel soignant est plus à même de calmer tel type de patient ou de gérer tel type de situation. »[4]

Par ailleurs, dans sa singularité, son expertise et sa **posture**, chacun, à moins de suivre à la lettre un protocole régulant les pratiques, peut apporter une vision et des propositions de soins différentes.

De la diversité à la division, il n'y a malheureusement parfois qu'un pas. Là où la diversité enrichit les approches de soins, la division produit de l'instabilité et de la tension. Chaque membre de l'équipe est une ressource unique et salutaire qu'il faut valoriser. L'inverse mènerait à l'homogénéisation des pratiques et au renoncement des spécificités de chaque soignant, alors même que l'on sait les bénéfices d'une offre plurielle en psychiatrie.

L'équipe, pour profiter pleinement de cette diversité, doit l'approuver et la défendre. C'est de cette variété que l'équipe tire sa force et sa propre personnalité.

2 Lorsque l'équipe souffre

Certaines périodes sont difficiles dans le soin. Des patients peuvent projeter leur souffrance sur les soignants et intensément les cliver. Si l'équipe ne résiste pas, elle cède au **clivage** et se divise, se désorganise et dysfonctionne.

On voit alors parfois éclater des désaccords au sujet des prises en soin ou autour de la gestion du **cadre thérapeutique**. Les soignants désignés « bons » ou « mauvais » objets par le patient peuvent s'opposer, les esprits se crisper, la communication devenir difficile ou impossible.

Les effets de la discorde au sein d'une équipe peuvent être dévastateurs. On cherche des coupables, on désigne parfois des patients, des médecins ou d'autres soignants. Les nouveaux arrivants sont pris à partie, mis à mal dès leur arrivée dans l'équipe. Les échanges deviennent violents, les réunions des disputes, on perd le sens du soin. L'attention aux patients est moindre, le lien se détériore, les tensions se transmettent des soignants aux patients. Ces derniers sont directement impactés, ne trouvent plus dans le service le refuge sécurisant.

Ce dernier extrême n'est pas fréquent, mais quand le malaise, le mal-être ou la souffrance se répandent dans le service, ils touchent soignants et patients.

4. Marc Loriol, « Le travail émotionnel des soignants » ; *Revue Santé Mentale*, 2021.

3 Axes d'attention et d'amélioration

La communication

Évidemment, la communication est essentielle. Elle est le premier gage de compréhension et de respect entre tous. Il faut la favoriser sous toutes ses formes, quand tout va mal mais aussi quand tout va bien. Dans l'équipe, la parole doit être libérée et l'écoute active et tolérante. En confiance, nous devons pouvoir parler, évoquer au plus tôt les difficultés, les désaccords ou incompréhensions, mais aussi réfléchir et mettre en place des axes d'amélioration.

Alice Marmion, cadre de santé, pose la question suivante : « Comment créer les conditions de la cohérence et de l'hétérogénéité au sein d'une équipe qui a vocation à être sans cesse soumise aux effets des projections négatives, du clivage et de l'ambivalence des malades ? »[5] Elle précise que « différents dispositifs existent (ou ont existé) » puis cite, avant de les détailler dans son article, les **réunions institutionnelles**, soignants-soignés, de synthèse, d'analyse des pratiques, clinique, de transmission...

Les espaces de parole peuvent donc être nombreux, réguliers et doivent être mis en place pour favoriser la nécessaire communication dans une équipe de soins.

La convivialité dans l'équipe

On sait que la convivialité dans l'équipe favorise le plaisir et l'envie de travailler ensemble. Le bien-être au travail qui en découle permet de développer une plus grande **tolérance** aux difficultés rencontrées et une meilleure adaptabilité. Par ailleurs, cette « bonne ambiance » se diffuse au sein du groupe de patients et contribue à une **relation de soin** améliorée, et réduit en conséquence les risques de tension.

> À ce propos, Walter Hesbeen, infirmier et docteur en santé publique, écrit ceci :
>
> « Si la relation de soin requiert un effort, elle nécessite également un contexte favorable. Outre les aspects organisationnels et les moyens humains et matériels qui peuvent la faciliter ou l'entraver, il est un autre facteur qui me semble plus déterminant encore, c'est celui de la convivialité qui règne dans une équipe et l'atmosphère qui s'en dégage, mais également, plus largement, dans l'ensemble d'un établissement.
>
> La convivialité renvoie au "bien vivre ensemble", à la considération que l'on a pour les collègues de travail, à l'estime dont on témoigne pour le métier de chacun, à la bienveillante attention que chacun se porte, au désir que l'on a de travailler ensemble dans la poursuite d'une finalité commune, au sens de l'autre qui s'y perçoit, c'est-à-dire, au fond, au sens du bien commun qui anime chacun. »[6]

5. Alice Marmion, « L'esprit des soins dans la fonction d'encadrement » ; *Revue Santé Mentale*, 2019.
6. Walter Hesbeen, « Comment définir la relation de soin ? » ; *Revue Santé Mentale*, 2018.

Cette attention portée à la convivialité dans l'équipe a donc du sens pour le collectif puisqu'elle va dans le sens de sa bonne santé psychique. Elle va aussi dans le sens du soin puisque par effet de diffusion elle permet aux patients de se sentir rassurés devant cette équipe sereine et détendue. Elle doit être portée par les supérieurs hiérarchiques.

Dans cet esprit, Frédéric Mougeot, Docteur en sociologie et en anthropologie, va plus loin en décrivant les effets bénéfiques des temps de détente essentiels et partagés par l'équipe, par exemple à l'occasion de rires et récits.

« Le rire est omniprésent dans les équipes de soin psychiatrique. Il s'exprime avec plus de force au sein des espaces protégés du regard des patients. Le récit occupe également une place centrale dans le travail des soignants. C'est dans l'échange que les membres de l'équipe acquièrent un savoir-faire qu'ils peuvent transposer dans leurs propres pratiques. La narration d'historiettes, le jeu de mime, de saynètes face au groupe, sont autant de temps informels au cours desquels les membres du collectif soignant réactivent une série de savoirs et se constituent un répertoire de pratiques mobilisables par l'ensemble des participants. Ces récits portent les traces d'une quête de perpétuation de pratiques professionnelles et de normes d'activité. »

Il ajoute que « le rire des infirmiers est constitutif d'un ethos professionnel. Les facéties, prenant le plus souvent pour objet les patients, témoignent d'une forme de virilité qu'aiment à mobiliser les soignants. L'humour grinçant transforme aussi les situations tragiques en autant de saynètes comiques. Les traits d'humour des soignants visent à rétablir les assignations de rôle et à rappeler leur appartenance au groupe infirmier. »[7]

Nous voyons bien là l'importance de la convivialité et de la nécessité des temps informels et de détente pour l'équipe. Temps qu'il faut, non seulement, autoriser, mais plus encore encourager, car ils dédramatisent, forment et soudent.

La dynamique d'équipe

La dynamique d'équipe, c'est la réussite du « travailler ensemble ».

C'est la considération de l'individu dans sa singularité, son intégration puis l'attention à son bien-être au sein du groupe. C'est ensuite la reconnaissance puis l'encouragement des forces individuelles de chacun par chacun. Et c'est enfin la coordination, la cohésion, le sentiment d'appartenance au groupe jusqu'à l'**esprit d'équipe**.

Dans cette équipe ainsi dynamisée, la confiance est souvent naturelle, la parole libérée, l'esprit critique, la diversité stimulée, la coopération évidente et le sens du travail commun à tous.

7. F. Mougeot, Le travail des infirmiers en hôpital psychiatrique, éditions Eres, 2019.

Les leaders positifs et moteurs sont reconnus et encouragés car ils sont forces de propositions, de créativité, et entraînent avec eux les autres membres du groupe dans une énergie communicative.

Des soignants plus discrets ou incertains sont encouragés à exprimer et affirmer leurs idées, leur savoir-être et leur savoir-faire, et autres atouts qui leur sont reconnus.

Enfin, certaines autres personnalités, plus rassurées par l'homogénéité des pratiques et la maîtrise du quotidien, pouvant être déstabilisées par la diversité des façons d'être et de faire de chacun, doivent être prises en considération et accompagnées.

Cette dynamique d'équipe, qui n'est pas toujours naturelle ou innée, est stimulée et portée par la hiérarchie et l'équipe. Ensemble et activement, elles la soutiennent, la défendent et l'encouragent. Comme l'écrivait plus haut Robert Lafon, il y a dans l'équipe « un double dynamisme venant aussi bien de la tête que de l'ensemble ».

4 Conclusion

L'équipe est une richesse fragile.

Riche de la diversité qui la compose, elle offre un soin pluriel aux patients dont elle prend soin. Elle accueille, crée du lien, accompagne et protège.

Fragile car elle est régulièrement traversée par des mouvements émotionnels qui sont autant de difficultés pouvant la mettre à mal. Elle doit alors résister et prendre soin d'elle-même, au quotidien, pour survivre, se renforcer et rester soignante.

Bibliographie

- C. Malinowski, *Être soignant en psychiatrie – Un papillon sur un roseau*, éditions Chronique Sociale, 2016.
- C. Malinowski, *Accompagner les crises en psychiatrie : Quelles postures infirmières et d'équipe pour prévenir et soigner ?*, éditions Seli Arslan, 2024.

64 La conduite de projet

Anne Chassagnoux

« Mon projet préféré ? C'est le prochain. » Franck Lloyd Wright

« Le projet nous concerne tous dès l'instant que nous cherchons à nous approprier une part de notre vie. Le projet donne du sens à nos efforts et guide la mise en œuvre. Il est plus qu'un concept : il réalise le vœu d'agir en harmonie avec sa pensée et ses désirs, il est capable de donner de meilleures garanties pour réussir les changements s'adapter, changer de cap, résoudre des conflits, développer une activité, innover.[1] »

Le projet est donc une notion riche mais comme l'a dit Confucius : « Une petite impatience ruine un grand projet. » L'IPA devra donc avoir une méthode rigoureuse pour le mener.

1 Étape 1 : le cadrage et la conception

A. Initialisation du projet

L'idée de projet opère une jonction capable de bouleverser les habitudes et les manières de penser l'institution ou le soin dans le cadre de l'activité de l'IPA. Elle répond aux critères d'efficacité et de motivation.

Une des premières erreurs à éviter est de ne pas avoir pris le temps nécessaire pour analyser et bien comprendre l'expression du besoin précis (et quelques fois inexprimé), les véritables enjeux (financiers mais aussi stratégiques, humains...), l'environnement du projet... Ainsi, la réalisation d'une étude des besoins est indispensable et doit être partagée avec toutes les parties prenantes du projet.

- L'outil QQOQCP est une aide précieuse dans cette étape. Il se définit par des questions qui permettent d'explorer toutes les dimensions d'une problématique en avant-projet.
- Une étude d'impact peut être réalisée afin d'anticiper des difficultés à venir.
- Une fois tous les éléments définis, une réunion de lancement (*kick-off*) facilite la synthèse et la présentation du projet à l'ensemble du groupe projet ainsi qu'aux autres collaborateurs.

B. Conception et faisabilité du projet

Pour qu'un projet soit réalisable, il faut d'abord qu'il soit faisable. Avant de se lancer dans un projet, le pilote doit mener à bien plusieurs missions.

1. L. Bellenger, M.-J. Couchaere, *Animer et gérer un projet, un concept et des outils pour anticiper l'action et le futur*, ESF éditeur, 1995.

Définir les caractéristiques principales et secondaires du projet

- Identifier le projet (petit, grand, fermé, ouvert...).
- Préciser de quoi s'agit-il ? dans quel domaine ?
- Signifier sa valeur, sens, perspective.
- Lui donner un nom.
- Réaliser une note de cadrage.

Fixer les objectifs en déterminer tous les impacts possibles sur l'organisation

Un objectif est toujours une projection, c'est la préfiguration d'un résultat que l'on veut atteindre. Un objectif pour être efficace doit être SMART (**S**pécifique, **M**esurable, **A**tteignable, **R**éaliste, **T**emporairement défini).

Sa description doit être courte, claire et compréhensible par tous. Il se formule sous forme de verbe d'action. Les objectifs serviront de critères d'évaluation lors du bilan final.

- Déterminer les objectifs de résultats prioritaires et secondaires en terme quantitatifs, qualitatifs, hiérarchisés.
- Fixer des objectifs intermédiaires : étapes d'aboutissement successives.
- Imaginer les effets induits si les objectifs sont atteints ou pas (positif et négatif).
- Identifier les objectifs cachés, s'il y en a (facilitateurs ou freins).
- Élaborer des indicateurs d'évaluation du projet à partir des objectifs fixés.

Justifier le projet économiquement, statistiquement ou stratégiquement

- Expliquer son utilité, sa finalité.
- Réaliser une analyse SWOT (**S**trengh/Forces, **W**eakness/Faiblesses, **O**pportunities/Opportunités).
- Expliquer la stratégie du projet.

Élaborer et justifier le budget nécessaire à sa réalisation, coûts prévisionnels en matériel, ressources humaines, etc.

- Chiffrer les allocations des ressources nécessaires au projet.
  a) Budget
  b) Moyens humains
  c) Matériel et logistique
  d) Innovation
  e) Recours à la sous-traitance
- Inventorier les ressources à prévoir.
  a) Disponible (inventair
  b) Mobilisables (contributions extérieure
  c) À investir (achats, recrutement...)
- Identifier les contraintes budgétaires.

Identifier toutes les contraintes réglementaires et normes en initialisant une analyse de risques ainsi que des résistances

Tout pilote de projet doit se poser une première question : le contexte est-il plutôt propice ou défavorable pour le projet ? Il s'agit de savoir-faire face et gérer les situations de tension ou de crise en y pensant avant qu'elles n'arrivent.

« Le risque fait partie intégrante de la gestion de projet. Toute nouveauté provoque des incertitudes et des zones d'ombre. Le pilote doit donc bien maîtriser les menaces potentielles pour atteindre les objectifs fixés »[2].

- Recenser les contraintes réglementaires, normes (HAS, textes de lois...).
- Réfléchir aux résistances humaines ou organisationnelles probables.
  a) Passive : inertie, indifférence
  b) Négative : polémique, critique, obstruction
- Penser aux obstacles matériels possibles.
  a) Budgétaires
  b) Juridiques
  c) Techniques/temps
  d) Accidents/Carences
- Utiliser l'outil HISCHIKAWA. Ce diagramme représente de façon graphique les *causes* aboutissant à un *effet*.

Définir un planning d'étude, de réalisation et de mise en œuvre afin d'estimer toutes les phases et durées du projet

Il correspond au déroulement des opérations dans le temps.

Tracer l'axe du temps de façon détaillée permet au chef de projet et à son équipe de prendre conscience du réalisme des délais.

- Définir le calendrier : inscrire le projet dans l'agenda.
- Déterminer la pertinence de chaque date butoir.
- Réaliser un rétroplanning (dimension dynamique du timing).
- Déterminer et hiérarchiser les actions : celles pouvant commencer en parallèle et celles devant être impérativement terminées avant les suivantes.
- Fixer des clignotants d'alerte.
- Pour vous aider : utiliser le **planning de GANTT** ou la **méthode PERT**.

Apporter tous les éléments nécessaires permettant la bonne compréhension du projet (c'est l'étayage, le pourquoi du projet) et ordonnancer les activités

- Rappeler l'idée de départ, l'origine du projet.
- Justifier le projet : quelles en sont les raisons.
- Décrire le constat sur lequel s'appuie le projet (enquête, étude, témoignage).
- S'appuyer sur des recommandations de bonnes pratiques (recommandation HAS), étude de santé publique, actualité.
- Mettre en évidence la plus-value du projet.

2. https://www.manager-go.com/gestion-de-projet/preparation.htm.

2 Étape 2 : constitution d'une équipe projet et rôle des acteurs

A. Le chef de projet

Un projet vit s'il y a un chef d'orchestre. Ce dernier a pour mission :

- De superviser la bonne exécution du projet de A à Z.
- D'affecter les personnes compétentes qui prendront en charge une partie du projet.
- De suivre le planning et la gestion du budget.
- D'assurer le lien entre dans son équipe et ou avec le commanditaire pendant toute la durée de conception du projet.

Le chef de projet doit disposer de qualités et de compétences telles que :

- Des compétences techniques et générales sans obligation d'expertise.
- Savoir s'informer auprès de tous les interlocuteurs, être vigilant.
- Être persévérant en trouvant des solutions ou réponses lors d'impasse.
- Savoir négocier au regard des enjeux, des priorités, du budget, des intérêts personnels et collectifs.
- Être volontaire, énergique et réactif : prendre des décisions, assumer les responsabilités, gérer les risques.
- Faire confiance pour encourager l'initiative, être disponible et empathique : investissement personnel, écoute active des collaborateurs.
- Savoir déléguer et contrôler : définir et confier les objectifs à chacun et insister le reporting, donner le droit à l'erreur.
- Être consistant et savoir s'engager : « je fais ce que je dis », respect de ses engagements.

B. Le comité de pilotage (ou COPIL)

Le COPIL se compose d'acteurs, de dirigeants à vocation opérationnelle impliqués dans la mise en œuvre du projet. Les directions métier impactées sont représentées. Le commanditaire du projet fait partie intégrante de ce groupe. Ce dernier peut tenir à lui seul le rôle de comité de pilotage. Le COPIL s'assure du déroulement des actions en fonction des objectifs généraux et maintient une dynamique auprès des divers acteurs impliqués.

Dans les grandes structures, il est supervisé par le comité directeur (CODIR), qui est garant de la vision stratégique. Pour les centres hospitaliers, les rôles de direction et de pilotage peuvent être assurés par la direction des soins, la direction des ressources humaines en collaboration avec les médecins (chef de pôle, chef de service, président CME) par exemple. Le COPIL a un pouvoir de décision quant aux ressources mobilisées, au respect de la planification, à la mise en œuvre des choix retenus et des plans d'action.

Les missions du COPIL sont :

- La nomination du chef de projet et de l'équipe.
- La description des moyens.
- La définition/suivi des étapes et échéances associées.

- Le suivi de l'avancement du projet et les prises de décisions, si nécessité de réajustement (décalage des livrables...).
- La validation des étapes clés en donnant son accord pour passer à la phase suivante.

C. Les membres de l'équipe projet

Les critères de réussite du projet sont intimement liés à la motivation des collaborateurs pour le projet et à leur disponibilité pour le réaliser. L'équipe est composée de personnes aux compétences et connaissances différentes mais complémentaires travaillant ensemble dans le but de réaliser les objectifs du projet.

Le chef de projet va définir en amont du projet ses besoins en effectif, en diversité de compétences. Généralement, une équipe projet se compose de 5 ou 6 collaborateurs pour permettre une diversité de compétences, de valeurs et d'idées. Une équipe surdimensionnée peut être compliquée à manager. Le chef de projet peut aussi s'entourer de collègues déjà présents dans l'institution ou le service, ce qui peut faciliter la coalition.

3 Étape 3 : management de projet

A. Piloter un projet

Une fois le projet conçu, le chef de projet va diriger l'équipe dans la phase de réalisation concrète. Ils travaillent ensemble sur les points planifiés dans le plan d'action. Le chef de projet manage ses collaborateurs et s'appuie sur leurs compétences pour l'avancement des opérations. Il organise et anime les séances de travail tout en assurant leur suivi selon le planning défini. Il coordonne les ressources externes et mobilise les moyens notamment budgétaires et matériels. Il peut aussi revêtir un rôle plus opérationnel si certaines activités entrent dans son champ de compétences.

Si le projet est en difficulté, il est de sa responsabilité d'en référer à l'instance supérieure pour décider de la position à adopter. Il assure un reporting au comité de pilotage pour le tenir régulièrement informé de l'exécution des différentes étapes pour validation.

Manager une équipe dans le cadre d'un projet et un contexte de changement est riche d'évènements relationnels et humains : choc des personnalités, respect des règles du jeu, qualité de l'investissement professionnel, disponibilité, motivation. L'importance pour le chef de projet est de garder le cap, une dynamique et une cohérence d'équipe afin d'augmenter l'expérience du groupe projet tout en s'appuyant sur la compétence collective.

B. Communication du projet

La communication est « l'oxygène » du projet. C'est faciliter la circulation de l'information, donc alimenter le projet, le mettre en réseau. Le projet stratégique nécessite un véritable plan de communication ainsi que parfois l'attribution d'un rôle de chargé de communication.

Le chef de projet doit réfléchir aux formes de messages et aux moments auxquels les faire passer.

Il existe trois types de communication :

- La communication opérationnelle avec les acteurs permanents, les contributeurs internes et externes, les experts.
- La communication interne de type promotionnel (vendre le projet) et de type informel (pour faire vivre le projet).
- La communication externe avec les relais d'influence.

La communication doit exister de l'initiation du projet jusqu'à sa clôture. C'est un outil essentiel pour la réussite du projet aussi bien en termes d'implication, que de coordination. En effet, donner les bonnes informations au bon moment permet à chaque personne engagée (directement ou pas) de comprendre les tenants et aboutissants des tâches en cours. Le bénéfice d'une communication réussie est la réduction des freins au changement, la diminution des tensions et du stress, chacun ayant une place dans le collectif.

4 Étape 4 : Évaluation et clôture du projet

Une étape finale du projet est l'évaluation de celui-ci. Lors de sa conception, le chef de projet aura déterminé des indicateurs quantitatifs et qualitatifs relatifs au projet. Il devra les utiliser pour réaliser cette évaluation et clôturer le projet. Encourager la pratique du « feed-back » et analyser les questionnaires de satisfaction permettent de tirer des enseignements et donc être constructif.

Soigner la phase de clôture d'un projet est aussi important que la phase de cadrage qui en conditionne la réussite. En effet, elle représente à la fois la fin du projet avec une présentation de l'évaluation aux parties prenantes, mais aussi un passage de relais vers le projet suivant ou vers les activités permanentes (dans le cas où la phase projet précède une phase opérationnelle). L'ensemble des éléments produits au cours de la phase de clôture constitueront alors autant de ressources précieuses pour la suite.

Bibliographie

- L. Bellenger, M.-J. Couchaere, *Animer et gérer un projet, un concept et des outils pour anticiper l'action et le futur*, ESF éditeur, 1995.
- https://www.manager-go.com/gestion-de-projet/preparation.htm.

#PDF
Exemple de fiche projet
foucherconnect.fr/ 24ipa04

65 Le leadership

Marie-Astrid Meyer

1 Définitions

Il existe autant de définitions que de recherches sur le leadership, comme nous l'explique **Joseph Rost**[1].

Le leadership est une notion vaste et à la mode, un processus énigmatique qui reste cependant indispensable aux infirmiers.

Pour **Gyslaine Desrosiers**, « le leadership est un art, une science, une ambition. (...) Il peut se manifester dans tous les postes cliniques exercés par un infirmier ou une infirmière. Le leadership collectif de la profession exige des habiletés macro-politiques au sein de groupes organisés » (Gyslaine Desrosiers, OIIQ, 2012).

Alors tentons de décrypter ce qu'est le leadership.

Historiquement, le leadership est synonyme de pouvoir. Au début du XXe siècle, on dit du leadership qu'il est inné, partie intégrante de la personnalité. Il est alors question d'ascendant sur les subordonnés, de contrôle. C'est un concept très hiérarchique. Mais peu à peu les chercheurs vont s'intéresser aux caractéristiques des leaders ainsi qu'à leur comportement. S'ensuit une explosion de paradigmes[2] et définitions ne trouvant pas de consensus.

Nous retiendrons ici les définitions du leadership suivantes :

- « Processus par lequel un individu influence un groupe dans le but d'atteindre un but partagé. »[3]
- « Capacité à présenter une vision claire des objectifs communs à poursuivre et de mener des changements d'envergure tout en accompagnant les collaborateurs vers des niveaux supérieurs de développement, de cohésion d'équipe et de maturité individuelle et institutionnelle. »[4]
- « Un processus d'influence sociale par lequel un individu amène un groupe à atteindre des objectifs. Le leadership n'implique pas seulement le fait de faire faire quelque chose à d'autres individus, mais également (ce qui n'est pas le cas pour les relations d'autorité) la capacité à changer l'attitude des membres du groupe, à les mobiliser et à entraîner leur adhésion à des buts communs. De ce fait le leader doit savoir susciter les motivations et entraîner ceux qui le suivent bien plus que les diriger de manière autoritaire. »[5]

1. J. C. Rost, *Leadership for the twenty-first century,* Praeger, 1991.
2. J. M. Plane, *Théories du leadership : modèles classiques et contemporains,* Dunod, 2015.
3. P. G Northouse, *Leadership: theory and practice,* Seventh edition, SAGE Publications, Inc, 2016.
4. Luc Mathieu et *al.*, « Les compétences de leadership pour la pratique infirmière avancée : proposition d'un modèle de développement pour la formation et la pratique clinique », *Revue Francophone Internationale de Recherche Infirmière*, 2016.
5. C. Levy-Leboyer, *La motivation dans l'entreprise : Modèles et stratégies*, Éditions d'Organisation, 1998.

2 Alors... manager ou leader ?

Il est important de bien différencier le manager du leader[6]. Un bon manager n'est pas forcément leader et un leader n'est pas forcément un manager. Être manager c'est avoir un statut bien défini. Un manager est tenu par une structure organisationnelle qui fixe les objectifs. Il est là pour organiser, résoudre des problèmes et tenir les objectifs fixés. Le système managérial est fondé sur la méthode et le contrôle. Un manager prend peu de risque, il préférera la stabilité et gardera une juste distance avec les autres. Cela lui permet une neutralité car la clé du management est la recherche de compromis. Il recherche l'efficience avant tout[7].

3 Maintenant, intéressons-nous au leader

Être considéré comme leader sous-entend une reconnaissance et non un statut comme pour le manager. Le leader est souvent décrit comme un créatif ou un artiste : c'est un visionnaire. Il sort des sentiers battus et il n'a pas peur de prendre des risques. Il **porte une vision**, suscite l'enthousiasme car il est animé par une cause. Son action initiale est réalisée de manière consciente ou inconsciente. Il influence tout en fédérant des individus autour d'objectifs communs. Pour ce faire, il accompagne chacun à **se dépasser**, à **monter en compétence** et ne cherche pas à avoir la lumière sur lui. S'il est mis sur le devant de la scène c'est pour servir une cause, ou une vision commune. L'équipe est un tout mobilisé autour d'une action, d'un **but partagé** par l'ensemble.

Le leadership est donc un moyen et non une fin. Le leadership peut se retrouver dans n'importe quel domaine ou situation. Un leader peut donc être :

- **Formel** : un manager, qui est la personne qui détient le pouvoir, de droit. Mais il n'y a pas pour autant de leadership.
- **Informel** : une personne qui influence, stratégiquement (ou pas) un groupe ou une personne dans une situation donnée.
- **Autocratique** : un leader qui décide seul, mais l'efficacité de cette démarche reste limitée dans le temps.
- **Démocratique** : un leader qui, avant de prendre une décision, consulte et échange avec l'ensemble des collaborateurs.

En réalité, il y a une multitude de styles de leadership en lien avec la personnalité et le comportement du leader.

Il y a tout de même une notion de temporalité. Il existe :

- le **leader ponctuel** dans une situation donnée ;

6. A. Zaleznick, "Managers and Leaders: Are they Different?", *Harvard Business Review*, 1977.
7. S. R. Covey, *The Transformational Leadership Report*, 2007.

- le **leader assidu** : celui-ci est consulté et donne des conseils avisés. Le leadership assidu est généralement exercé au travail, quasi inné en lien avec la personnalité ou encore acquis par l'expertise.

4 Le leadership chez les IPA

Le leadership va être un élément fondamental de la conduite du changement, c'est pourquoi il est indispensable.

En tant qu'IPA, on peut exercer différents types de leadership :
- un **leadership clinique** (auprès du patient) ;
- un **leadership transformationnel** (auprès des professionnels de santé) ;
- un **leadership politique** (auprès des instances).

L'objectif de l'IPA va être de développer des stratégies (innovation, communication, collaboration, par exemple) pour accompagner le changement, mener à la réflexion, et ce, que ce soit auprès du patient, des professionnels de santés ou encore auprès des instances politiques.

5 Développer son leadership

Il faut être convaincu pour convaincre et dynamique pour transporter ou motiver. Un leader s'implique, accompagne et montre l'exemple. Il ne cherche pas à se mettre en avant, mais il met l'équipe, le ou les collaborateurs au premier plan. Alors par où commencer ?

Avoir une vision

Tout d'abord, il faut identifier ou définir sa **vision**, et chercher à se projeter dans le futur en identifiant le thème ou l'idée forte à mettre en avant. L'IPA doit devenir un créateur de sens, il doit répondre au « pourquoi » de son action. La vision peut évoluer avec le temps, elle s'adapte. Ensuite, il est indispensable que cette vision soit partagée pour amorcer le changement.

Être authentique

Avoir du leadership sous-entend d'« **être authentique** », d'être dans l'action, de participer et de montrer l'exemple. Il s'agit également de ne pas avoir peur de s'impliquer et d'être disponible.

Se connaître

C'est avoir conscience de sa personnalité, de ses points forts et de ses points faibles. Pour faire preuve de leadership, il faut savoir s'écouter et se connaître. Ne pas avoir peur de sa vulnérabilité. L'OMS définit la santé mentale comme une composante essentielle à la santé. « La santé est un état de complet bien-être physique, mental et social, et ne consiste pas seulement en une absence de maladie ou d'infirmité ».

La santé mentale est donc un état de bien-être qui permet à toute personne de faire face aux situations normales de la vie et au stress que celles-ci génèrent. Il faut bien comprendre que notre propre santé mentale fluctue en fonction de différents facteurs (environnementaux, sociaux, professionnels...) et qu'elle influence notre comportement ou accompagnement. Elle sera en interaction avec la santé mentale des personnes en face. Une personne en bonne santé mentale contribue à travailler de façon productive et utilise ses capacités pour s'épanouir.

Adopter un comportement positif

C'est un cercle vertueux qui pousse l'ensemble des protagonistes à adopter la même manière de faire. Pour travailler sur son comportement, il faut comprendre qu'il est en perpétuelle interaction avec ses émotions et ses pensées (ou croyances), ce qui va entraîner des conséquences positives ou négatives. Pour bien être au clair avec cela, n'hésitez pas à utiliser les « colonnes de Beck », issus des thérapies comportementales et cognitives[8].

6 Intégrer les collaborateurs au projet

Qu'ils soient infirmiers, professionnels de santé, patient ou aidant, la démarche est la même : comprendre chaque individu qui compose le groupe de collaborateurs. Chaque personne est unique et a des motivations, des besoins ou encore des envies qui lui sont propres avec une temporalité qui est la sienne, dans un contexte donné.

Faire preuve de leadership, c'est savoir individualiser, composer avec les besoins de chacun, utiliser les compétences des personnes, de sorte que chacun puisse s'épanouir. L'IPA doit comprendre que tel ou tel évènement peut avoir un impact sur le comportement d'un des partenaires qui pourra être moins productif (santé mentale). Sa force résidera alors dans l'écoute et l'empathie.

- « Parler est un besoin, écouter est un art » disait Goethe. L'écoute est le point de départ de la communication. Il nécessite de la disponibilité, un lieu propice.
- L'écoute active, qui est centrée sur la personne, est un concept développé à partir des travaux de Carl Rogers[9]. Elle nécessite de se défocaliser de soi pour accueillir la parole de la personne en face. Entendre ce qui doit être dit sans jugement, avec une oreille attentive. Cela permettra d'engager une communication efficace.
- « Être empathique, c'est percevoir le cadre de référence interne d'autrui aussi précisément que possible et avec les composants émotionnels et les significations qui lui appartiennent comme si l'on était cette personne, mais

8. HAS, Adaptation des colonnes de Beck à la prévention de la rechute.
9. C. Rogers, « Carl Rogers et le développement de l'Approche Centrée sur la Personne », *ACP Pratique Recherche*, 2008.

sans jamais perdre de vue la condition du « comme si » »[10]. L'**empathie**[11] se caractérise par la capacité de se mettre à la place de la personne, ressentir ses émotions, de concevoir ses représentations mentales. Il s'agit d'un processus complexe bien connu des infirmiers mais aux contours flous. Il fait appel à différents phénomènes « comme la projection, l'imitation, l'identification et l'altruisme » [10]. Tout ceci concourt à nuancer notre point de vue et comprendre la personne.

- La **communication** est un outil indispensable pour asseoir son leadership. Une communication efficiente est source de satisfaction et permet d'établir une relation de confiance et de partenariat. Elle est synonyme de partage : partage de l'information, partage des idées ou encore partage des connaissances (compréhension commune d'une situation vue sous différents angles, facilite l'implication de tous). L'idée dernière la communication est d'aider et de faciliter l'accès aux différentes ressources et de permettre à chacun d'être acteur du projet, de la prise en charge… Être formé à l'entretien motivationnel serait un vrai plus.

80 % de la communication est non verbale, il faudra donc faire attention à l'intonation et la gestuelle et aux comportements qui renvoient à une partie de notre communication.

Écoute et communication impactent la performance et la qualité de vie. L'IPA doit rester humble et savoir se remettre en question, il n'a pas peur d'innover, de prendre des risques et il accepte la critique. Il peut se tromper et ses collaborateurs (patient, infirmiers…) sont là pour l'aider ou le lui signifier.

> C'est pourquoi la **collaboration** est indispensable. Dès ses débuts, l'infirmier apprend à « **travailler ensemble** » dans le but d'assurer la continuité et améliorer les soins. Cette collaboration interprofessionnelle améliore la qualité et la sécurité des soins au patient tout en améliorant la qualité de vie au travail des professionnels[12].

Peu à peu, en utilisant l'ensemble de ces éléments, le leadership se déploie. Un sentiment d'appartenance va peu à peu se développer et il suffira à l'IPA de poursuivre sa quête en passant par l'accompagnement, la motivation et la valorisation. Selon le principe de pygmalion, un individu devient ce que l'on attend de lui, tant qu'il est considéré avec bienveillance. Stimulé, motivé,

10. C. Rogers, *A way of being*, Boston 1980, Houghton Mifflin compagny, cité par Decety, *L'empathie*, 2004.
11. C. Boulanger et C. Lançon, « L'empathie : réflexions sur un concept », *Annales Médico-psychologiques*, 2006.
12. World Health Organization (WHO), "Framework for action on interprofessional education & collaborative practice", *Health Professions Networks Nursing + Midwifery & Human Resources for Health*, 2010.

non seulement à l'action, mais aussi à l'excellence, il y aura alors de fortes probabilités que l'individu réagisse favorablement.

« Le pessimiste se plaint du vent, l'optimiste attend que le vent tourne, le leader ajuste les voiles. » dit John Maxwell.

Vous l'aurez compris, le leadership vous permettra[13] :
- d'accompagner un patient et sa famille (leadership clinique) ;
- d'accompagner des équipes (leadership transformationnel) ;
- de faire passer des messages clés en vous investissant pour une cause (leadership politique).

Leadership clinique[14]

Il fait référence au leadership développé auprès du patient ou sa famille afin d'amener le patient à devenir acteur de sa maladie (*empowerment*). Il vise à améliorer la qualité des soins et la coordination du parcours (vision) en mettant en évidence des objectifs communs (écoute du patient, prendre en compte son cheminement, sa temporalité…). Grâce à son empathie et à sa communication, l'IPA influencera progressivement le patient et sa famille (cheminement), dans le cadre de son suivi de patient (consultation) au travers d'activités telle que la prévention, l'éducation thérapeutique, l'entretien motivationnel…

Leadership transformationnel[15]

Il fait référence aux habiletés à développer en gestion de projets notamment auprès des équipes de soins. L'IPA doit communiquer une vision (idée), motiver, convaincre (croire en son projet) de ce fait il emmène l'équipe (vision commune). Les buts deviennent communs, le projet est un projet d'équipe ou l'ensemble des protagonistes s'impliquent en fonction des compétences et motivations de chacun. L'IPA sera un agent de changement avec une implication forte et sera force de propositions (nouvelles perspectives) et d'innovation.

Leadership politique

Tout jeune métier, l'IPA doit s'investir au niveau associatif pour pouvoir agir sur le système de santé. Tout comme il peut s'investir au niveau de son établissement. Il sera alors développé un leadership collectif pour faire entendre la voix des IPA ou encore pour se positionner et pouvoir influencer les décideurs. Les associations, et principalement l'ANFIPA (Association Nationale Française des IPA), ont le potentiel pour créer une masse critique de

13. J. Maranda, L. Lessard, « Réflexion sur le leadership clinique des infirmières cliniciennes au Québec », *L'infirmière clinicienne*, 2017.
14. EC. Chavez, LH. Yoder, "Staff Nurse Clinical Leadership: A concept Analysis", *Nursing Forum*, 2015.
15. B. M. Bass, « A New Paradigm of Leadership: An Inquiry into Transformational Leadership », *US Army Research Institute for the Behavioral and Social Sciences*, 1996.

leader. C'est ainsi que l'ANFIPA est devenue une association incontournable auprès des instances et qu'elle a pu participer aux concertations et réunions préparatoires sur la pratique avancée. Alors n'hésitez pas à vous investir et contribuer à influencer les décisions pour la profession et pour le système de santé.

7 Conclusion

Le leadership est donc un concept indispensable aux professionnels de santé. L'IPA à travers ses compétences doit développer son leadership afin de **promouvoir l'innovation**, **accompagner le changement** par l'évaluation des pratiques professionnelles et accompagner le patient dans l'appropriation de sa pathologie et de ses soins. Le leader a une vision partagée avec des objectifs et un but commun. Il est convaincu que chaque personne concoure, à sa mesure, à l'amélioration de la qualité de vie des patients et l'amélioration de la qualité de vie au travail des professionnels, motivés et animés par la volonté de faire un travail collaboratif au bénéfice des patients.

#PDF
Réseau professionnel ANFIPA
Foucherconnect.fr/ 24ipa05

La prise de décision éthique 66

Pierre Roda

Comme toutes les professions soignantes, les IPA travaillent auprès de patients parfois vulnérables, en situation de fragilité, de souffrance ou de handicap. Les métiers du soin sont des métiers tournés pour et vers les Autres et, comme le rappelle A. Comte Sponville : « C'est ce qui en fait des métiers éthiques. »

Dans le référentiel de compétences des IPA, l'**éthique** est mentionnée dans la compétence 3 intitulée « Développer des réflexions éthiques dans des situations de soins des personnes soignées ».

Le rôle de l'IPA sera de développer l'**analyse critique** et la **réflexion éthique** dans des situations jugées complexes.

1 Généralités sur l'éthique

L'éthique est un questionnement **actif** et **singulier** qui vise à déterminer comment **agir au mieux** dans le respect des personnes.

Pour le dire autrement et, comme le rappelle P. Le Coz, l'éthique qualifie **une démarche de réflexion** – individuelle ou collégiale – suscitée par une situation moralement complexe.

Cette situation est source d'embarras, d'**incertitude**, c'est pourquoi l'éthique peut être considérée comme « la science du malaise ».

La prise de décision éthique ne vaut que pour un **patient donné** à un **instant donné**.

La réflexion sur les questions éthiques dans les services de soin doit être **multidisciplinaire**, toujours au **bénéfice du patient** et nécessite de prendre du temps.

À toute démarche de réflexion éthique doit s'ajouter l'absolu nécessité de questionner la visée du soin et les valeurs soignantes, le respect du consentement libre et éclairé des patients, l'obligation d'agir pour l'Autre en préservant sa dignité et de conserver les droits de la personne soignée.

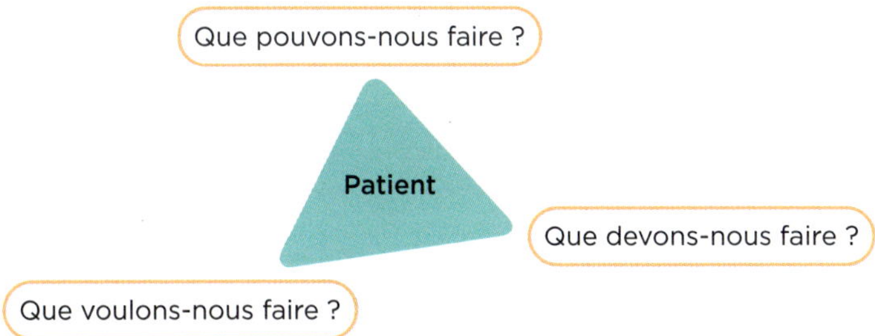

2 Des éléments à explorer avant toute démarche de décision éthique

Le dilemme éthique que pose une situation clinique singulière nécessite de réunir un nombre important d'informations pendant la démarche de décision éthique. C'est ce que l'on pourrait appeler la **« PPEP » (Patient, Pathologie, Équipe, Proches)**.

Le patient	Qui est le patient ? Quelle est son histoire avant la maladie ? Quel récit fait-il de sa pathologie ? Comment verbalise-t-il l'impact de la maladie dans son quotidien ? Quelles sont les répercussions de la maladie sur son quotidien ? Le patient peut-il s'exprimer ? Si oui, que dit-il (verbalement et non verbalement) ? Comment se décrit-il sur le plan physique ? Psychologique ? Quel(s) choix exprime-t-il ? Pourquoi ?, etc.
La pathologie	Quelle est la pathologie principale du patient ? À quel stade est-elle ? A-t-il des antécédents médicaux ? Des comorbidités ? La pathologie lui génère-t-elle des incapacités ? Si oui, lesquelles ? A-t-il un traitement médical ? Si oui, fonctionnent-ils ?, etc.
L'équipe soignante	Qui est l'équipe soignante ? Quels sont ceux qui ont été rencontrés ? Que sait l'équipe médicale et paramédicale sur le patient ? Quelles sont leurs positions ? Quelle est la position de l'équipe par rapport au dilemme ?, etc.
Les proches	Qui sont les proches du patient ? Ont-ils été consultés par l'équipe médicale et paramédicale ? Quels liens ont-ils avec le patient ? Que savent-ils sur lui ? Ont-ils des avis convergents ou divergents ?, etc.

3 Une aide à la décision éthique : l'approche par principe

Nous avons fait le choix ici d'utiliser la méthode par principe, appelée aussi « principisme » des philosophes T. Beauchamp et J. Childress.

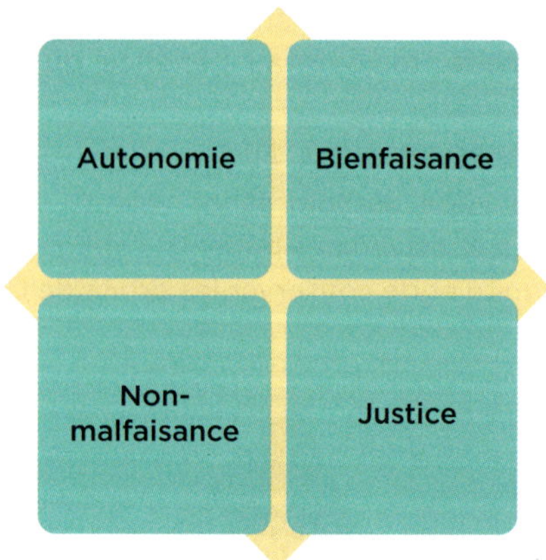

Jugée parfois trop simpliste, la formalisation de ces 4 principes éthiques, publiée en 1979 dans *Principles of Biomedical Ethics*, reste une méthode très opératoire permettant une aide à la réflexion éthique afin de trouver une solution à des problèmes complexes.

A. Respect de l'autonomie

Le principe d'autonomie est défini par la possibilité d'être soigné « en accord avec sa pensée, avec ses croyances et ses valeurs ». En d'autres termes, il s'agit pour les soignants de respecter les volontés du patient lors d'une prise de décision concernant sa santé.

Ce principe d'autonomie n'est possible si et seulement si le patient reçoit une information claire et loyale.

Dans son avis n° 87 rendu le 14 avril 2005, relatif au refus de soin et à l'autonomie de la personne, le Comité consultatif national d'éthique (CCNE) a formulé trois sens du terme « autonomie » : l'autonomie d'**action**, l'autonomie de **pensée** et l'autonomie de **volonté**.

Malgré la maladie qui fragilise et rend vulnérable le sujet, l'équipe soignante doit rendre l'individu capacitaire**.** Dans les dilemmes éthiques, cela se traduit par le respecter des choix et des positions personnelles du patient tout en évaluant son niveau de discernement.

Dans le cas de l'usage de la contention, l'équipe soignante doit encourager le patient à mobiliser au mieux ses volontés.

B. Bienfaisance

Le principe de bienfaisance concerne le fait de pouvoir « procurer des bienfaits au malade en trouvant la juste mesure entre les risques et les bénéfices ».

En d'autres termes, le principe de bienfaisance consiste à la promotion du bien et à l'obligation d'agir pour le bien-être du patient.

Comme le rappelle P. Le Coz, dans l'idéal, il est souhaitable que le patient puisse verbaliser quel est son bien. « Être bienfaisant avec le malade revient donc à respecter sa représentation personnelle du bien en prenant en compte ses préférences. »

C. Non-malfaisance

La non-malfaisance se réfère au principe hippocratique « *Primum non nocere* » (« *D'abord ne pas nuire* »).

La non-malfaisance vise à ne pas nuire au patient, à ne pas causer du tort, à minimiser les effets défavorables d'un acte médical.

Le soignant s'engage à ne pas « exposer le patient au péril d'avoir à subir une souffrance ».

D. Justice

Le principe de justice réclame une « égale considération pour tous les patients ».

Quels que soient la particularité du patient, son âge, son sexe, sa couleur de peau, son appartenance religieuse ou culturelle, ses handicaps, son mode de vie... chaque patient doit être considéré de la même façon.

En somme, l'ensemble de l'équipe soignante doit donner un meilleur accès aux soins possibles sans discrimination.

Bibliographie

- P. Le Coz, *L'éthique médicale : Approches philosophiques*, Préface André Comte Sponville, Presses Universitaires de Provence, Sciences Technologies Santé, 2018.
- E. Hirsch (sous la direction de), *Traité de bioéthique*, Tome I Fondements, principes et Tome III Handicaps, vulnérabilités, situations extrêmes, Éditions Erès, 2014.
- V. Fournier et N. Foureur, *Aide-mémoire éthique clinique : L'éthique clinique en 10 repères méthodologiques*, Dunod, 2021.
- A. Kahn, *Et le bien dans tout ça ?*, Les Essais Stock, 2021.
- C. Fleury, *Le soin est un humanisme*, n° 6, Tracts Gallimard, mai 2019.
- R. Ogien, *L'éthique aujourd'hui : Maximalistes et minimalistes*, Folio essais, 2021.
- CCNE avis n° 87 sur « Refus de traitement et autonomie de la personne », 14 avril 2005.

Oriane Corbelli et Sophie Foucault

La gestion des risques a pour but d'assurer la sécurité des patients et, en particulier, de diminuer le risque de survenue d'événements indésirables associés aux soins et la gravité de leurs conséquences. Ainsi, la gestion de risques n'a pas vocation à supprimer les événements indésirables mais à les gérer :
- en les prévenant afin de réduire ou d'éviter leur apparition ;
- en les récupérant afin d'éviter l'accident ;
- en atténuant les effets si l'accident survient.

1 Définitions

Événement indésirable associé aux soins (EIAS)

Événement inattendu au regard de l'état de santé et de la pathologie de la personne et ayant des conséquences potentiellement préjudiciables, réalisé lors d'investigations, de traitements, d'actes médicaux à visée esthétique ou d'actions de prévention (article R. 1413-66-1 du CSP).

Événement porteur de risques (EPR)

Événement n'ayant pas engendré de conséquence grave pour le patient (« presqu'accident »), dont l'analyse méthodique favorisera la compréhension des causes de survenue, mais aussi celles des modalités de la récupération ayant permis à temps sa détection et son traitement.

Événement indésirable grave associé aux soins (EIGS)

Un EIAS associé à des critères de gravité (décès, mise en jeu des fonctions vitales, risques de séquelles chez la personne ou l'enfant qu'elle porte) et dont la survenance est inattendue au regard de l'état de santé et de la pathologie de la personne (art. R.1413-67 du CSP) est qualifié d'événement indésirable grave associé aux soins (EIGS).

Revue de morbidité-mortalité (RMM)

Analyse collective, rétrospective et systémique de cas marqués par la survenue d'un décès, d'une complication, ou d'un événement qui aurait pu causer un dommage au patient, et qui a pour objectif la mise en œuvre et le suivi d'actions pour améliorer la prise en charge des patients et la sécurité des soins (définition HAS).

ALARM

Technique de recherche approfondie, exhaustive et efficace des facteurs contributifs d'une défaillance ayant conduit à la survenue d'un EIG ou d'un EPR.

- **5M/6M**

Méthode d'analyse qui sert à rechercher et à représenter de manière synthétique les différentes causes possibles d'un problème en lien avec le **Management**, le **Milieu**, la **Main-d'œuvre** (ici, personnel d'une part et patients âgés d'autre part), le **Matériel**, la **Méthode**. Elle fut créée par le professeur Kaoru Ishikawa (1915-1989) d'où son appellation « **méthode d'Ishikawa** ».

- **Risque**

Probabilité qu'une personne subisse un préjudice en cas d'exposition à un danger.

2 Principe de la gestion des risques

À savoir Les différentes études françaises mettent en évidence une fréquence stable d'environ 1 événement indésirable grave (EIG) tous les 5 jours par secteur de 30 lits, et 4,5 % des séjours en établissement de santé causés par un EIG (données HAS). La sécurité des patients s'impose donc comme un axe majeur de santé publique.

Pour la HAS, il existe trois catégories de risques en établissements de santé :

- La première est directement associée aux **soins** (organisation et coordination des soins, actes médicaux, hygiène, utilisation d'un produit de santé, gestion de l'information, etc.).
- La seconde est liée aux **activités dites « de soutien »** sans lesquelles les soins ne pourraient être correctement mis en œuvre (effectif de personnel et gestion des compétences, équipements et leur maintenance, achats et logistique, système d'information, etc.).
- La troisième est liée à la **vie hospitalière** et à l'**environnement** (sécurité des personnes et des biens, etc.).

  La gestion des risques est une démarche continue d'amélioration de la sécurité des patients associant :
  - l'organisation de la démarche ;
  - l'identification, l'analyse et la hiérarchisation des risques ;
  - l'élaboration d'un plan d'actions à mettre en œuvre, à suivre et à évaluer ;
  - la capitalisation et le partage d'expérience entre professionnels.

3 Organisation de la démarche

Cette amélioration de la sécurité des patients ne peut se faire sans le développement d'une culture de sécurité à tous les niveaux : direction, encadrement et personnels. Ainsi, la direction de l'établissement et la commission médicale d'établissement (CME) jouent un rôle important pour mobiliser les professionnels dans une dynamique de gestion des risques.

Pour être efficace, la gestion des risques doit être intégrée au quotidien dans la gouvernance de la structure dans laquelle travaillent les professionnels concernés. Il est essentiel de mettre en place une démarche pluriprofessionnelle grâce à une organisation réunissant tous les acteurs concernés et adaptée au secteur d'activité.

4 L'identification et l'analyse des risques

Deux approches sont utilisées de manière complémentaire et synergique.

L'analyse de risque a priori

Elle s'inscrit dans une démarche préventive, identifiant et évaluant les mesures déjà en place. Elle peut être utilisée pour identifier des risques :

- en amont de la mise en œuvre d'un nouveau processus de prise en charge du patient ;
- sur un processus de prise en charge existant comportant des activités sensibles et/ou occasionnelles.

Différentes méthodes peuvent être utilisées : la comparaison des pratiques à un référentiel existant, l'approche par processus (description du processus et identification à chaque étape des risques encourus par le patient), la cartographie des risques (recensement des risques cartographiés suivant leur fréquence d'apparition, leur gravité et éventuellement leur niveau de maîtrise). Cette analyse a priori, réalisée en équipe pluridisciplinaire, a l'avantage de permettre une vision partagée du parcours du patient.

L'analyse de risque a posteriori

Elle s'inscrit dans une démarche réactive, après la survenue d'événements indésirables. Pour avoir une analyse des risques a posteriori efficace, il est nécessaire d'avoir une bonne dynamique de signalement des événements indésirables.

L'analyse va porter sur les événements de gravité intermédiaire ou importante et/ou présentant une fréquence d'apparition importante. Elle va consister à identifier de façon pluridisciplinaire les causes immédiates et les « causes racines » qui ont conduit à la survenue de l'événement. Cette analyse dite « systémique » peut être réalisée avec différentes méthodes d'analyse (ALARM, arbres des causes, 5/6M, RMM...).

5 Le traitement des risques

Lors de l'analyse, les risques identifiés seront hiérarchisés en fonction de leur **criticité** (criticité = fréquence × gravité) pour identifier les risques à traiter en priorité. Des actions vont alors être décidées de façon collégiale soit pour empêcher la survenance des événements indésirables redoutés, soit à défaut d'en limiter les conséquences.

Les actions définies collégialement sont ensuite synthétisées et priorisées dans un plan d'actions comprenant des modalités de suivi (échéances, responsable de l'action, indicateurs de suivi).

L'information, la formation des équipes en interne est une clé de réussite à ce stade : information sur une nouvelle pratique, un nouveau dispositif, une nouvelle procédure. L'accompagnement dans la mise en œuvre est un levier d'actions fort : diffusion des bonnes pratiques, mais aussi suppression des documents obsolètes, par exemple.

6 La réévaluation

À la suite de la mise en œuvre du plan d'actions, sa réévaluation est une étape essentielle dans le suivi de l'efficacité des actions définies et de leur impact. Le premier objectif est de traiter les risques résiduels : le patient est-il toujours exposé au risque ? De nouveaux risques sont-ils apparus ?

Exemple La réévaluation peut être faite par un audit de suivi et/ou par la mesure des indicateurs. Selon l'analyse des résultats, le plan d'action défini initialement pourra être réajusté.

7 Le partage d'information

Le retour d'expérience doit permettre par l'étude de la gestion d'un événement, d'identifier les dysfonctionnements techniques, humains et organisationnels ainsi que les actions positives effectuées. Il doit valoriser l'individu et assurer une capitalisation et un partage des informations obtenues. Communiquer en échangeant les enseignements retirés de l'analyse est indispensable pour permettre la progression des professionnels et de l'organisation.

Exemple Ceci peut se faire par la diffusion des nouvelles pratiques mises en place, par des fiches de retour d'expérience sur l'événement qui synthétiseront alors la problématique, les causes identifiées, les barrières qui ont fonctionné et le plan d'action défini.

Bibliographie

- *La sécurité des patients*, Mettre en œuvre la gestion des risques associés aux soins en établissement de santé, HAS, novembre 2011.
- Dr B. Bally et P. Chevalier, Retour d'expérience en santé (REX), *Comprendre et mettre en œuvre*, Mission sécurité du patient, HAS, décembre 2014.
- *Gestion des risques en équipe*, HAS, juin 2017.
- *Guide méthodologique*, Revue de mortalité-morbidité, HAS, juin 2009.

8

Recherches, analyses et production des données professionnelles et scientifiques

68. Les notions de valorisation médico-économique et de recherche en psychiatrie adulte 282
69. Le cheminement de la pensée scientifique 288
70. Communication et recherches en psychiatrie et santé mentale 295

68 Les notions de valorisation médico-économique et de recherche en psychiatrie adulte

Sébastien Couarraze, Chantal Laurens, Agnès Sommet

De nos jours, il ne semble plus concevable de ne pas baser nos soins sur des données probantes. La santé mentale ne peut faire exception à la règle. Il est ainsi possible, voire nécessaire, de mettre en œuvre des recherches et de produire ces données pour garantir la qualité et la sécurité des soins prodigués.

> C'est d'ailleurs inscrit dans la loi dans l'**article R. 4311-15 du CSP** :
> « l'infirmier ou l'infirmière propose des actions, les organise ou y participe dans les domaines suivants : [...] 8 Recherche dans le domaine des soins infirmiers et participation à des actions de recherche pluridisciplinaire. »

Ainsi, la recherche est intégrée à l'exercice professionnel infirmier sur un plan réglementaire. Il y a parfois un décalage entre la loi et l'effectivité des choses mais ce point a le mérite d'être inscrit dans la loi. Nous allons voir dans ce chapitre les éléments fondamentaux en recherche. Puis nous explorerons la démarche de recherche. Nous verrons les façons de valoriser et diffuser sa recherche. Enfin, nous donnerons un exemple de recherche en santé mentale.

1 Valorisation médico-économique et recherche en psychiatrie adulte

L'*evidence based* en soins infirmiers en psychiatrie

Les recherches en soins infirmiers dans le domaine de la santé mentale sont de plus en plus présentes sur le plan international[1]. Pour autant, ces productions de la littérature internationale sont majoritairement issues des États-Unis. De plus, la recherche sur l'impact d'une intervention spécifique infirmière auprès des patients ne représente, en 2002, que 11 % des recherches publiées par des paramédicaux[2].

Ce faisant, en France, la recherche infirmière dans le domaine de la santé mentale s'organise et se développe. Depuis 2015, une journée thématique annuelle, les **Rencontres de Recherche en Soins en Psychiatrie**, est devenue incontournable dans le domaine de la recherche en santé mentale[3].

Un autre indicateur de ce dynamisme grandissant est le nombre de projets financés par la DGOS dans le cadre des PHRIP, dont 10 % sont en lien avec un projet en psychiatrie[4].

1. Merwin et Mauck, 1995 ; Zauszniewski et Suresky, 2004.
2. Zauszniewski et Suresky, 2004.
3. Cartron et Lefèvre-Utile, 2018.
4. *Ibid.*

Dès la formation initiale, tous les IDE, au travers de la compétence 8[5], sont susceptibles d'avoir développé des compétences en lien avec la recherche. Danan et *al.* (2015) proposent une compétence spécifique en recherche en lien avec un niveau master[6]. Waldrop et McGuinness (2017) ont montré l'intérêt de **mesurer l'impact des soins prodigués sur le patient**, mais cette méthode est peu développée en psychiatrie. Pour autant, il semble pertinent d'avoir des indicateurs de mesure d'efficacité de la prise en charge ou des effets des thérapeutiques mis en place.

Malgré l'intérêt incontestable d'une pratique basée sur des preuves, certains auteurs remettent en question cette approche en santé mentale.

En effet, la pratique fondée sur des preuves s'appuie principalement sur des méthodes de **recherche quantitative**. Dès lors, ces dernières ne peuvent explorer toutes les facettes de l'être humain[7]. Les **méthodes qualitatives** semblent plus à même de produire des données scientifiquement valides pour prendre en compte l'usager comme être biopsychosocial.

2 Recherche quantitative ou qualitative, pourquoi choisir !

La dichotomie historique entre les deux démarches quantitative et qualitative tend à s'effriter pour répondre aux besoins de fonder les soins sur des données probantes. Le milieu de la santé, très prolifique en production scientifique, l'est majoritairement dans des **démarches quantitatives**.

Pour autant, certains domaines semblent plus adaptés à des **démarches qualitatives**. La santé mentale paraît répondre à ces critères. Si la mesure d'un traitement par rapport à un autre doit être menée dans une démarche quantitative, de nombreux autres aspects peuvent être recherchés dans des démarches qualitatives.

Exemple Pour ce même traitement, comment les effets sont-ils vécus par le patient et/ou ses proches ? Il n'est pas possible de répondre avec des chiffres à cette interrogation. Cette question est pourtant importante en psychiatrie où les traitements ont des effets indésirables majeurs qui sont parfois la cause de l'arrêt de ces thérapeutiques.

Prendre en compte l'humanité globale des individus n'est pas toujours possible dans une démarche de recherche quantitative, alors que les démarches qualitatives sont faites pour cela. Il est tout à fait possible de proposer une **démarche double**, à la fois quantitative et qualitative, qui sera alors appelée **méthode mixte**.

---

5. Compétence 8 : « Rechercher et traiter des données professionnelles et scientifiques ».
6. Traiter, et développer des données scientifiques, utiliser les données probantes et l'*Evidence Based Nursing*.
7. Geanellos, 2004

Ainsi, si nous reprenons l'idée d'une recherche sur un traitement en santé mentale, les éléments chiffrables seront explorés dans une démarche quantitative et les données non chiffrables dans une démarche qualitative. Stubblefield et Murray (2002) recommandent une approche phénoménologique pour intégrer la réalité sociale des usagers en psychiatrie. Cette méthode est éminemment qualitative. Cette façon de voir les choses est particulièrement pertinente car elle permet de prendre en compte le patient dans un environnement social qui a toute son importance en santé mentale.

3 Et les IPA dans tout ça ?

La place des IPA est en construction et la profession est loin d'être stabilisée au moment où nous écrivons. Un élément de cette évolutivité rapide a été la création de la mention IPA « urgences » en octobre 2021. Des voix s'élèvent déjà pour la création de nouvelles mentions.

Pour autant, des éléments se dessinent comme leur implication probable dans la recherche. Certaines structures publiques qui emploient des IPA leur octroient un temps dédié à la production ou la recherche de données scientifiques. La création des IPA s'inscrit dans cette dynamique. En effet, le niveau de qualification à un grade master passe par le **développement de compétence en recherche**[8]. Quelle que soit la mention, les IPA doivent être en mesure de **produire et/ou mobiliser des données scientifiques**. Concernant la mention « santé mentale », Warelow et Edward (2007) conseillent de recourir à des cours sur l'histoire de la psychiatrie et ne pas se contenter d'éléments de pratique fondée sur des preuves dans la formation des infirmiers en pratique avancée. Il est vrai que l'Histoire est lourde de sens en santé mentale et les habitudes ont parfois la vie dure dans cette spécialité et dans les représentations qu'elle véhicule. Il est toujours pertinent de comprendre l'historicité des choses pour mieux se positionner professionnellement. Les IPA ont et auront à produire des données scientifiques pour :

- Se positionner professionnellement.
- Créer la discipline des Sciences Infirmières.
- Assurer les meilleurs soins possibles aux usagers.

Produire des connaissances scientifiques et faire de la recherche ce n'est pas seulement découvrir de nouvelles données. C'est **se mettre en mouvement** et **s'émanciper sur un plan professionnel**. C'est d'autant plus important lorsqu'une profession naît et cherche sa place dans le système de santé.

8. Ambrosino et *al.*, 2018.

4 Thèmes de recherche

Les thèmes de recherche en santé mentale sont particulièrement vastes car les infirmiers s'y essayent de manière récente. De plus, la particularité de voir l'arrivée d'une nouvelle profession constitue un terreau à de nombreuses recherches potentielles. Nous allons en voir quelques-unes.

A. Évaluer sa pratique professionnelle

La première des démarches similaires à une démarche de recherche - et qui peut en constituer les prémices - est l'évaluation des pratiques professionnelles. En effet, pour évaluer sa pratique, il est nécessaire de faire une revue de la littérature ou l'état de l'art en la matière. Cette étape fait partie intégrante d'une démarche scientifique qui comprend une section similaire.

D'autre part, cette évaluation est source (ou génératrice) de questions qui peuvent s'apparenter à des questions de départ à une démarche scientifique. Ce moment de basculement où le professionnel s'interroge sur sa pratique car il sent que quelque chose ne va pas, quelque chose pourrait se faire différemment, pourrait être amélioré... Cette posture particulière de praticien-chercheur[9] qui se questionne sur sa pratique est le creuset de multiples recherches potentielles. Cette posture proximale avec sa pratique fait du praticien un spécialiste de sa propre pratique[10] qu'il souhaite questionner en adoptant cette posture distanciée du chercheur.

Cette mise à distance est nécessaire pour cerner au mieux cet objet épistémique et s'en soustraire pour mieux l'analyser[11]. Il est nécessaire de dépasser ses préjugés, ses prénotions pour analyser convenablement un objet de recherche.

Évaluer sa pratique professionnelle est alors un jeu de funambule où le fil de la méthode est le garant d'arriver à bon port sans tomber, en se limitant à ses représentations de l'objet. Le regard du praticien change au profit de celui du chercheur. Mais cette bascule nécessaire à l'esprit scientifique n'est pas facile. Le respect des méthodes est une des garanties à une démarche menée correctement.

B. En santé publique

La notion de santé publique doit attirer notre attention. En effet, la facilité est souvent de dire que tel ou tel problème de santé, ou problématique, impacte la santé publique. C'est un raccourci qu'il ne faut pas faire. Chaque pathologie touche une partie de la population et relève ainsi de la santé publique. D'autre part, la santé publique ne doit pas être confondue avec

9. Mias, 2003, Péoc'h, 2008.
10. Saint-Jean, 2002.
11. Bachelard, 1993.

l'épidémiologie. Enfin, la santé publique peut signifier également la politique gouvernementale concernant la santé de la population d'un pays. Nous allons prendre des exemples pour clarifier ces notions.

- Étudier la prévalence d'une pathologie mentale au sein d'une population relève de l'**épidémiologie**.
- En revanche, étudier la prise en charge de cette maladie du point de vue de l'usager relève de la **santé publique**.

Ainsi, si le souhait du chercheur est d'évaluer l'impact de l'implémentation d'un IPA mention « santé mentale » dans une structure de soins, cela relève de la santé publique. Si cet IPA assure des missions de prévention d'une pathologie au sein d'un bassin de population, cela relève de l'épidémiologie.

Les deux notions sont proches mais pas incompatibles et nous faisons cette précision pour éviter de tomber dans le piège du tout santé publique de manière abusive.

Par conséquent, mener une recherche sur une population donnée n'est pas pour autant systématiquement de la santé publique. Il n'est pas nécessaire, comme nous pouvons le voir très régulièrement, de préciser que le thème autour d'une pathologie que le chercheur traite est un « problème » de santé publique. En effet, s'intéresser à un problème de santé c'est systématiquement de la santé publique.

C. En sciences infirmières

Depuis sa création en 2019, la section 92 en sciences infirmières au Conseil national des Universités (CNU) est devenue une science à part entière. **La pratique infirmière peut et doit devenir un objet de recherche qui va contribuer au développement de la discipline**. Les IPA s'inscrivent complètement dans cette logique universitaire de Licence, de Master et demain de Doctorat. Dès lors, les niveaux et les exigences de chacun des diplômes se doivent d'être respectés. Ainsi, le ministère de l'enseignement supérieur, de la recherche et de l'innovation précise que le master est un « diplôme professionnalisant ouvert sur la recherche [...] il comprend un adossement fort à la recherche s'appuyant sur les méthodes de recherche, l'usage de fonds documentaires, la méthodologie de rédaction d'un mémoire et sa soutenance ».

Concernant le doctorat, il s'agit d'une formation à la recherche par la recherche conduisant à la production connaissances nouvelles dans un domaine donné. Nous ne nous étendrons pas davantage sur le doctorat qui en France en sciences infirmières reste encore à développer.

La production scientifique est d'autant plus importante que les sciences infirmières se créent, se cherchent, expérimentent, se développent. Certaines productions de haut niveau sont menées en France par des infirmiers. Il existe d'ailleurs des financements spécifiques, mais nous y reviendrons plus longuement.

D. En pratique avancée

Les IPA ont la spécificité d'être un nouveau métier chez les infirmiers. Nous vivons actuellement l'arrivée de ces professionnels fraîchement diplômés. Cette nouveauté permet de mener des recherches sur cette pratique avancée infirmière. En effet, les méthodes avant/après se prêtent à l'apparition récente de cette profession. Il est alors possible de mesurer l'impact de l'implémentation d'une IPA pour un bassin de population ou sur un territoire. Nous ne sommes pas dans une période financière propice à l'embauche. Montrer scientifiquement, dans une démarche quantitative, l'impact de la présence d'un IPA dans le suivi d'une cohorte de patients peut avoir un **intérêt majeur pour les patients et la profession**.

La place de ces nouveaux infirmiers avec un master reste encore à stabiliser et parfois à prouver. La création de nouvelles mentions comme la santé mentale ou plus récemment celle des urgences, ouvre la voie à de nombreuses recherches possibles. Ces recherches aideront à la compréhension de la place de chacun des acteurs et de l'intérêt de les embaucher. Il ne suffit pas de le dire, mais il est malheureusement nécessaire d'en apporter la preuve. C'est le prix à payer de la reconnaissance. En santé mentale par exemple, qu'elles doivent être les missions d'un IPA ? Est-ce encore un infirmier car ce ne sera jamais un médecin ? La première année de tronc commun du master IPA amène un niveau en sémiologie que ne peuvent avoir développé les IDE.

Cette expertise infirmière doit être objectivée par son impact sur les patients et/ou le système de santé. En santé mentale il perdure des problématiques de gestion de problèmes somatiques en secteur de santé mentale ou de santé mentale en secteur somatique. L'implémentation d'un IPA pour combler ce manque peut-elle être bénéfique pour ces patients qui subissent les conséquences de l'ultra-spécialisation ? La prise en charge doit bien être holistique pour cet être biopsychosocial que sont tous les usagers du système de santé. Mais comment répondre à cette commande implicite dans un système parfois dépassé ou à bout de souffle ?

Les IPA peuvent répondre à certaines problématiques sans pour autant être la réponse à celle du manque de professionnels de santé. Cependant, il semble qu'il y ait une place à prendre, et si cette place est argumentée et prouvée scientifiquement, ce sera d'autant plus facile.

Les premiers IPA arrivant sur le marché du travail, leurs productions sont limitées, mais elles débutent dès leur mémoire de master. La méthode étant exactement la même, nous allons voir à présent le cheminement à toute production scientifique.

69 Le cheminement de la pensée scientifique

Sébastien Couarraze, Chantal Laurens, Agnès Sommet

La recherche est avant tout l'application d'une méthode rigoureuse pour répondre à une interrogation. Nous avons vu que cette démarche pouvait être quantitative ou qualitative. Quelle que soit la démarche, le cheminement reste le même. Nous allons le décrire dans ce chapitre. Nous avons basé les points suivants sur l'ouvrage de Rothan-Tondeur et Ivernois (2015).

1 La visée

Nous ne faisons jamais de la recherche sans un objectif. Nous parlons alors en recherche de visée. Quel est l'objectif de réalisation de la recherche en question ? Nous allons décrire quelques visées qui ne seront en rien exhaustives, mais qui permettront de comprendre cette intention scientifique pour mieux la cerner.

Les méthodes utilisées sont également impactées par la visée qui, justement selon cette dernière, peut varier. En effet, certaines méthodes sont plus propices à certaines visées.

La visée, c'est l'intention avec laquelle la recherche va être menée afin d'atteindre un objectif. D'ailleurs, certains auteurs réclament de se laisser parfois surprendre par des résultats possibles qui amèneraient le chercheur à découvrir des choses totalement inattendues. Cet évènement surprenant est la sérendipité. Vouloir trop découvrir quelque chose pourrait générer des biais chez le chercheur tant dans la réalisation de la recherche que dans l'analyse et/ou l'interprétation des résultats.

A. Descriptive

La première visée est la description. Avant de vouloir l'analyser, la première chose à faire est nécessairement de décrire un phénomène. Dans n'importe quelle recherche, il y a toujours des éléments de description. Nous y reviendrons plus longuement dans la partie 3, mais il faut forcément décrire le contexte ou l'état de la question initiale avant de commencer. Certaines recherches vont se limiter à cette description sans que cela ne soit péjoratif

Exemple Aller faire des observations sur le terrain pour décrire les rôles et missions des IPA en santé mentale dans une visée descriptive. L'intention sera de décrire ce qu'ils font en pratique.

B. Heuristique

La visée heuristique consiste à découvrir les choses en amont de la visée descriptive. En effet, après avoir découvert quelque chose, le chercheur peut être tenté de le décrire. Il est possible de mener une recherche sur la place des IPA dans le système de santé dans une visée heuristique, c'est-à-dire pour découvrir quelle est leur place.

C. Herméneutique

La visée herméneutique va consister en l'interprétation des choses. L'intention du chercheur va alors être, non pas de se contenter d'observer ou de décrire, mais chercher à interpréter les choses. Certains éléments sont parfois discutés ou interprétés dans un article de recherche. D'ailleurs dans la méthode IMRAD de l'écriture scientifique[1], on distingue les résultats bruts qui relèvent de la découverte de leur analyse et discussion qui relève de l'herméneutique.

D. Praxéologique

La visée praxéologique est en lien avec la pratique. Cette visée semble s'intégrer dans un cercle vertueux où la recherche porte sur la pratique, par la pratique et pour la pratique[2]. Les données probantes issues de la pratique servent alors à modifier ou à faire évoluer la pratique. Une boucle s'opère de la pratique vers la pratique. C'est souvent le cas dans la recherche en soins. Il est ainsi possible de mener une recherche sur la façon de mener un entretien infirmier en santé mentale afin de faire évoluer cette technique de soins.

E. Compréhensive

La visée compréhensive va servir à comprendre ce qui se passe, ce qui se joue, ce qui s'opère. Il est par exemple possible de mener une recherche à visée compréhensive sur l'efficacité du cadre contenant établi en santé mentale entre les usagers et l'équipe soignante.

2 Du terrain aux concepts ou des concepts au terrain

Nous avons vu avec la visée praxéologique qu'il existait un lien entre les données probantes produites et la pratique de terrain. Il existe ainsi deux méthodes que nous allons décrire.

A. La méthode inductive

La méthode inductive consiste à aller sur le terrain sans aucun a priori ni concept théorique. Dans cette méthode, les concepts théoriques sont déduits dans un second temps après avoir mené une recherche sur le terrain. Par exemple, selon cette méthodologie, il est possible d'aller observer des entretiens infirmiers en santé mentale et d'en faire émerger des concepts théoriques. Cette méthodologie est pertinente et préserve des préjugés et des prénotions possibles. En revanche, elle est particulièrement chronophage

1. Oriokot et *al.*, 2011 ; Sollaci et Pereira, 2004.
2. Marcel, 2010.

dans sa réalisation. Certains outils de recueil de données sont plus propices que d'autres dans cette méthodologie.

Exemple L'entretien semi-directif, dont les questions et les relances sont sous-tendues par des concepts théoriques, ne peut pas être utilisé. Il en est de même avec l'entretien directif et le questionnaire avec des questions fermées.

B. La méthode hypothético-déductive

La méthode hypothético-déductive ou déductive consiste à convoquer des concepts théoriques pour observer le terrain. Le chercheur choisit des concepts qu'il convoque afin de répondre aux objectifs et à la visée de l'étude. Les outils de recueil de données qu'il crée vont être imprégnés de ces concepts. Dès lors certains outils de recueil de données ne sont pas pertinents. L'observation libre, par exemple, n'est pas particulièrement adaptée. L'entretien libre, sans question ni relance, ne paraît pas opportun. Dans la majeure partie des cas et notamment pour des questions de temps, les professionnels de santé s'engagent dans des recherches déductives. C'est le cas en formation, dans le cadre du mémoire des IPA.

3 Description du cheminement scientifique

La recherche est avant tout une méthode. Nous allons voir le cheminement scientifique commun quelle que soit la démarche.

A. Une idée, une interrogation

En dehors d'un contexte pédagogique, l'amorce à une démarche scientifique est initiée par une question et/ou une idée. En effet, c'est cette interrogation à laquelle il n'est pas possible de répondre spontanément seul ou à plusieurs. Ce questionnement initial peut émerger à la suite d'une discussion entre collègues. Dans tous les cas, face à cette interrogation ou cette idée, comme il n'est pas possible d'y répondre directement, cela nécessite d'aller chercher ce qu'en dit la science. Nous parlons alors d'état de l'art, d'état de la question ou de revue de la littérature. Une interrogation possible pourrait être : l'implémentation d'IPA mention santé mentale va-t-elle engendrer une meilleure prise en charge des patients ? L'impossibilité de répondre à cette question nécessite la mobilisation de données probantes scientifiquement prouvées. Sans cela, la discussion ne serait fondée que sur des croyances, des représentations, mais pas sur des éléments fiables et vérifiés.

B. L'état de l'art

La vérification d'un sujet, d'une idée, d'un questionnement passe par la vérification de ces points dans la littérature. En effet, ce n'est pas parce que seul ou à plusieurs il n'a pas été possible de répondre aux interrogations que quelqu'un quelque part n'a pas eu la même démarche et a mené une recherche. Il est alors nécessaire de rechercher dans la littérature si le sujet, la question a déjà été traitée. Si c'est le cas, cela permet d'avoir une réponse scientifique à sa question (en fonction de la qualité de l'étude et du niveau de preuve généré). Si ce n'est pas le cas, cela signifie qu'il n'y a pas réponse à l'interrogation initiale et ainsi qu'il s'agit, a priori, d'un sujet pertinent à traiter. Cette absence ne doit pas décourager le chercheur mais au contraire le conforter dans sa décision de mener une recherche qui va créer des données probantes pour la communauté scientifique.

Méthode PICO

Il existe des méthodes pour mener correctement une recherche sur des moteurs de recherche appropriés. Les données scientifiquement validées ne se trouvent pas sur des sites internet généralistes. Nous évoquerons certains sites sûrs. Une méthode de recherche d'articles est la méthode PICO pour *Patient*, *Intervention*, *Control* et *Outcome*. Ainsi afin d'affiner au maximum la recherche il est préconisé d'utiliser un mot pour chaque item PICO pour limiter les résultats à ce que souhaite explorer la personne :

- ***Patient*** : quel type de patient, âge, genre, pathologie…
- ***Intervention*** : sur quel traitement, quelle prise en charge…
- ***Control*** : y a-t-il un groupe contrôle en face de l'intervention, le type d'étude…
- ***Outcome*** : quel est le critère de jugement ? Issue clinique, pratique recherchée…

Différents sites

La multitude d'articles nécessite cette réduction des possibilités afin d'obtenir un volume d'articles exploitables. La base de données MedLine, à laquelle nous accédons par le site PubMED, est enrichie d'environ 1 000 000 articles tous les ans. Il est alors nécessaire de faire le tri dans tous les documents disponibles. Un exemple est présenté dans le § D avec la méthode PICO et les connecteurs booléens.

En santé, le premier site à explorer est PubMed : https://pubmed.ncbi.nlm.nih.gov/.

Le site permet d'accéder à un moteur de recherche d'articles scientifiques par mots-clefs. Ces mots-clefs sont appelés MeSH pour *Medical Subject Heading*. Pour rendre les documents universels, c'est la langue anglaise qui est majoritairement utilisée. Afin de vérifier si nous utilisons le bon terme, le bon mot, le bon MeSH, le site de l'INSERM propose cette « traduction » de mot-clef du français vers les MeSH anglais : http://mesh.inserm.fr/FrenchMesh/search/index.jsp.

Attention, il ne s'agit pas là uniquement de la traduction du français vers l'anglais.

Exemple La traduction littérale de « soignant » pourrait être « caregiver ». Pour autant, les MeSH possibles vont être « healthcare worker », « healthcare professional »…

Ainsi, une absence d'articles sur ce moteur de recherche ne doit pas être engendrée par sa mauvaise utilisation ou le mauvais mot utilisé.

Nous avons évoqué le fait que la recherche n'était pas uniquement quantitative, pour autant c'est le principal format des études recensées dans PubMed. Si nous nous intéressons à d'autres formes ou à d'autres sciences que la médecine, il existe des sites plus généralistes. Google Scholar peut être une alternative intéressante : https://scholar.google.fr/.

Ce dernier, nécessite une attention particulière car, s'il est particulièrement complet, son contenu est très large en termes de qualité et ne garantit pas de trouver des documents scientifiquement valides. Il nécessite donc de faire une lecture critique des documents.

Dans le domaine des sciences humaines, il y a le site HAL : https://hal.archives-ouvertes.fr/. Ce site est intéressant car il permet d'accéder à des documents rendus publics par leurs propriétaires. Les universités publient également les thèses et HDR issues de leur établissement.

Nous pouvons évoquer le site CAIRN qui référence des articles et ouvrages en sciences humaines. Les revues infirmières françaises y sont référencées, ce qui peut être très intéressant pour les paramédicaux : https://www.cairn.info/.

Quel que soit le site utilisé, les articles sont très souvent payants, mais il reste possible d'accéder à un résumé gratuit. D'autre part, de nombreuses structures de soins ont des abonnements à des revues, ce qui permet de les consulter gratuitement. Pour les étudiants, les centres de documentation ou les bibliothèques permettent d'accéder à certains documents ou ouvrages.

L'état de l'art va permettre de poser le décor avec le contexte et le constat inhérent au questionnement initial.

C. L'objectif

Si le chercheur fait le choix de se lancer dans une recherche, il va alors définir des objectifs. Tout d'abord l'objectif principal et éventuellement des objectifs secondaires. Les thèmes étant larges et l'ingénierie d'une étude étant complexe, autant explorer plusieurs éléments si cela est possible. Bien évidemment, les objectifs seront proches pour être inclus dans la même étude.

L'objectif est la justification de la réalisation de cette recherche. Si la recherche est menée pour répondre à au moins une question, elle n'est jamais vraiment unique et plusieurs peuvent être explorés simultanément, ce qui explique la présence d'un objectif principal et des objectifs secondaires.

D. Les concepts convoqués

Que ce soit dans une démarche déductive ou inductive, des concepts théoriques en sciences humaines vont être utilisés. Afin de rester raisonnable et ne pas se perdre dans les lectures des auteurs inhérentes à chaque concept, il est conseillé de mobiliser deux voire trois concepts. Au-delà, cela risque d'être difficile de développer correctement et suffisamment chacun des concepts.

En France, les sciences infirmières sont en train de se développer, mais certains concepts existent à l'international. Si ce n'est pas le cas, certaines sciences sont dites contributives comme les sciences de l'éducation et de la formation, la psychologie ou encore la sociologie.

Un chercheur peut s'interroger sur un dispositif pédagogique utilisé pour former les IPA. Dans ce cas, il sera pertinent de regarder des concepts dans les Sciences concernées comme les sciences de l'éducation. Le choix des concepts est éminemment à la discrétion du chercheur. Tout est possible et selon ce choix l'objet de recherche ne sera pas observé, exploré de la même manière. Ainsi, il n'existe pas de bon ou de mauvais choix.

E. Le devis de recherche

Afin de répondre à la question de recherche qui aura été définie après le processus de problématisation, le chercheur doit construire le devis de recherche. Ce dernier va être constitué par la description la plus exhaustive possible de la façon dont le chercheur va s'y prendre pour mener sa recherche. Quelles vont être les personnes interrogées ? Quel outil de recueil de données va être utilisé ? Quelle sera la méthode utilisée pour traiter les données ?

Mais également des éléments en lien avec la réglementation sur la loi de bioéthique et/ou sur le stockage des données. Ainsi, l'étude a-t-elle nécessité de passer en comité d'éthique ou de comité de protection des personnes, mais également quelle est la recommandation en vigueur concernant le règlement général de protection des données (RGPD) ? Quelle démarche a été faite auprès de la Commission nationale de l'information et des libertés (CNIL) ?

Dans l'absolu, le devis doit être suffisamment détaillé pour pouvoir mener à nouveau la même recherche. La sécurisation et l'anonymat des réponses sont des éléments très importants à penser et à expliciter dans le devis de recherche. Les personnes interrogées, afin de parler librement lors d'un entretien, doivent être certaines que cette entrevue sera sécurisée et que leur parole restera anonyme. Le stockage et la destruction des enregistrements peuvent être abordés dans cette partie si nécessaire.

F. Le recueil des données

Il existe de nombreux outils de recueil de données. L'objet ici n'est pas de les détailler. Chaque démarche de recherche quantitative ou qualitative a ses propres outils. Le plus important est d'en respecter la méthodologie et les critères de scientificité. Ce respect de la méthode est appelé validité interne.

Une approche quantitative nécessitera une méthode de recueil quantitative et un traitement statistique.

Une approche qualitative nécessitera une méthode de recueil qualitative et un traitement des données qualitatif.

Il existe trois grandes familles de recueil de données qualitatives : l'observation, le questionnaire et l'entretien. L'outil de recueil doit être pensé avec sa manière d'être analysé. Un entretien devra nécessairement être retranscrit pour être analysé, et ce, sans distinction de la méthode retenue. Il est alors facile d'imaginer l'ampleur du travail pour retranscrire un entretien d'une trentaine de minutes. Sachant que, pour une analyse qualitative, il faut suffisamment de matière pour saturer les données. Cela correspond à un nombre certain et convenable d'entretiens.

G. L'analyse des données

Chaque outil de recueil de données va amener à traiter de la matière différente. Ainsi, l'entretien va apporter un verbatim qu'il faudra traiter manuellement ou informatiquement. Les logiciels d'analyse de champ lexical peuvent être une aide mais ils ne font pas d'analyse. Ils aident à ordonner les discours, à faire des classes de discours, à classer les mots entre eux, etc. mais ils ne font pas d'analyse.

Quelle que soit l'option retenue, elle nécessitera de se conformer à la méthodologie spécifique. Un questionnaire, en combinant des questions ouvertes et fermées, pourra être analysé avec des méthodes qualitatives pour les questions ouvertes et avec des statistiques pour les questions fermées.

L'analyse des données doit envisager de multiples possibilités avec les éléments recueillis et non pas venir confirmer un préjugé du chercheur. Sans cela, il y aurait un biais de confirmation en occultant volontairement certaines données pourtant probantes.

H. L'écriture scientifique

L'écriture scientifique répond à certains codes. Nous pouvons évoquer les normes de citation des auteurs qui vont différer selon la revue ou l'ouvrage. Il n'y a pas une norme mieux qu'une autre, elles sont toutes valables, mais il faut se conformer aux recommandations aux auteurs propres à chaque revue. Il existe heureusement des normes communes. Les normes dites APA pour *American Psychological Association* sont très répandues en sciences humaines.

L'écriture scientifique est directe et sans ajout d'éléments qui diluent le discours inutilement. Il ne doit pas y avoir de sous-entendu. Il est recommandé d'utiliser des phrases courtes et claires. L'écriture doit décrire les faits de manière à les rendre compréhensibles. La structure de l'écriture en lien avec les recherches quantitatives est de type IMRAD :

Introduction / **Matériel et méthode** / **Résultats** / **Analyse** / **Discussion**[3].

Il est toujours pertinent de se faire relire malgré le respect des codes et normes.

3. Oriokot et *al.*, 2011 ; Sollaci et Pereira, 2004.

Sébastien Couarraze, Chantal Laurens, Agnès Sommet

Après avoir passé du temps à réfléchir à une recherche, après l'avoir menée à son terme et avoir pu répondre à sa question, après avoir ainsi produit des données probantes, il est primordial de diffuser ses données à la communauté scientifique. Nous allons aborder dans ce chapitre comment valoriser et diffuser sa recherche mais également quel type de financement il est possible d'obtenir pour aider à sa réalisation.

1 Diffuser sa recherche

Cela paraît fastidieux alors que la recherche est enfin arrivée à son terme et que l'on croyait le travail terminé. Mais finalement ça n'est que le début !

En effet, si notre recherche permet de trouver le meilleur des traitements à une maladie mais que ces résultats ne sont jamais diffusés, ils ne seront jamais utilisés. Dès lors, la fin d'une étude correspond au début de la diffusion et de sa valorisation. Sans tomber dans l'adage anglo-saxon du *publish or perish*, il est cependant nécessaire de diffuser ses résultats à la communauté scientifique.

La course folle à la publication a engendré des entorses graves aux respects des procédures, des lois de protection des personnes, des règles de bonnes pratiques en termes de communication scientifique, etc.

La crise sanitaire au Covid-19 nous aura au moins appris que plus la situation est complexe et grave, plus il est important et nécessaire de respecter les règles en lien avec la recherche. Les chaînes de télévision ne sont pas un canal de diffusion de la science, bien au contraire.

La science est un garde-fou essentiel, tant pour les soins prodigués que pour le respect de la personne. Un traitement, quel qu'il soit, doit passer par une procédure qui peut paraître fastidieuse mais qui est nécessaire afin d'être validé scientifiquement. De nombreuses affaires arrivent sur la place publique car justement ces règles ont été bafouées et que les usagers portent plainte, à juste titre.

La science, contrairement à la croyance populaire, apporte des preuves solides et valides. Lorsque ces preuves existent, il est alors nécessaire de les diffuser. Pourrait-on imaginer garder secret le traitement contre la Covid-19 ou le VIH ? Finalement, la meilleure des études, si elle n'est pas diffusée, ne sert à rien. Ce qui ne veut pas dire qu'il faut absolument tout publier. La démultiplication des revues prédatrices, qui publient tout et n'importe quoi à des fins peu scrupuleuses, montre l'ampleur du phénomène. Publier oui, mais pas n'importe quoi ni n'importe où !

2 Valoriser sa recherche

Nous allons voir à présent, où et comment valoriser sa recherche. Il existe de nombreuses façons de le faire et nous allons en énumérer certaines sans pour autant être exhaustifs.

A. Où communiquer ?

La première façon de diffuser sa recherche est de communiquer lors d'un congrès. Il existe de très nombreux congrès, colloques, journées professionnelles... La diversité des formats et des thèmes permet de choisir celui qui correspond le mieux à la recherche entreprise. En santé mentale, nous pouvons citer Cartron et Lefèvre-Utile (2018) :

- Les rencontres de la recherche en soins en psychiatrie.
- Les rencontres soignantes en psychiatrie.
- La journée sciences infirmières et recherche paramédicale sous l'égide du congrès français de psychiatrie.

Des congrès plus axés sur la recherche peuvent également accueillir des thématiques en santé mentale comme :

- Les Journées francophones de recherche en soins (JFRS).

Certaines manifestations comme les JFRS ont un comité de lecture et un appel à abstract. Il est alors nécessaire d'envoyer un résumé de sa recherche afin de participer comme intervenant. Plusieurs formats sont proposés. Nous allons détailler certains dans le chapitre suivant.

B. Différents formats de communication

Il existe de nombreux formats pour répondre à un appel à abstract que ce soit pour un congrès ou une revue. Nous allons en présenter certains sans pour autant être exhaustifs.

Le poster

Le poster, ou communication affichée, est la représentation d'une recherche sous la forme d'un poster. Avec les technologies actuelles, le poster peut prendre des formes informatisées très intéressantes pour une diffusion et/ou un accès ultérieur. Le format n'enlève en rien à la scientificité des éléments diffusés. C'est une question d'esthétisme.

Le poster est un exercice qui demande de résumer sa recherche en essayant de mettre en avant les résultats sans omettre la démarche. Le tout dans un format ludique qui attire le lecteur.

Un poster doit pouvoir se suffire à lui-même sans que son auteur soit présent pour l'expliciter. Pour autant, de plus en plus de congrès utilisent ce format pour permettre au plus grand nombre de pouvoir communiquer sur leurs études. Le poster peut prendre alors le format d'une communication affichée où le chercheur explicite sa recherche en partant du poster.

La communication

Une communication donne plus de visibilité à une recherche et de ce fait, les organisateurs seront plus regardants sur le contenu et la qualité de la recherche en elle-même. Il existe là aussi des formats innovants comme Ma recherche en 180 secondes.

C'est un format court qui oblige à être concis, précis et clair. Cela constitue un bon exercice et comme toute communication, elle constitue une visibilité non négligeable. Ces formats courts permettent de multiplier les intervenants. Dans cet exercice, il y aura forcément une sélection.

C. Différents formats d'écriture

Il existe de nombreuses façons de diffuser sa recherche par l'écriture. Nous allons en citer quelques-unes sans être exhaustifs.

La revue professionnelle

Proposer un article dans une revue professionnelle constitue la première étape avant de se confronter à des revues plus complexes. L'avantage de ces revues est qu'en principe, il y est plus facile d'y écrire. Pour autant, il est nécessaire de respecter les codes de la recherche et les recommandations aux auteurs des revues.

La simplification des revues professionnelles réside dans le fait qu'il n'y a pas forcément de *peer-reviewing* lors de la soumission de l'article. Nous reviendrons sur ce qu'est cette procédure dans la section sur les revues scientifiques. Un autre avantage est qu'il est possible de choisir des revues en français.

L'inconvénient est que ces revues sont dites professionnelles car elles ne sont pas indexées et du coup ne permettent pas d'obtenir des points SIGAPS. Publier dans une revue professionnelle constitue une opportunité de diffuser sa recherche. Les remarques que nous avons formulées ne sont en aucun cas péjoratives concernant ces revues. Ainsi, il y aura obligatoirement une sélection réalisée par la revue même si elle n'est pas faite par une procédure en *peer-reviewing*.

Le chapitre d'ouvrage

Dans les possibilités d'écriture en dehors d'une procédure de relecture par les pairs, il y a le chapitre d'ouvrage. Pour autant, certains ouvrages sélectionnent leurs articles avec une procédure de *peer-reviewing*. Ce n'est pas la règle en la matière mais il vaut mieux en être informé au moment de la soumission. Le chapitre d'ouvrage permet d'aborder des problématiques professionnelles sans nécessairement la rigueur d'une méthodologie de recherche. L'exercice est ainsi plus accessible puisqu'il n'existe pas de norme d'écriture à respecter.

La revue scientifique

La diffusion la plus valorisée est l'écriture dans une revue scientifique indexée. La soumission de l'article passera obligatoirement par une procédure de *peer-reviewing*. Cette relecture par les pairs consiste en une critique constructive du document. Les relecteurs peuvent faire toutes les remarques qu'ils jugent nécessaire sur le fond, la forme, les tableaux et/ou figures etc. Le travail des relecteurs peut aboutir à :

- un rejet de la soumission ;
- des modifications majeures ;
- des modifications mineures ;
- une acceptation directe.

En fonction du retour qui est fait au chercheur, il est parfois nécessaire de reprendre l'article. Cela est très fréquent. Il est rare d'avoir un article accepté du premier coup. Il ne faut pas se décourager en cas de demande de modifications car rien n'est perdu. L'intérêt de publier dans une revue indexée, outre la notoriété de diffusion, est le retour financier grâce aux points SIGAPS. Nous ne détaillerons pas le calcul qui permet à la structure d'affiliation des auteurs d'obtenir un retour financier de la part du ministère des Solidarités et de la Santé.

Il faut savoir que le positionnement des auteurs dans la liste conditionne le volume financier en retour. Le rang de la revue va de A pour les mieux référencées à E. Ce rang influe lui aussi sur la cotation en points SIGAPS. Grâce au coefficient multiplicateur prenant en compte les éléments du rang de la revue et le positionnement de l'auteur, les points SIGAPS peuvent aller de 1 à 32.

Malheureusement mener une recherche coûte de l'argent, nous allons aborder les financements possibles dans le chapitre suivant.

3 Financer sa recherche

La recherche nécessite des dotations financières. Le volume financier permettra de se faire aider pour construire le devis de recherche, pour faire le recueil des données, pour les statistiques, etc. Ceci constitue une aide précieuse et peut permettre de gagner du temps pour réaliser la recherche.

Dans tous les cas, il restera l'analyse et l'écriture. Le financement peut aider à la traduction du document pour le soumettre à une revue anglophone par exemple si le chercheur ne maîtrise pas l'écriture en anglais. Nous allons recenser dans ce chapitre les aides financières possibles. Le nombre d'appels à projets ou de bourses est conséquent et les listes ci-après ne seront pas exhaustives.

Il est nécessaire de faire une veille des appels à projets afin de trouver celui qui correspondra le mieux à sa recherche pour augmenter les chances de l'obtenir. Certains sont réservés aux médecins, d'autres aux paramédicaux, à certains sujets ou pathologies, etc.

A. Financement institutionnel

Il faut commencer par se rapprocher de son institution qui peut avoir des financements internes et notamment auprès de la Direction de la Recherche Clinique et de l'Innovation (DRCI). Il existe des financements pour des études pilotes ou exploratoires appelés ARI pour Aide à la Recherche et à l'Innovation.

Ces appels à projets menés par la DRCI permettent de financer des études monocentriques et ont l'avantage d'avoir un appui de la DRCI pour l'écriture de la lettre d'intention et la réalisation de l'étude. Il s'agit là d'une aide méthodologique conséquente et qui constitue une première étape avant de se lancer dans des appels à projets plus conséquents.

B. Financements nationaux

Il existe des appels à projets nationaux directement pilotés par le ministère des Solidarités et de la Santé. Un de ces appels est réservé aux paramédicaux : c'est le Protocole Hospitalier de Recherche Infirmière et Paramédicale. Le PHRIP permet d'obtenir une enveloppe budgétaire conséquente pour mener des études multicentriques. Le financement alloué permet une gestion quasiment complète du budget avec un appui méthodologique, un statisticien, un attaché de recherche de clinique (ARC) pour le recueil de données, etc. Une campagne annuelle est menée pour lancer ces appels à projet dont la procédure prend un an. Il faut d'abord écrire une lettre d'intention qui, si l'étude est retenue, doit être détaillée pour passer devant un comité d'experts.

Moins spécifique aux paramédicaux mais qui leur reste accessible, il existe le Protocole de Recherche sur la Performance du Système des Soins (PREPS). Cet appel à projets a pour objectifs d'aider des études qui vont expérimenter et évaluer des organisations permettant une meilleure qualité des soins et des pratiques. Dès lors, cela peut concerner la santé mentale et les paramédicaux.

C. Bourse ou financement des sociétés savantes

Les sociétés savantes proposent parfois des bourses ou financements pour les paramédicaux et/ou les jeunes chercheurs. Certaines se mettent dans la lignée nationale sur la recherche paramédicale et octroient des financements spécifiques pour les paramédicaux.

D. Appels à projets privés

Il existe des appels à projet d'association ou de fondation pour soutenir ou développer la recherche. Une liste régulièrement mise à jour et organisée par domaine de santé, par type d'appel à projet et par localisation :

#Site internet
Thésaurus des financements
foucherconnect.fr/24ipa06

Nous pouvons citer :

- La fondation Pierre Deniker qui lance des appels à projet spécifique à la santé mentale en 2021. Cette aide pour un master 2 ou une quatrième année de thèse ou un post-doc portait sur la Schizophrénie.
- La fondation FondaMental pour le financement d'un master 2 ou d'un post-doc.
- La fondation de France pour 2022 fait un appel à projets spécifique sur la santé des jeunes : soutenir les jeunes en souffrance psychique.

#PDF
Illustration d'une démarche de recherche en sciences infirmières issue d'un mémoire de Master 2 IPA DE mention santé mentale
foucherconnect.fr/24ipa07

Index

A

Accompagnement, 252
Accompagner le changement, 272
Accueil, 253
Addiction, 43
Addictologie, 43, 164, 243
Admission en soins libres, 208
Affection de longue durée, 73
Affectivité, 35
Aidant naturel, 65
ALARM, 277
Alliance thérapeutique, 31, 53, 142, 145, 200
Ambiance, 254
Ambivalence, 152
Anamnèse, 30, 46
Antécédent, 39, 41
Apaisement, 216
Appartement thérapeutique (AT), 245
Appel à projets privés, 299
Apprentissage, 155
Association de patients, 247
Atelier thérapeutique, 161
Autonomie, 275
Autorité parentale, 208

B

Bienfaisance, 275
But partagé, 267

C

Cadre thérapeutique, 256
Case management, 158
Centre d'accueil et d'accompagnement à la réduction des risques chez les usagers de drogues (CAARUD), 244
Centre de soins, d'accompagnement et de prévention en addictologie (CSAPA), 231, 243
Centre ressource pour les intervenants auprès d'auteurs de violences sexuelles (CRIAVS), 234
Centre thérapeutique résidentiel (CTR), 245
Chambre d'isolement, 219
Changement, 151
Cible, 54
Clivage, 256
Collaboration active, 197
Commission départementale des soins en psychiatrie (CDSP), 226
Commission des usagers (CDU), 215, 225
Communauté psychiatrique de territoire (CPT), 238
Communauté thérapeutique (CT), 245
Compétence, 13
Compétence d'adaptation, 184
Compétence d'auto-soins, 184
Comportement positif, 269
Connaissances, 51
Consentement, 208, 210
Consultation jeunes consommateurs (CJC), 243
Contention, 216-217
Contention mécanique, 216
Contention physique, 216
Contenu de la pensée, 42
Contrat pluriannuel d'objectifs et de moyens (CPOM), 241
Contrat territorial de santé mentale (CTSM), 241
Contrôleur général des lieux de privation de liberté (CGLPL), 224
Coordination, 250
Counseling, 52
Cours de la pensée, 42
Craving, 45
Créativité, 254
Crise suicidaire, 58
Curatelle, 221

D

Dangerosité, 61
Défenseur des droits, 225
Démarche éducative, 183
Dépendance, 43
Dérogation au secret professionnel, 235
Directive anticipée, 211
Dispositif, 248
Dispositif Vigilan's, 57
Domaine, 52
Dommage, 18
Donnée, 42
Droit à l'image et la protection de la voix, 214
Droit à l'information, 210
Droit du patient, 214
Droit et liberté, 210

E

Écoute active, 153
Éducation, 172, 179
Éducation à la santé, 250
Éducation thérapeutique, 183
Éducation thérapeutique du patient (ETP), 180, 183
Empathie, 153
Empowerment, 197
Entretien motivationnel, 151
Équipe de liaison et de soins en addictologie (ELSA), 245
Esprit d'équipe, 258
Éthique, 273
Être authentique, 268
Évaluation, 36
Événement indésirable, 277
Evidence based, 282
Examen clinique, 30, 32, 38, 42

F

Facteur de risque, 58
Famille d'accueil (FA), 245
Faute, 18, 23, 223
Filière de soins, 205
Financement, 299
Fonction exécutive, 36
Fonction limitative, 142
Fonction soignante, 253
Fonds d'intervention régional (FIR), 241

G

Gestion des risques, 277-278
Groupe d'entraide mutuelle (GEM), 227
Groupement hospitalier de territoire (GHT), 238

H

Habileté sociale, 155
Histoire de la maladie, 48
Hospitalisation, 246
Humeur, 35, 42

I

Implantation, 26, 28
Imprudence, 22
Information, 280
Injonction de soins, 232
Injonction thérapeutique, 232
Insight, 36
Interdisciplinarité, 63
Isolement, 216-217

J

Juge administratif, 223
Juge civil, 223
Juge des libertés et de la détention (JLD), 215, 217, 223
Juge des tutelles, 222
Jugement clinique, 51
Justice, 275

L

Liberté d'aller et venir, 214
Liberté sexuelle, 213
Libre choix, 210
Loi Kouchner, 236
Lutte contre la schizophrénie, 199

M

Macro-cible, 54

Mainlevée, 218
Mandat de protection future, 222
Manquement, 23-24
Manquement à une obligation de sécurité, 22
Médecin coordonnateur, 232
Médecin généraliste, 248-249
Médiateur de santé pair, 227
Médiation, 160
Méditation de pleine conscience, 148
Méthode hypothético-déductive, 51, 53, 290
Méthode inductive, 289
Mineur, 208
Mode d'hospitalisation, 206
Modèle PEPPA, 27
Modèle trifocal, 51
Monter en compétence, 267
Motivation, 164

N

Négligence, 22
Non-malfaisance, 275

O

Obligation de soins, 232
Observance thérapeutique, 144
Observation clinique, 48
Ordonnance de placement provisoire (OPP), 208
Organisation, 204
Outils territoriaux, 238

P

Pair-aidance, 227
Parcours de soins, 238, 249
Partenaire, 65
Pensée scientifique, 288
Personne de confiance, 210-211
Personne détenue, 208
Personne placée sous main de justice (PPSMJ), 232
Plainte, 24
Porter une vision, 267-268
Posture, 256
Pratique avancée, 287
Pratique professionnelle, 285
Préjudice, 19
Premier épisode psychotique (PEP), 201
Prévention, 172, 174
Prévention des rechutes, 186
Programme de soins (PDS), 207
Projet, 260
Projet territorial de santé mentale (PTSM), 239-240
Promotion de la santé, 172
Promouvoir l'innovation, 272
Protection juridique, 220
Protocole d'organisation, 20, 22
Psychanalyse, 147
Psychoéducation familiale, 195
Psychothérapeute, 146
Psychothérapie, 146

Q

Qualité, 191

R

Raisonnement clinique, 46, 50
Rapport de synthèse, 65
Réadaptation, 160
Recherche, 282-283, 295-296, 298
Rechute, 187
Recommandation de bonnes pratiques cliniques, 197
Recours, 219
Registre numérique, 218
Règles de collaboration, 20
Réhabilitation psychosociale, 158
Relation de confiance, 52, 142
Relation de soin, 257
Remédiation cognitive, 155
Rencontre, 144
Repérage, 63-64
Respect, 211-213, 219, 224
Responsabilité, 18, 22
Responsabilité administrative, 19
Responsabilité civile, 18
Responsabilité disciplinaire hiérarchique, 23

Responsabilité disciplinaire ordinale, 24
Responsabilité pénale, 22
Réunion institutionnelle, 257
Revue de morbidité-mortalité (RMM), 277
Revue professionnelle, 297
Risque, 34, 277, 279
Risque suicidaire, 40, 56

S

Saisine, 224, 226
Sanction disciplinaire, 24
Santé publique, 285
Sauvegarde de justice, 220
Sciences infirmières, 286
Se dépasser, 267
Secret médical, 212
Secret professionnel, 235
Secteur médico-social, 243
Sectorisation psychiatrique, 204
Sémiologie, 34
Service médico-psychologique régional (SMPR), 230
Sevrage, 165
Soin pénalement ordonné (SPO), 232
Soins en cas de péril imminent (SPI), 206
Soins libres, 206
Soins partagés, 248
Soins sans consentement, 206, 214, 223
Soins sans consentement sur décision d'un représentant de l'État (SDRE), 206, 208–209
Soins sans consentement sur demande d'un tiers (SDT), 206
Soins sur demande d'un tiers en urgence (SDTU), 206
Stratégie d'adaptation, 56, 185
Stratégie substitutive, 165
Suivi socio-judiciaire (SSJ), 232
Symptôme, 34
Synthèse clinique, 46, 49

T

Tentative de suicide, 39
Thérapie comportementale et cognitive (TCC), 147–148
Thérapie systémique, 148
Thymorégulateurs, 118
Tiers, 207, 211
Tolérance, 257
Traçabilité, 218
Transmission, 255
Transmission du dossier du patient, 236
Transmission téléphonique, 69
Travailler ensemble, 270
Trouble du déficit de l'attention avec ou sans hyperactivité (TDAH), 116, 136
Tutelle, 222

U

Unité hospitalière sécurisée interrégionale (UHSI), 231
Unité hospitalière spécialement aménagée (UHSA), 209, 230
Unité sanitaire, 230
Urgence, 61

V

Validation scientifique, 199
Violence, 254
Voie de recours contentieuse, 223
Vulnérabilité, 45

Achevé d'imprimer en France par Dupliprint
733, rue Saint-Léonard - 53100 Mayenne
N° d'impression : 2990315Y
Dépôt légal n° 17286-3/01 - mai 2024